照護的力量

護理知識．照護導引．疾病對策
高齡照護生活指南75+

前言

給從事老年看護的你

從事老年看護的志士非常多，隨著人口老齡化，今後服務人數將會有更多的需求。從事老年看護時，最重要的，莫過於事先掌握老年人的身心特徵，以及好發於老年人的病症等資訊。然而，目前坊間書店裡所陳列的家庭醫學書籍，甚少有專對老年照護的相關書籍，故而在書店人員的需求下，本書因此誕生。

本書從人體的基礎、看護的準則、各臟器老化所導致的變化、老人常見疾病到緊急狀況發生時的應對方法等皆加以詳述、整理。書裡所見，亦盡可能滿足日後看護時所需的知識。若在家中或公司擺一本，遇有疑問隨時查看，想必這本書能盡到應有的效益。

衷心祝福擁有本書的志士，能在面臨老年人看護時更有自信，也希望有更多的老年人因此書而幸福美滿。

貓頭鷹診所等等力　院長　山口　潔
護理長　川野史子
社福部長　松井秀夫

老年人的一天

檢視老年人的一天，以及相關的身、心特徵。並進一步瞭解看護的重點。

06:00 ・・・ 07:00 ・・・ 08:00 ・・・ 09:00

06:30
起床

坐息正常且規律的生活，可提高 QOL（生活品質）及生活熱情。不妨透過溝通以及檢視生命跡象來確認老年人當天的身體狀況。

▶ P30

07:00
更衣、整理儀容

整理儀容、打扮這件事對於提高 ADL（日常生活活動）是相當重要的。照護者須給予協助，讓老年人運用自己所擁有的能力，盡量做到獨力完成。

▶ P30、48 ～ 51

07:30
排泄

照護者須給予協助直到老年人可獨力完成。協助排泄時，亦須特別注意隱私問題，小心別傷到老年人的自尊。

▶ P52 ～ 55

08:00
早餐、服藥

保持正確姿勢、細嚼慢嚥地用餐最為重要。用餐時也別忘了敦促老年人攝取水分。

▶ P60 ～ 63

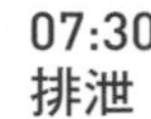

09:00
口腔清潔

餐後本應當漱口刷牙，這動作亦可降低誤嚥性肺炎的風險，所以餐後的口腔清潔勢不可少。

▶ P44 ～ 47、137

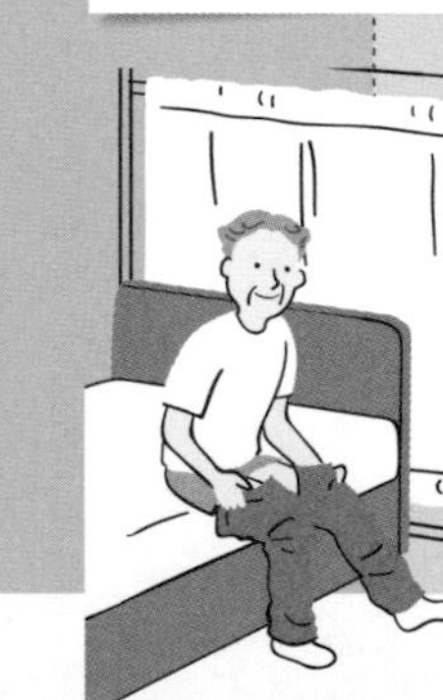

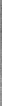

13:00 12:00 11:00 10:00

10:00
聊天回想法

邊聊天邊回想以前的事，這就是「回想法」，這方法可活化腦部，並能預防失智症。也可算是一種娛樂性的活動。

▶ P74 ～ 75

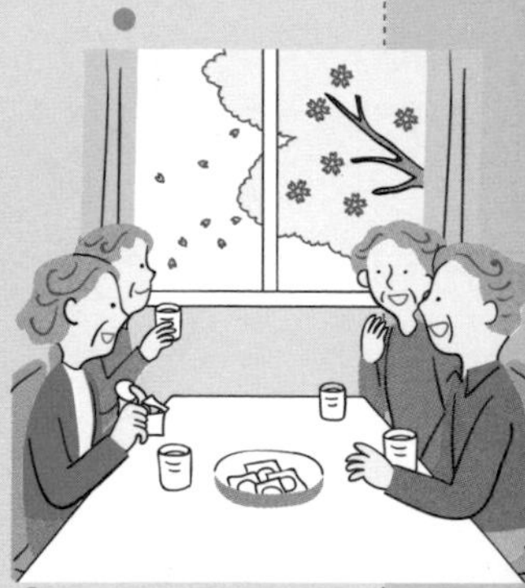

11:00
飲水

老年人因不容易感到口渴，進而極易脫水，所以有意識地、規律地攝取水分便顯得更加重要。若老年人吞嚥有困難，可視需要準備一些勾芡過的食物。

▶ P136、208 ～ 209

12:30
午餐、服藥

為便秘所苦的老年人多不勝數。用餐時記得要多攝取一些食物纖維，可預防便秘。

▶ P34、159 ～ 160

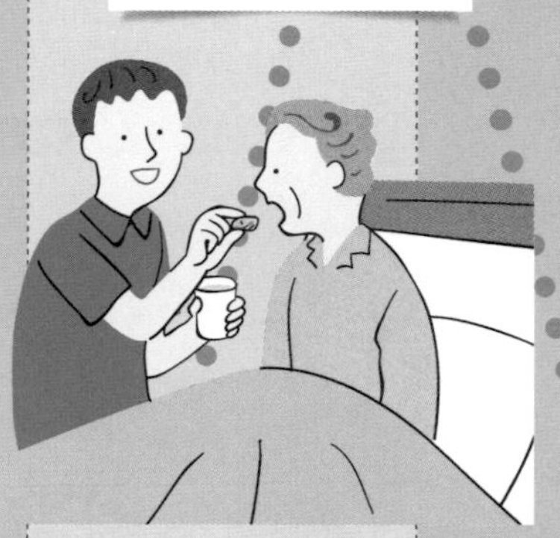

13:30
入浴前的排泄

入浴前一定盡量要讓老年人先行排泄。

▶ P52 ～ 55

17:00 • • • 16:00 • • • 15:00 • • • 14:00 • •

14:00
入浴

洗澡有助血液循環，更可讓人精神為之一振。但另一方面，如果溫差過大，也有腦溢血等等風險。仔細檢視老年人的身體狀況、在安全的前提下進行沐浴才是最重要的。

▶ P66～71

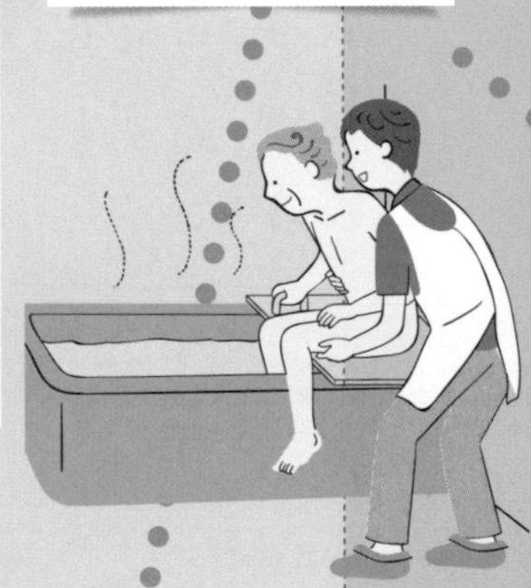

14:30
補充水分及保養肌膚

入浴後，隨即陷入脫水狀態的風險亦須注意。首要注意的就是好好地補充水分。另外，由於洗完澡後的皮膚較為柔軟，不妨趁著還很嫩的時候順便好好保養肌膚。如果能再做些促進血液循環的動作，按摩一下以改善水腫就更好了。

▶ P182～184

15:30
娛樂、適度運動

動動身體可優化血液循環，不僅可以預防肌力下滑及廢用綜合症，還可以提高免疫力並活化認知機能。另外，適度的疲勞感也有助於入眠。別太勉強，輕鬆開心就行了。

▶ P32、72～73

16:30
吃點心

老年人由於每餐都吃得不多，所以容易營養失衡或吸收不到足夠的營養。這時不妨將點心作為營養來源，好好把握每次攝取的機會。同時也別忘了要攝取水分。

▶ P33

17:30
從事興趣、嗜好

為防止誤吞，餐後30分都得盡量維持起身的姿勢，這點相當重要。除了看電視、聊天，圍棋、象棋等對戰式的遊戲對活化腦部都有鑾好的功效。

▶ P101

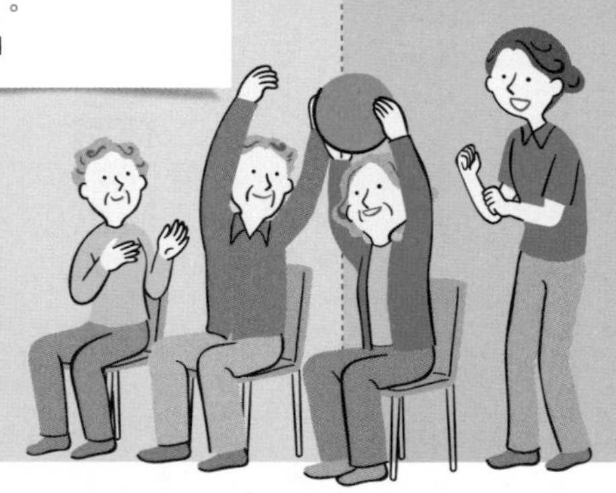

21:00 · · · 20:00 · · · 19:00 · · · 18:00

21:00
就寢

睡眠可調整身體狀況、提高免疫力。就寢時不妨調暗燈光，營造睡眠環境。由於老年人仍會有夜間如廁的情形，別忘了要使用間接照明等設備。不乏有為失眠所苦的老年人，不妨給予適量的安眠藥以及按摩，以助入眠。

▶ P76～78

18:30
晚餐、服藥

隨時注意有沒有發生誤吞的情況，並能保持愉悅的心情享用均衡的餐點。另外，由於老人家服藥機會大，必須仔細照看是否皆能正確地服藥，這點不容忽視。

▶ P64～65

19:30
整理服儀及口腔清潔

準備就寢前，為防止睡著時因誤吞而引發肺炎（亞臨床感染性肺炎），務必敦促老人家得好好仔細清潔口腔。

▶ P136～137

20:30
排泄

有些老人家會因為頻尿的關係，經常夜間起床如廁，造成夜不成眠的情形，故就寢前須提醒他們先去上廁所。

▶ P52～55

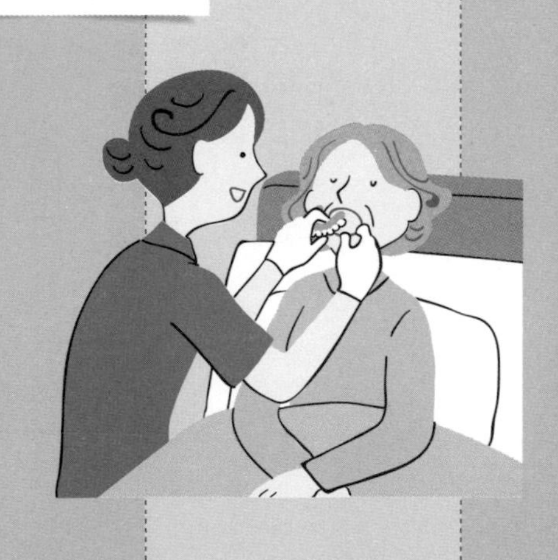

目次

照護的力量

護理知識・照護導引・疾病對策，高齡照顧生活指南75+

癌症

4章▼這時候怎麼辦？緊急處理

1 章

身體的基礎常識

身體是由什麼構成？又是怎麼運作的呢？在深入探討老年人的身體前，先來認識一下人體的構造、組織、機能。並順便重新審視一下「上年紀」這回事。

身體的構造及機能

人體由細胞形成各種組織及器官建構而成，而細胞又是以水分、蛋白質、脂質為其基本成分。在此章中，我們先來了解一下身體的基本常識。

身體由各種物質構造組成

我們的身體是由水分、蛋白質、脂質、礦物質等各種化學物質建構而成。其中絕大部分是水分，一個成人體內約有60％是水分，其餘是蛋白質和脂質各占18％、礦物質占3．5％、碳水化合物則是0．5％。

各位讀者聽到60％是水分也許會嚇一大跳，殊不知像循環體內的血液其90％也是水分，腦部亦約有80％的水分。以及覆蓋身體的皮膚及肌肉等，其70％更都是由水分構成。

建構身體的物質及其角色

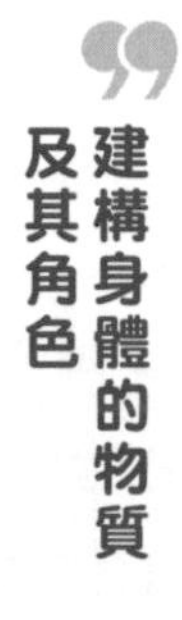

建構身體的物質各自有固定的角色。我們來看看其主要成分。

❖水分

體內的水分稱為體液，體液環繞整個身體，將維持生命所需的物質運送到各個地方，扮演著相當重要的角色。另外，水分更是在守護身體上扮演著近似「抱枕」的角色，之所以大腦、皮膚、肌肉裡的水分含量多，就是為要保護極易損壞的大腦及內臟等器官。

身體的水分含量以胎兒時為最高，約占體重的90％，幼兒期（小學前）的孩子約是70％，成人期則減至60～65％，老年期更只剩50～55％，如此這般，隨著老化而日漸減少。

❖蛋白質

建構身體的蛋白質約有10萬種，有著各司其職的角色及任務。

聽到蛋白質，首先會聯想到肌肉，事實上像皮膚、內臟、頭髮、部分骨胳也都是由蛋白質構成。不僅如此，蛋白質還會幫人類製造身體所需的物質，並把該物質運送至必要的地方，且可進一步地調節功能。就此看來，說蛋白質承擔著所有的生命現象也不算言過其實。

圖表 1-1 身體的主要成分

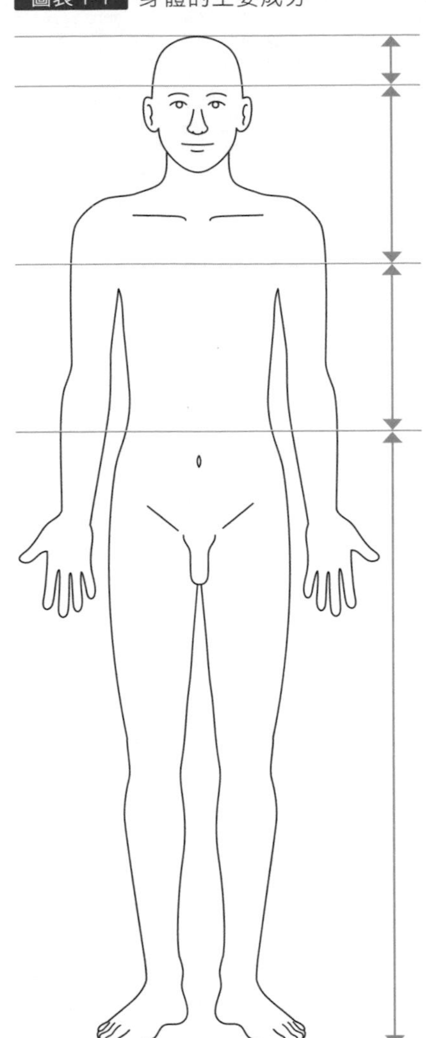

世界萬物都是由「原子」所構成的化學物質，人類的身體也不例外。顧名思義，我們可以說，人類的身體儼然就是化學物質的大集合，身體所有的機能都由這些化學物質彼此互動及化學反應所引發、帶動。

COLUMN

常保體內狀態的功能

就算外部環境產生變化，也能保持身體一定的狀態、維持生命，我們稱之為**體內平衡功能**（Homeostatic，亦稱恒定性）。拜此功能所賜，不管是夏天還是冬天，就算氣溫變化無常，人體也依然能常保體溫在 36℃到 37℃左右。不僅體溫，體內的水分、鹽分、浸透壓、pH 等也都因此得以保持平衡。

❖脂質

聽到脂質，或許有人會認為很多餘，然事實上脂肪對身體來說也是不可或缺的。身體要進行呼吸、讓心臟跳動、欲消化食物，都得用到能量，而儲存在體內的脂肪，便是因應這些必要狀況時得以取出使用、重要的能量來源。另外，由於脂肪的熱傳導率較低，保溫效果佳，所以對於常保體溫極有幫助。

❖礦物質

人體內的礦物質有鈉、鉀、鈣、鐵等等。它們都身肩重任，負責活動身體，調節身體機能，量雖然都不多，但一旦不夠或過多，身體就會出狀況，甚至生病。

另外，部分的礦物質會以電解質的形態發揮作用，所謂電解質，就是指礦物質溶於體液所化成的離子，負責細胞的機能及調節水分進出細胞的量。

人體由60兆個細胞構成

我們的身體裡聚集著多達60兆個小細胞，大腦、眼睛、嘴巴、腸子……全部都是細胞的大集合。而這種現象並非人類獨有，所有的生物皆是如此。事實上，甚至連大腸菌等細菌也是由細胞構成。

細胞根據其存在於身體的部位或角色不同而有多樣種類。構成人體的細胞種類約有２００種，而細胞種類不同，其形狀及大小也各異。

細胞的基本構造都相同

構成身體的細胞不管是什麼種類，其基本構造都大同小異，細胞核就放在細胞膜這個盒子裡，而盒子裡則裝滿細胞質。

❖細胞核

細胞核位於細胞中心，由稱為細胞膜的膜包覆著，其內部包含著ＤＮＡ（脫氧核糖核酸）。ＤＮＡ素有「生命設計圖」之稱，裡頭詳載著各項資訊，包括建構身體、維持生命時不可或缺的物質處方、何時要在身體的哪個地方做什麼等等。

❖細胞質

充滿細胞內部的細胞質，其中幾乎都是體液，裡面懸浮著稱為細胞內小器官的小構造體，它們擁有各種功能，各司其職，除此之外，亦有身體必需的各種物質溶解其中。細胞內小器官裡還有合成蛋白質的核糖體、可貯藏蛋白質的高爾基氏體，並利用氧氣以供給細胞能量的線粒體等小器官。這些細胞內小器官會依據記載於ＤＮＡ裡的資訊因應需要來製造、調整各種物質，藉此，細胞

圖表 1-2　主要的礦物質、電解質及其功能、添含的食品

礦物質、電解質	功能	添含的食品
鈉	調節身體的水分、神經傳達、肌肉變縮等	鹽牛肉、沙丁魚、乳酪、零食點心等
鉀	神經傳達、肌肉收縮、心臟跳動等	牛奶、香蕉、蕃茄、柳橙、馬鈴薯、地瓜、洋李子、葡萄乾、綠葉蔬菜、豆類等
鎂	肌肉收縮、骨骼及牙齒的形成、酵素活性化等	綠葉蔬菜、樫果類、穀類、豆類等
鈣	神經傳達、肌肉收縮、骨骼及牙齒的形成、血液凝固等	乳製品、肉、蛋、可連肉帶刺吃的魚、豆類等
鐵	產生酵素、產生肌細胞及血紅蛋白等	肉（特別是腎、肝）、魚、豆類、糖蜜、菠菜、蛤蜊等
鐑	骨骼及牙齒的形成、產生能量、合成 DNA 等	乳製品、肉、魚、樫果類、豆類等

圖表 1-3　建構身體的各種細胞

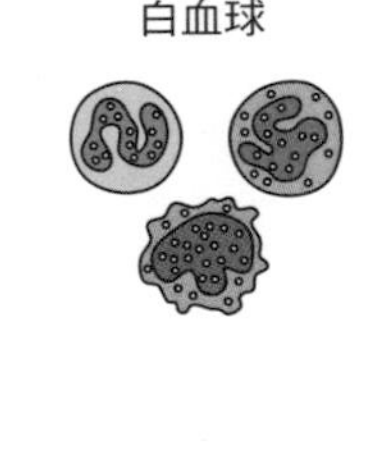

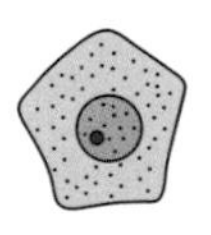

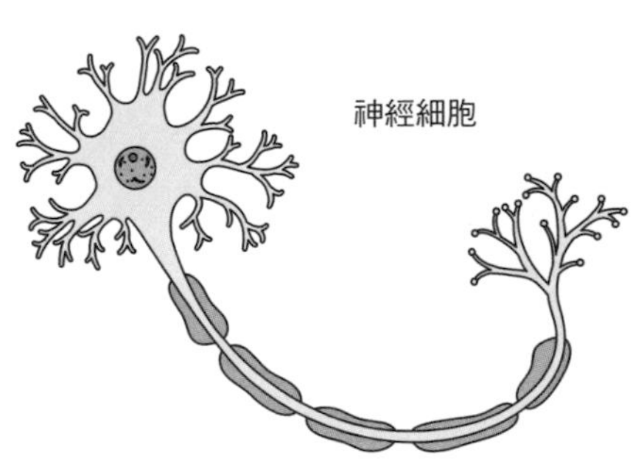

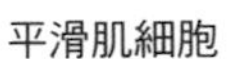

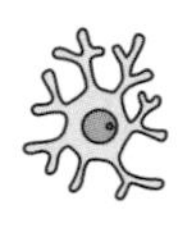

細胞可分裂的次數有限，所以會漸漸老化，最後死亡以把空間讓給新細胞。有時，細胞會因基因異常而不正常增生，或因輻射、陽光、化療藥品等而受損甚至死亡。

於是開始因應種類來啟動必要機制。

❖細胞膜

細胞膜是由核以及包覆細胞質的脂質所構成。由於細胞本身是以懸浮的方式存在於營養等等物質溶解其中的體液裡，所以可說是挾著細胞膜，內外側都充滿體液。細胞膜扮演著隔開細胞內部及外部環境的角色，細胞膜內側的體液稱為細胞內液，細胞外面的體液則叫作細胞外液。細胞膜於是肩負重任，負責從細胞液把細胞不可或缺的氧氣及營養吸收至細胞內部，且根據細胞的功能不同，甚至可以把產生於細胞內液的廢棄物排出細胞外，以調整細胞狀態。

細胞聚集起來形成組織

大多數的細胞都不是單獨存在，而是同種或具相同機能的細胞聚集起來才開始發揮功能。像這種具相同機能的細胞集團稱為組織，組織可粗分為上皮組織、結締組織、肌肉組織及神經組織4種。

❖上皮組織

人體的表面由皮膚包覆著，而內臟也不例外，外側都有薄薄的皮包覆著加以保護。包覆皮膚及內臟等等的皮稱為上皮組織，舉凡包覆人體的皮膚、嘴巴裡、肛門粘膜、血管壁、胃壁、小腸粘膜等都算是上皮組織。上皮組織不僅會製造膜來保護內側，表面也建構出小小的孔穴，也就是腺體以排出分泌物或從外部環境把需要的物質吸收進來。

❖結締組織

結締組織又稱為支撐組織，它本身極為堅固，相互結合後支撐起身體的構造、填充細胞間的空隙。人體裡有各種結締組織存在，各有各的特徵，像骨骼、軟骨、脂肪等也算是結締組織。

其特徵就是細胞間物質多，例如骨骼就是因為細胞間含有鈣等物質，於是變硬。

❖肌肉組織

肌肉細胞集合起來所形成的肌肉組織，是種可伸縮的組織，和骨骼一起作用就可讓人體活動起來。當中包含：可隨自我意志控制的橫紋肌，製造腸及血管等。無法靠自我意志控制的平滑肌，以及同時具有橫紋肌和平滑肌的性質，介於其間，製造出心臟的心肌等3種。

❖神經組織

構成腦部、脊髓、末梢神經等的組織。構造上都是神經膠細胞（膠質細胞）支撐著神經細胞（神經元），延伸至身體各部分，負責將刺激、興奮等資

圖表 1-4　細胞的基本構造

高爾基氏體
蛋白質貯藏室

細胞質
充滿細胞內部的體液

小胞體
將核糖體所製造的蛋白質運送至高爾基氏體，像是貨運行

細胞核
裡面包含素有生命設計圖之稱的 DNA

細胞膜
脂質形成的膜，負責隔開細胞內外部

核糖體
製造蛋白質的工廠

線粒體
製造出細胞活動的能量

核膜
將核以及周圍環境隔開

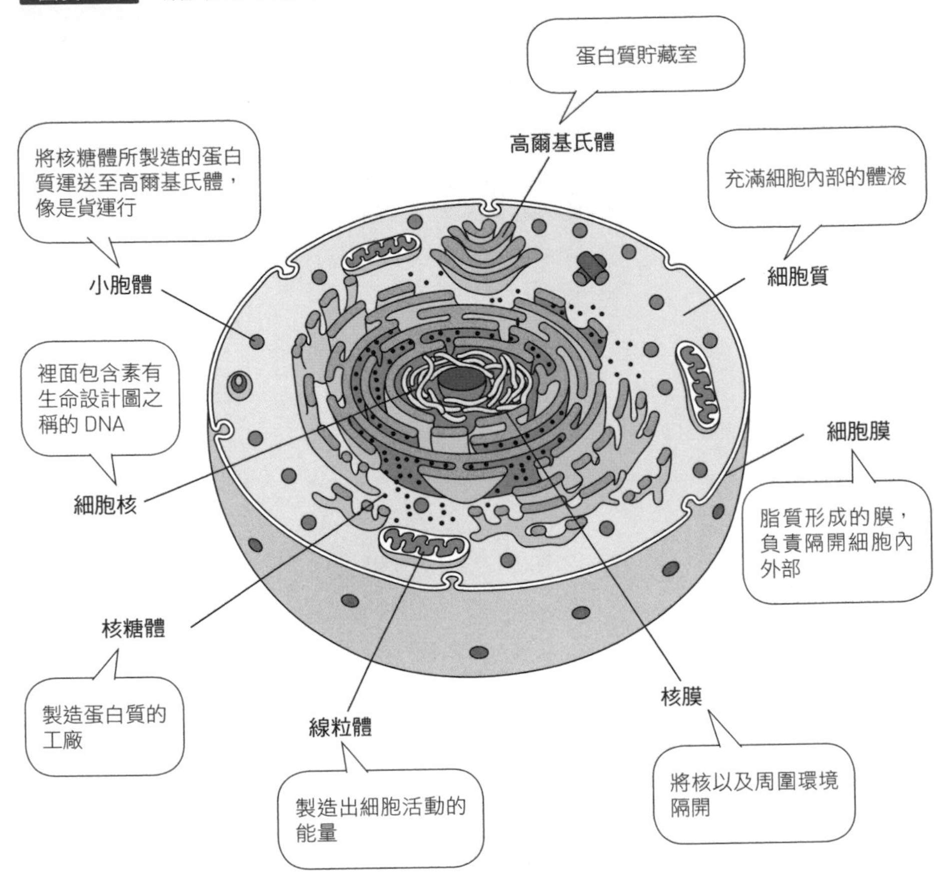

圖表 1-5　胃部構造裡的 4 種組織

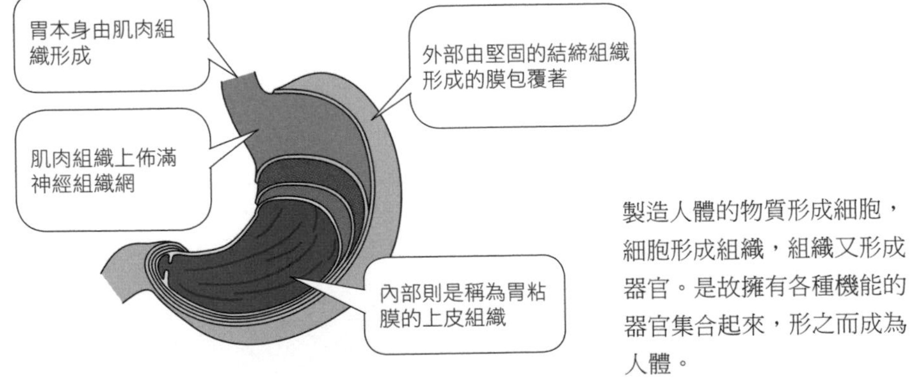

製造人體的物質形成細胞，細胞形成組織，組織又形成器官。是故擁有各種機能的器官集合起來，形之而成為人體。

訊傳回腦部，再從腦部將指令傳達到身體各部分去。

組織集合起來形成器官

2種以上的組織集合起來即形成器官。心臟、肺臟、肝臟、腎臟、肌肉、眼睛、耳朵等通通都屬於器官。器官裡聚集著各種細胞，各有各的獨特構造，於是能發揮複雜的功能。

例如，心臟就是由靠收縮來輸送血液的肌肉組織、構成心臟瓣膜的結締組織以及維持心跳速度、節奏的神經細胞等共同構造而成，扮演把血液輸送到全身的角色，就像一台幫浦。

膽囊負責貯存肝臟所製造的膽汁，狀似一個袋子，雖然感覺上構造極為單純，但事實上也仍然由多種組織共同構造而成，如其外壁的結締組織就是為了要維持其袋子的形狀。為要保護其他組織免受鹼性且具刺激性的膽汁破壞，於是也有了上皮組織。肌肉組織則是為要收縮以排出膽汁，諸如此類，膽囊也是由數種細胞、組織所形成。

器官系統就是具相同機能的器官集大成

呼吸、消化等身體的每個主要機能都可依相關的器官加以分類，這就是所謂的器官系統。雖分法眾多，但本書將採用循環系統、呼吸系統、神經系統、感覺系統、運動系統、血液・免疫系統、消化系統、內分泌・代謝系統、泌尿系統、生殖系統等10種為讀者說明。

器官系統也並非是單打獨鬥，如呼吸系統便負責將氧氣吸收至血液裡，接下來輸到循環系統發揮功能，把氧氣輸送到各個細胞，如此這般，系統間彼此分工合作，方能維持生命。

圖表 1-6　10 類型器官系統

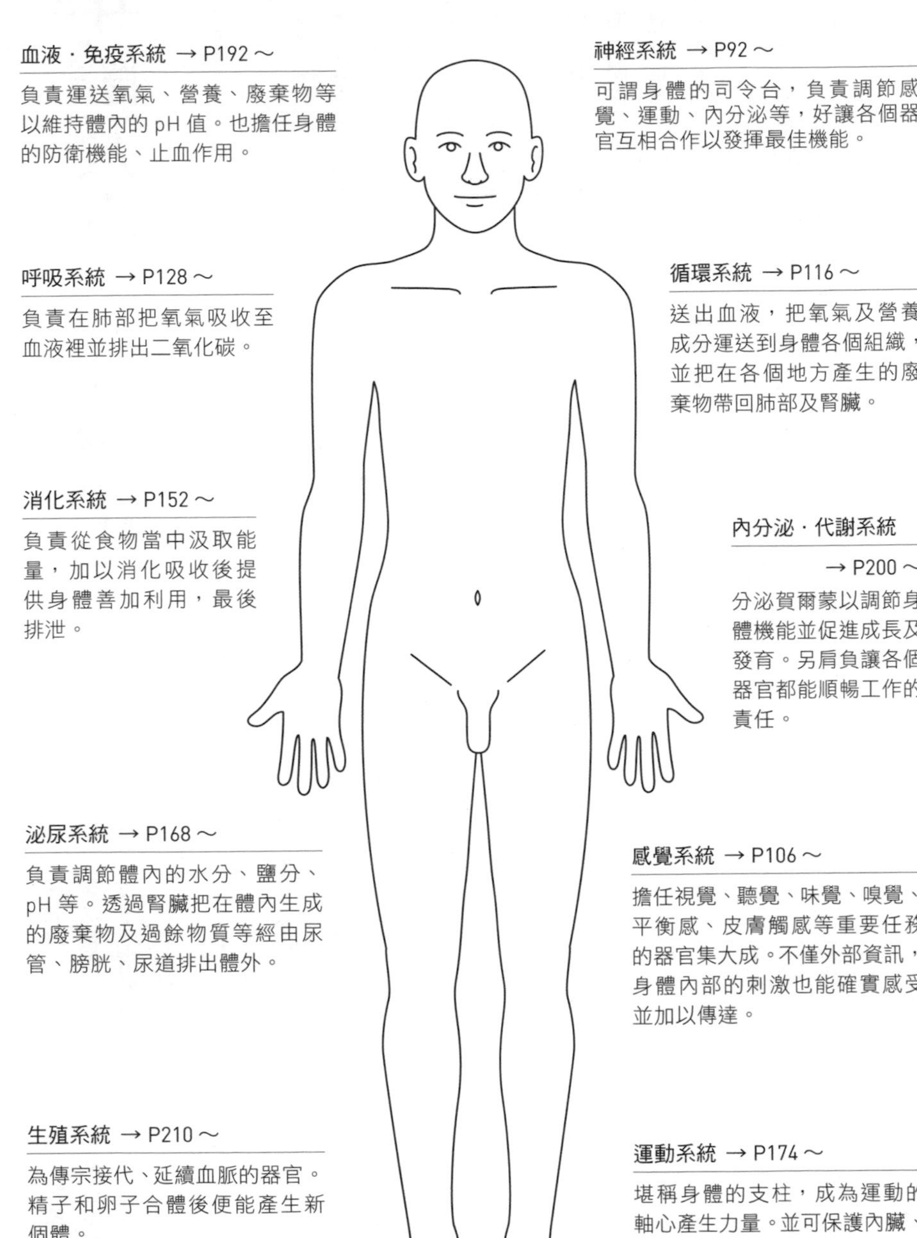

年齡及身體的變化

小孩子、大人和老年人的身體基本構造雖然相同，但機能和能力卻在不斷變化當中。這個章節將探討各自的生命階段及身體的變化。

身體的發展並非千篇一律

剛出生的嬰兒和大人、老年人的身體基本構造雖相同，但不論在尺寸、機能、能力等方面其實都大不相同。粗略地講，小孩的身體尚未成熟，隨著轉大人才會漸漸成長發育，且一旦長到一定的水準，便會開始一點一點地衰弱。

不過，身體，也並非只會千篇一律地發展或衰弱，其順序及速度會根據器官・器官系統的不同而各異。

最早發展的是腦部、脊髓、神經通路等神經系統的器官。兒童6歲左右前就已發展至成人的大約90％，長到10歲時，就能達到幾乎和成人無異的程度。

神經細胞的數量於出生時最多，爾後會隨著老化漸漸減少，不過神經細胞的同袍聯絡路徑卻會增加，藉由神經細胞漸次發展，神經系統也會隨後發展起來。

接下來才輪到專司免疫的扁桃、淋巴節、胸腺等器官發展。這些器官可以保護身體不受病原菌及病毒等的入侵，且每次一旦接觸到病原菌等，身體便會獲得因應方法，等於提高了免疫力。

緊接著，骨骼、肌肉、內臟等器官開始發展。這些器官在乳・幼兒期以及小學高年級左右到高中青春期時發育・發展得最為迅速。

生殖系統直到最後才完成。雖剛出生的嬰兒體內就有生殖器（精囊、卵巢），但卻不具生殖能力。而一旦到了青春期，生殖器官便開始發展，這才具有生殖能力（第二性徵期）。此時，男女有別更加不由分說，通俗而言就是正式轉大人。

何謂發展階段

所謂發展，是指身體的臟器功能及運動機能等發育完全，變得可以充分發揮。而據此以及精神功能、涉入社會的特徵等，便可將人的一生分成好幾個階段，這些階段就稱為發展階段。關於發展階段，學界裡有好幾種分類方法，本書則採用美國心理分析學者—愛利克・艾瑞克森所提倡的學說為主，分成乳

圖表 1-7　斯喀門發展曲線圖

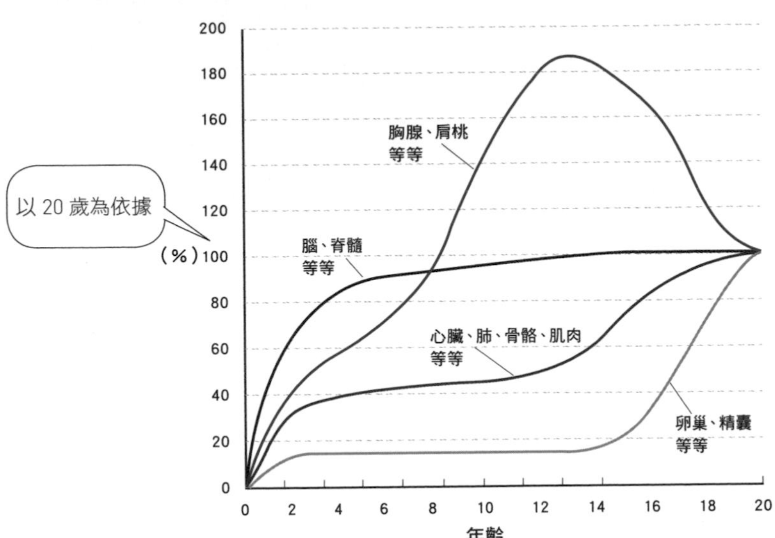

孩子成長時，器官及機能等會個別發展，其發展的程度也都不同。美國醫學家期喀門便以 20 歲時的水準為依據，視此時的各器官發展特徵而分成 4 種模式（如圖示）。

兒期（出生到1歲半）、幼兒期（上小學前）、學齡期（到小學畢業）、青年期（到20歲為止）、成年期（也稱為成人期。到65歲為止）、老年期（65歲以上）為各位讀者細說其特徵。

乳幼兒到青年期的變化

乳兒期是指嬰兒受到養育者的照顧，直到能走的這一段時期。這時已開始會用姆指搭配食指抓東西，可靈活應用的地步幾乎已和大人不相上下。

幼兒期的發展極為明顯，開始會跑跳、丟球、踢球了。另外，穿脫衣服或上廁所等也都能不假他人之手。

學齡期的孩子身高真的是一眠大一吋，身體的機能更是大幅度的成長，運動能力愈來愈好，認知能力可謂更上一層樓，此時期間的個別差異也相對明顯。這時的孩子和家長等大人關係漸趨疏遠，反而和同年齡的孩子愈走愈近，他們會開始意識到自己擅長、不擅長、喜歡、不喜歡的事物並從中獲得能力。

青年期前半相當於青春期，這時第二性徵顯現，女生迎接首次月事，男生則會有第一次射精經驗，男女之間的差別相當明顯。雖然身體已開始轉大人，但精神層面卻尚未成熟，常常任性而為，隨心所欲，為找出自己生存的意義和目的而為賦新辭強說愁，無病呻吟。身體的發育和精神上的發展嚴重失衡，於是情緒容易不穩，內心世界更是敏感易傷。

青年期後半則轉為摸索社會裡的生存方式，開始尋找未來出路。

成年期（到65歲為止）的變化

成年期指的是20歲到65歲、也就是工作巔峰期，這時期的人們會透過工作及家庭等創造出一些有價值的、新穎的事物，且隨年齡增長，其思考能力、判斷能力都跟著水漲船高，精神層面更臻於成熟穩重。

但另一方面，成年期的到來，也意謂身體機能每況愈下，肌耐力、持久力、柔軟度、敏捷度等都會從30歲後開始走下坡，因此，運動量及基礎代謝量也不如以往，所攝取的卡洛里變得過剩，體重直線上升，罹患高血壓、肥胖症、糖尿病等慢性病的風險居高不下。儘管身體正值工作巔峰期，但家庭和職場雙邊都給予高度期待，肩上的重擔愈來愈沉，變得容易累積壓力。

40歲後，眼睛對焦的機能愈來愈差，開始出現近的東西變得看不清楚，也就是老花眼的症狀，味覺及嗅覺等感覺機能也逐漸衰退。

成年期後半便是所謂的**更年期**。更年期到來時，由於性賀爾蒙銳減，於是會造成身體及精神上的不穩定。一般而言，這時期好發於40歲後半到50歲前半的人，女性的話則相當於停經前後5年左右，雖每個人狀況不同，差異有時甚大，不過共同的症狀都包括：Hot Flash（突然發熱、流汗）、焦慮、暈眩、容易疲勞、容易水腫等。女性的更年期症狀由於還包括停經這極大的變化，所以不言而喻、眾所周知，殊不知，近來，連男性都開始出現和女性相同的症狀。

邁向衰老期細胞也會變化

一旦進入**老年期**，皮膚細紋及斑點便紛紛搶灘登陸，掉髮情況日趨嚴重，雙鬢降下白霜。脊椎骨及關節由於開始變形於是身高一天比一天縮水，連帶讓姿勢走向不良一途。就身體內部、細胞水準來看，細胞、體液、組織都產生變質，血管及臟器機能開始下滑。這就叫作老化。

老化其實不單指身體的變化。老年期到來，我們自覺體力及身體機能大不如從前的同時，退休等原因導致的社會地位變化或因孩子們長大獨立等有以致之，時間和心情上一下子都寬裕不少。另一方面，這時期也通常會經歷和父母親及配偶的死別等，也就是體驗到喪失，可想而知，精神上極易感到不安及困惑。

圖表 1-8　艾瑞克森的發展階段説

發展階段	發展課題及發展危機	道德
乳兒期（～1 歲）	「信任」對「不信任」	希望
幼兒前初期（1～3 歲）	「自主獨立」對「羞怯懷疑」	意志力
遊戲期（3～6 歲）	「主動」對「內疚」	目的
學齡期（6～12 歲）	「勤奮」對「自卑」	有能力感
青年期（12～20 歲）	「統合」對「角色混亂」	忠誠心
成年前期（20～30 歲）	「親密」對「孤獨」	愛
成年期（30～65 歲）	「愛心關懷」對「頹廢停滯」	關懷
老年期	「完美無缺」對「悲觀沮喪」	睿智

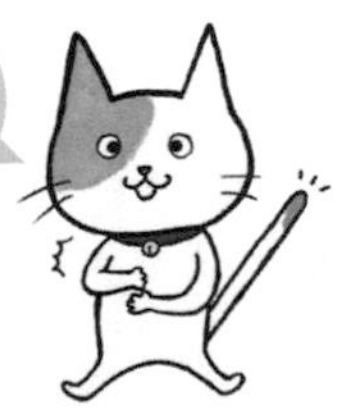

美國精神分析學家艾瑞克森，將人的一生分成 7 個階段，認為各個階段都包含為了順利走向下一個階段、人人必備的「發展課題」及相反的「發展危機」。當克服這些對立時便產生「道德」，而這就是成長。

老化所導致的身心變化

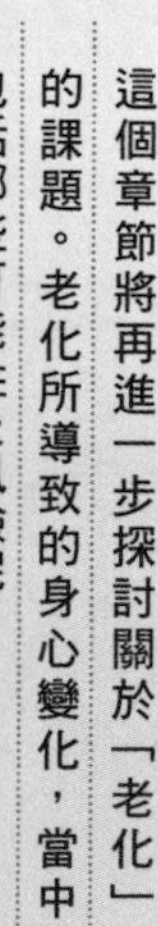

這個章節將再進一步探討關於「老化」的課題。老化所導致的身心變化，當中包括哪些可能性及風險呢？

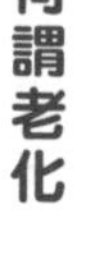

何謂老化

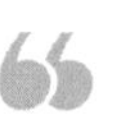

進入老年期後便日漸明顯的身體衰弱及精神變化就稱為老化。老化的原因包括以往的生活習慣、身體的狀況、物理・心理環境等，各種原因相互關聯、複雜難解。也就因為如此，個別差異也很大，顯現的方式或顯現的時期更是因人而異。

本書將就老化而導致細胞層面將產生如何的變化？外觀及機能面又會有何不同？以及待人接物的方式、想法仍會和以往一樣嗎？後續將為各位讀者細說分明。

細胞減少及萎縮導致機能衰退

身體裡的肌肉組織等等，其細胞數會隨著老化而減少、萎縮，於是行動將變得遲緩。另外，水分及蛋白質等的量也會跟著減少，因此，肌力一路溜滑梯，爆發力及反射性大大不如以往，平衡感變差，身體愈來愈僵硬。肌力衰退不只會發生在手或腳上，事實上臟器也會深受其害，於是引發椎間盤萎縮、骨頭扁平化、脊椎骨及下半身關節彎曲等症狀，腰直不起來，身高縮水，體重減輕等外觀上的變化便接踵而至。

另外，由於心臟輸出的血液流量跟著變少，血管失去柔韌度，於是循環也隨之惡化。再者，流往腦部的血液減少，就會造成記憶力衰退，關節也無法如以往一樣隨心所欲。肺機能衰退於是造成呼吸量減少，肺部的殘氣容積（RV）增加。

而腎機能衰退讓過濾率大為降低，尿液無法濃縮，於是開始排出色淡的尿。其他還有胃液、唾液、賀爾蒙的分泌量也都會減少。

五感的衰退也愈發明顯。這是因為感覺細胞產生變化或減少，於是對於腦部的傳達機能也跟著衰退所致。味覺及嗅覺也會衰退。聽力部分，尤其是對高周波數的聲音變得遲頓。

圖表 1-9　老化所導致的身體機能變化

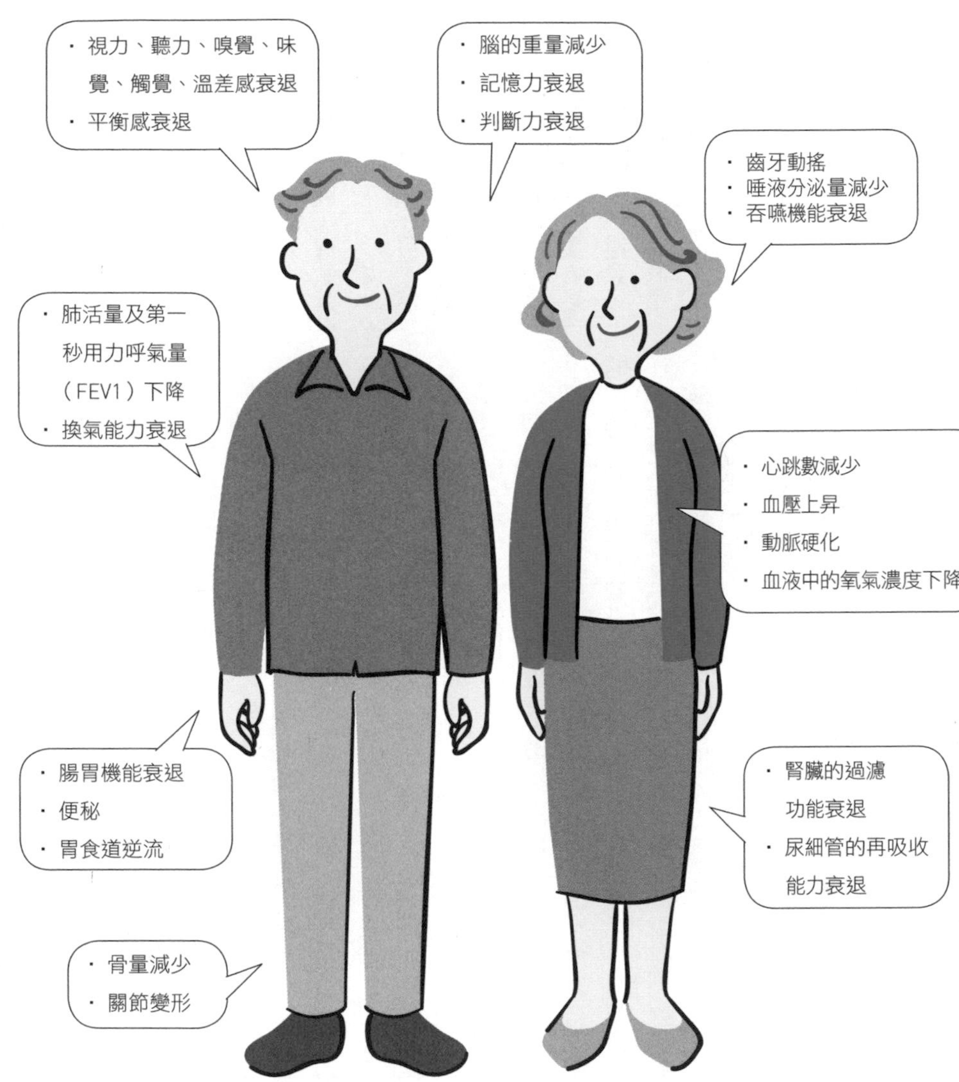

除了視力衰退、重聽外，觸覺、溫差感等感覺也不如以往敏感。跌倒的風險大增，且由於痛覺等也變得遲頓，導致發現疾病來襲時往往為時已晚。

腦細胞的數量並非會隨著年齡增長而快速減少，可是，老化確實會造成腦部的神經細胞之間的傳達變得不如以往順暢或得比以往花較長的時間，導致計算能力及認知性的作業能力一天不如一天。另外，過去的記憶雖歷歷在目，但卻老記不住新體驗不久的事物（**記憶能力衰退**）或常常想不起來早就記起來的東西（**回憶能力衰退**）。有時，也會發生就是想不起來體驗過的事物當中某一部分，例如忘了菜單裡的某一道菜。

還有，一旦自律神經系統、血液免疫系統、內分泌的機能都隨著老化而衰退，那麼**體內平衡功能**（P13）便開始失衡，身體無法維持在一定的狀態，於是陷入難以查覺身體不適的窘境。老年人之所以體溫調節能力變差、動不動就生病，就是因為體內平衡功能瓦解崩壞所導致。因此，往往避免不了疾病重症化或引發障礙的遺憾。

身體與環境的變化，也會造成心理變化

老年期常伴隨退休等社會性的變化，開始有不同於以往的社會的聯結方式。因時間上充裕不少，所以也朝著人生的終點，開始調整自已的生活方式，或者勇敢挑戰以前做不到的新事物，當所有的一切都顯得悠然自得。有人把接下來的人生方向，轉向自我實現，選擇生龍活虎地過日子，也有人把之前累積的各種經驗運用在社會或個人上，如擔任義工等工作，或參加自治團體舉辦的各種活動。由於老年人的人生經驗相當豐富，通常人際關係都十分圓融，故能圓融地看待別人的言行舉止，所以個性變得沉穩的更是大有人在。

但另一方面，也有人因為退休等原因造成人際關係日趨淡薄，無可避免地產生疏遠感，進而失去活下去的氣力，只好躲進自己的象牙塔裡；或無法接受自己已年華老去的事實，整天為此落差苦惱，變得過於在意自己的健康狀況，甚至長期疑神疑鬼地，擔心自己罹患重病的例子也是時有所聞。

有時候老年人會對日常生活失去熱情，對將來不懷抱任何希望，最後陷入欲求不滿的泥沼，變得死腦筋，舉動愈來愈胡鬧，且十分頑固，常常搞得別人束手無策。他們之所以都給人一種很保守、以自我為中心、容易嫉妒、動不動就發牢騷的印象，其原因不言而喻。再者，由於被迫和配偶、朋友等同年代或比自己年輕的人死別的情況愈來愈多，喪失感益發強烈，就此陷入憂鬱泥沼而無法自拔者更是常見。

老年人其人生經驗及知識均相當豐富，在精神上臻於成熟的同時，卻也經常感到死亡就在身邊，造成這時期的人特別容易感到不安。要掌握他們的精神層面變化，最重要的就是**得積極與之對**

圖表 1-10　老年人的心理特徵

知識深化

記憶力及判斷力雖日漸衰退，但知識卻一天天深化，理解能力、推理能力更加優越。精神上趨於成熟、老練，變得寬容，心態亦更加從容、沉著。

不安 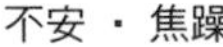 **焦躁**

老年人不管在身體上或生理上都和以往大不相同，大多會變得容易感到不安及焦慮。有時甚至開始憂鬱，變得頑固，常常憤世忌俗且疑神疑鬼。

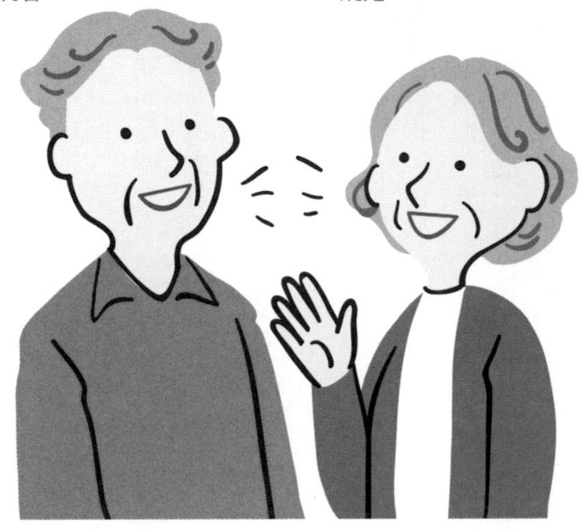

有氣無力

由於沒有工作或任務，而感到肉體日漸孱弱或無法戰勝疾病，常常變得有氣無力。即便做得到的事也依然提不起熱情，於是便更加有氣無力，就此陷入惡性循環。

COLUMN

體內平衡功能及壓力

擔任體內平衡功能（P13）的主要是「血液免疫系統」、「自律神經系統」以及「內分泌系統」。讓這些系統紊亂的原因其實不止老化而已，另一個元凶就是「壓力」。因為壓力為虎作倀，身體裡的這些系統便嚴重失衡，體內平衡功能無法維持，最後終於搞垮身體。

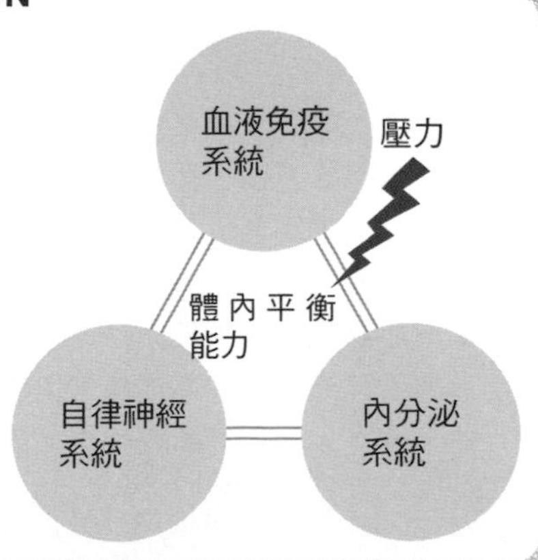

話、溝通，瞭解並進而接受他們的生活歷程、職場歷程、人生觀、習慣、生死觀等。

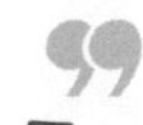

男女老化大不同

老化也有性別之分。就男性而言，只要沒有生病，運動能力雖然會緩慢地衰退，但整體而言其實變化並不劇烈。女性的情況便大不相同，約從75歲開始，步行速度便日趨緩慢，運動能力更是一落千丈。個中差別就在於，女性的肌肉量遠少於男性，而更年期時女性賀爾蒙會開始減少等等，全都息息相關。

另一方面，男性的血管通常會因為動脈硬化等疾病而有較女性更快病變的趨勢，一旦無法改善抽煙、運動不足、壓力、肥胖、代謝症候群等惡習，而這樣一路到老，罹患致命的心臟病或腦血管病變的風險便大大提高。

相對於女性容易因為覆蓋尿道及骨盤底層的肌肉孱弱而引發漏尿，男性則常因為前列腺肥大而漏尿，殘尿感頻頻的人屢見不鮮。

性行為方面也和以往不太一樣。當中雖然仍有個別差異，但一般而言，停經後，相對於女性多半開始厭惡性交，男性則大多依然性趣昂然。高齡夫婦之間因此在意識上產生落差，後來衍生出問題也不足為奇。

COLUMN

代謝症候群

前往健康檢查時，都會量肚臍四周的腹圍，這稱為代謝健診。男性超過 85cm、女性超過 90cm 以上便屬於脂肪型肥胖，若同時還合併脂質異常、高血糖、高血壓當中的任何 2 種，則可以診斷為代謝症候群（metabolic syndrome）。一旦確診是代謝症候群患者時，和未患病的人相比，其罹患糖尿病的風險會高出 3～6 倍、罹患心血管疾病的風險則高出 1.5～2 倍。配合適當的運動及奉行規律的生活作息，方能預防及改善代謝症候群哦！

圖表 1-11 老年症候群（粗分為3種）

需要看護的症狀	日常生活動作的障礙、骨質疏鬆症、骨折、腰痛、尿失禁、頻尿、重聽、吞嚥困難、營養不足、貧血、心律不整、譫妄、憂鬱、褥瘡……等等
慢性疾患相關症狀	失智症、脫水、麻痺、手腳發麻、腰痛、關節痛、骨關節變形、視力衰退、發燒、咳痰、咳嗽、哮喘、食慾不振、消瘦、想吐、嘔吐、便秘、水腫、呼吸困難……等等
急性疾患相關症狀	暈眩、氣喘、頭痛、腹痛、黃膽、吐血、咳血、便血、肥胖、體溫偏低、意識障礙、睡眠障礙、睡眠時呼吸障礙、跌倒、骨折……等等

COLUMN

老年症候群形成必要看護的要因

所謂老年症候群，是指因老化導致心機能衰竭，進而顯現在身體、精神上的諸多症狀及疾病的通稱。老年期的健康重點，其實就是充分運用健康的細胞，並預防舒緩老年症候群。老年症候群會互相影響進而惡性循環。患有老年症候群的老年人，應在陷入必要看護狀態前便尋求援助，以遏止惡性循環。

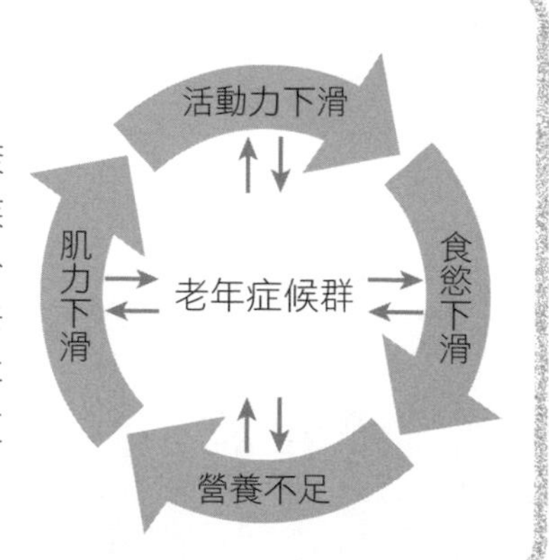

老年人看護的必備知識

評估老年人們是否能夠活躍地過日子，能自己做的盡量不假他人之手，以使其自立為目標。「自立協助」即為老年人看護的基本態度。

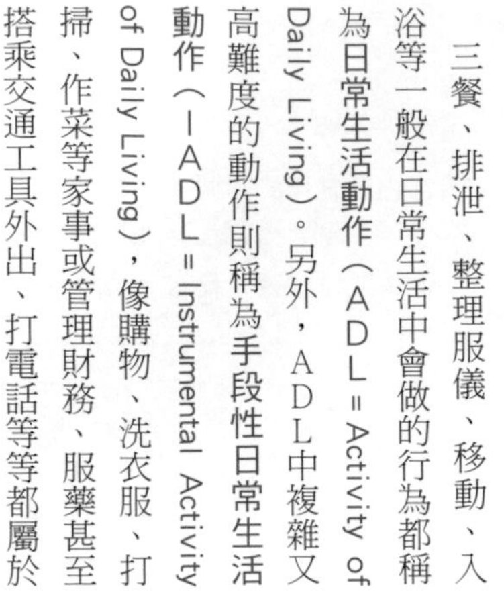

老年人看護的重點

三餐、排泄、整理服儀、移動、入浴等一般在日常生活中會做的行為都稱為日常生活動作（ADL＝Activity of Daily Living）。另外，ADL中複雜又高難度的動作則稱為手段性日常生活動作（IADL＝Instrumental Activity of Daily Living），像購物、洗衣服、打掃、作菜等家事或管理財務、服藥甚至搭乘交通工具外出、打電話等等都屬於此類。

老化讓我們的身、心都日漸衰弱，連帶也讓ADL、IADL等動作不能只靠自己力量完成，甚至有時必需借助協助或看護。而在看護這樣的老年人時最重要的事，莫過於自力協助及提升QOL（Quality of life 生活品質）了。

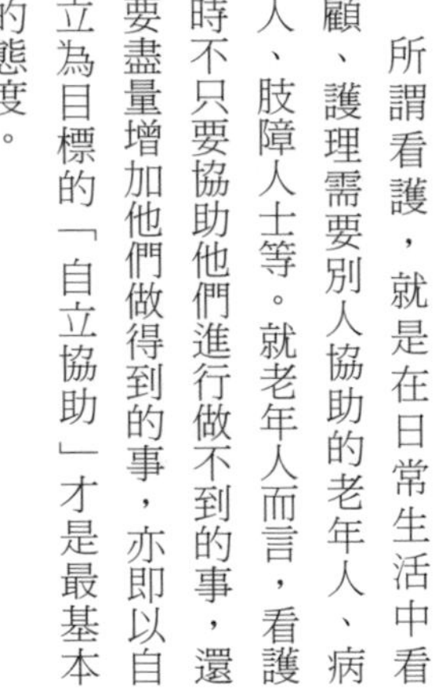

老年看護，自立協助為其首要

所謂看護，就是在日常生活中看顧、護理需要別人協助的老年人、病人、肢障人士等。就老年人而言，看護時不只要協助他們進行做不到的事，還要盡量增加他們做得到的事，亦即以自立為目標的「自立協助」才是最基本的態度。

這裡所謂的自立，不只是指自己的事自己做、不假他人（**生理上的自立**），而是包含精神層面，亦即**心理上的自立**。心理上的自立，簡單地說，就是能靠自己意識「下決定」。老年人自己想做什麼？想怎麼做？都能夠自己選擇，然後靠自己的能力，盡可能地發揮，做不到的事，才向周遭的人尋求協助以維持生活，這對老年人而言才是真正的自立。

老年人一旦可以自立，QOL便可望提升。QOL是指包含生理方面的**健康及自立度、當事人對生活及人生的滿足度、幸福感等心理方面的豐富度**。總地來說，亦即衡量整體生活的一種指標想法。

此種想法，在老年看護議題領域裡相當受到重視，如何更完善提升，更是

圖表 1-12　ＩＣＦ（國際生活機能分類）

健康狀態
疾病、受傷、懷孕、高齡等等。

生活機能

身心機能・身體構造
四肢的動作、精神機能或身心狀態、視覺或聽覺等的感覺等等。

活動
日常生活動作（ADL）或家事、工作上的機能性日常生活動作（IADL）、興趣等閒暇活動等等。

參與
家庭內部的角色、工作參與、地區性的活動等社會參與、政治參與等等。

環境因素
建築物、社福用具等物質環境、人為環境、社會制度等等。

個人因素
年齡、性別、生活型能等等。

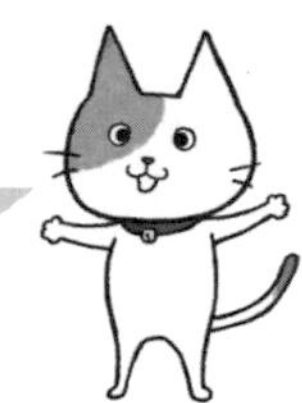

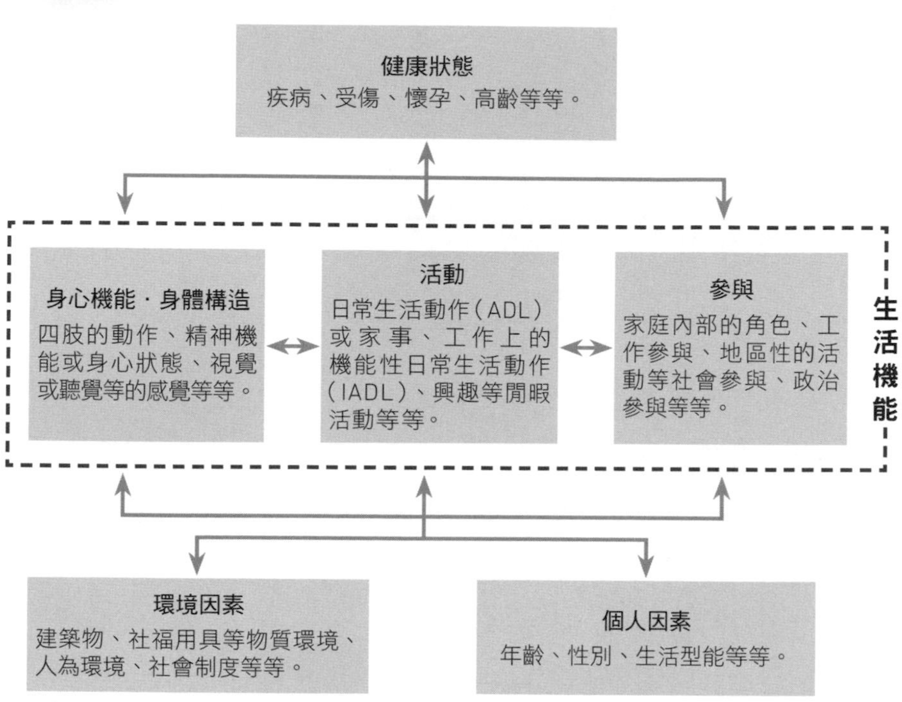

每個聯結都很重要哦！

「生活機能」，就是指活著本身而言。ICF（國際生活機能分類）把「身心機能・身體構造」、「活動」、「參與」等 3 項生活機能和健康、生活、社會等環境做了強烈的聯結。

COLUMN

ADL 的 3 項指標

ADL 裡又可分成「做得到的 ADL」、「正在做的 ADL」以及「要做的 ADL」等 3 項指標。「做得到的 ADL」，是指身體機能或能力上都做得到的 ADL；「正在做的 ADL」，則是實際生活中正在應用的 ADL；而「要做的 ADL」即意謂將來生活裡必需的 ADL。在 ADL 裡雖經過訓練或診查就能做到，但實際生活卻經常發現無法落實。在復健等情況中，反而是設想當事人生活上的「要做的 ADL」，增加「正在做的 ADL」而非「做得到的 ADL」，這才是最重要的。

老年人看護的首要目標。如何協助老年人能**以自己喜歡的方式走到人生盡頭**，可說是不可忽視的事。因此，不只是老年人現在情況如何，將思考方向回溯至過去，然後拉出連續的思考點，理解出具個別性、多樣性的老年人特質，進而採取最尊重個性及人生步伐的關懷方式，這才是最重要的。

老年人的生理特徵

欲協助老年人達到自立，除了要尊重當事者的一切外，預先掌握因老化而外顯的生理特徵也相當重要。這不只對於適切的看護有所幫助，在維持及改善ＡＤＬ及ＱＯＬ上更是息息相關，只要具備相關知識，就能減輕站在醫療前線的人員很多負擔。以下將為各位讀者介紹經常看到的特徵。

❖容易罹患廢用綜合症

廢用綜合症，可謂一種狀態，是指**因不活動身體而使肌肉孱弱，進而無法活躍地從事活動**，以致帶給身體機能各種不好的影響。

老年人一旦繭居在家，必定造成體力下滑，甚至直接提高纏綿病榻的風險。最好能敦促他們去買需要的東西、沒事就外出走走或參加當地的社團活動等，諸如此類，刻意地製造他們輕鬆外出的機會，至少一週３～４次，或１～２次地把「外出」培養成習慣是相當不錯的。

另外，就長期住院來說，更是要小心別讓老年人患上廢用綜合症。由於廢用綜合症會在極短天數內就悄悄找上門，所以住院時只要心情好，就讓老人家們起來換換姿勢動一動；或使其躺著幫著轉轉腳、揉揉四肢，只要向著心臟方向按摩便可有效預防。

注意

・由於恢復肌力要花不少時間，就算住院也要盡可能地給予協助，讓他們早日動起來。
・不過度的看護。
・出院回家後也依然繼續予以協助，好讓他們能回歸原本的生活。

❖容易罹患脫水症

老年人的體內水分除了會比年輕時少，腎臟的功能衰退，又會造成**過濾功能**（也就是排出廢棄物的功能）下滑。有以致之，其共同特徵就是容易將必要的水分也化成尿液排出（Ｐ169）。另外，貯存水分的肌肉量減少，水分保持不易，所以也容易陷入**脫水症**的狀態。

老年人就算**水分不足也不易察覺口渴**，這點一定要當心。待在身邊的人務必要時時意識到這一點，經常敦促他們攝取水分，建議一天至少要喝１５００毫升。

注意

・老年人有忍尿、不愛喝水的傾向。

圖表 1-13　廢用綜合症

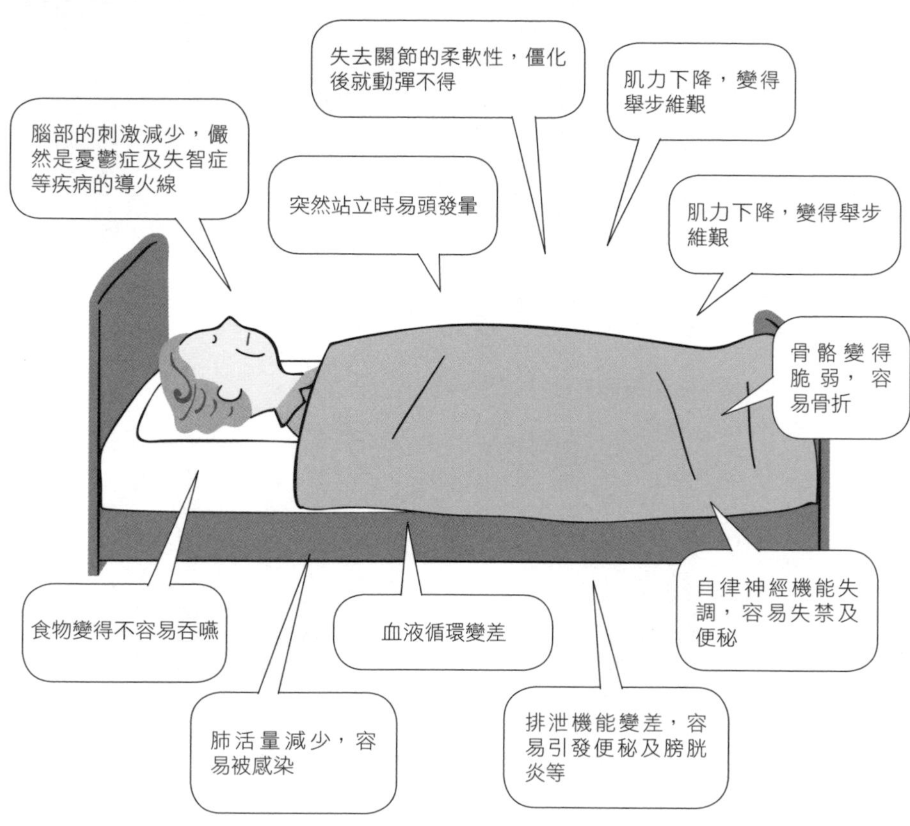

・有在服用利尿劑的慢性心臟衰竭或高血壓的老年人，其罹患脫水症的風險將會提高。

・出現腹瀉或發燒等症狀時，更容易讓體內的水分流失。

❖容易營養不足

老年人的口腔機能會衰退（P145），於是很容易以**白飯等碳水化合物**為攝取重點，動物性蛋白質（乳製品及肉、魚等）、油脂類等反而吃得不夠多，因此大大提高營養不足的風險。

特別是，一旦蛋白質攝取不足，血管及免疫細胞、肌肉等組織便無法順利建構起來，嚴重時經常導致貧血、免疫力下降、骨折等情況。因此餐餐營養均衡，一天攝取1500卡左右的熱量方為上策。

注意

・老年人都傾向避免吃一些較硬或食物纖維較少的東西，而愛吃像粥品等軟爛食物。

・老年人都深信粗食較有益健康，甚至有時候就一直粗茶淡飯。

❖容易便秘

老年人由於腸道蠕動變慢，也使不出擠出便便的力量，所以經常犯弛緩性便秘的毛病（P160）。另外，也因為不容易感到便意，一旦排便次數減少，便便就這樣塞在直腸裡，時間一久，便便裡的水分又被腸子吸收，於是便便變硬，排便的難度也就更高。再者，由於直腸會隨著年齡增長而變粗，便便來到直腸這邊跟著變大變硬，也因此更難對付。

不強忍便意、充分攝取水分、適量地吃一些富含食物纖維的食品及油分的食品，如此一來，便便先生就會天天報到！

注意

・常期臥床一定會導致便秘。能夠的話，盡量協助讓老年人保持上半身直挺的姿勢起居。

・常用瀉藥會引發排便的規律大亂，敬請小心使用。

❖經常看錯或聽錯

視覺及聽覺等感覺，會隨著認知機能衰退，而開始搞錯從外部接受進來的資訊，於是看錯、聽錯甚至會錯意的窘境也就愈來愈多。由於老年人還是會配合錯誤的認知予以反應，所以周遭的人都會覺得老年人有時候雞同鴨講、態度反覆、行動詭異。

注意

・老年人並不會對自己的認知錯誤產生自覺。

・別急著給予責備，因應其錯誤認知導引改善。

圖表 1-14 老年人症狀顯露方式與成人差異

①該疾病的典型症狀有時並不明顯。
＊但有時小症狀也會被他們懷疑成大病，這點要留意。

②由於免疫力下降，所以容易一口氣重症化。

③不太感受得到的症狀、失智症等往往讓老年人無法正確告知症狀。

④不容易發燒，就算只是微燒也極易消耗體力。

⑤容易出現藥品副作用。
＊請醫師、護理師協助加以因應

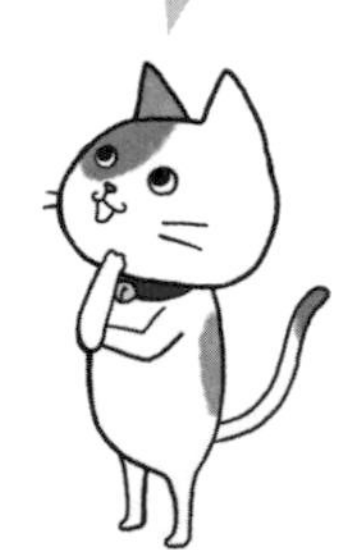

2 章

老年人的看護重點

看護老年人時，該注意哪些事項？為什麼非得做這些事不可？藉由這個章節，學習並了解老年人一天的活動內容、看護的重點，以及成為該依據的老年人身體特徵。

起床

確認招呼 ・ 睡眠

為何 不單只是溝通而已，這也是掌握老年人身體狀況的第一步。

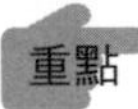

觀察老年人在道「早安」時聲音是否宏亮，聲調、抑揚頓挫以及當時的表情等 。

▼

確認身體狀況

為何 透過傾訴與回應，來掌握其身心狀態。

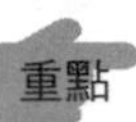

就算是小細節也會成為大關鍵，要留意和以往不同之處。

▼

確認生命跡象

為何 客觀審視老年人身心狀態的方法之一。

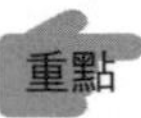

盡量在相同時間、用相同器具、採取相同姿勢測量。

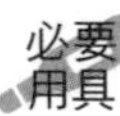

體溫計、血壓計、附秒針的錶。

早晨，就從讓人心情愉悅的招呼開始。不過，不只是單純靠一句：「早啊！」就能完全掌握到老年人的身體狀況、心情等訊號哦！

道「早安」，象徵一天的開始，除了是創造良好關係時不可或缺的溝通外，也是確認身體變化的重要關鍵。另外，也可趁著在早上活動時，整頓當天的生活步調，也能幫助我們更加果斷地處理事務。

而從他們對話的問答或樣子，我們也可以觀察、確認老年人的身心狀態，包括精神狀況是否產生變化？有沒有發燒？或哪裡痛等？另外也別忘了要檢視生命跡象（P80）。不論如何，掌握好老年人平常的樣子是相當重要的，在這樣的基礎上，當護理師或看護士留意到「總覺得和以往哪裡不一樣」時，這瞬間就變成發現疾病及其惡化的重要關鍵。

確認招呼與睡眠

打開窗簾，迎接陽光進來房間

務必要打開窗簾，以展開一天的開始。記得要先行發出通知，說明「我要打開窗簾囉！」以取得老年人同意。

確認睡眠

詢問老年人「您睡得好不好？」、「您有沒有做夢？」、「睡著後有沒有醒過來？」若有再醒來的話是醒過來幾次？為什麼原因醒來？回去睡後有立刻睡著嗎？……等細節問題也要加以確認。

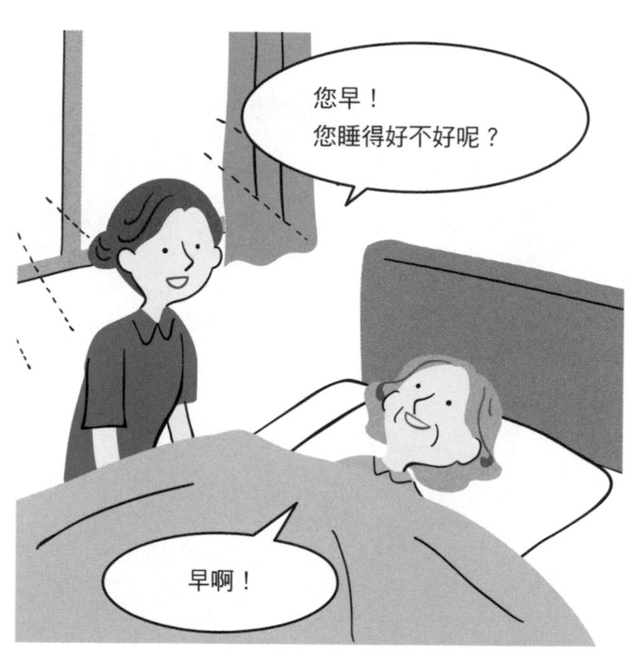

早上的招呼

精神奕奕地打個招呼，說聲「您早！」。若老年人有回應，記得須從其聲音的大小、音調等確認其健康狀態。而即使老年人沒有回應，護理師或看護士也還是要記得打招呼。

確認臉色及表情

記得觀察老年人的臉色、表情、皮膚色澤。連同姿勢等也一一加以確認。

確認健康狀態

☑ 確認心情

詢問「今天心情怎麼樣？」要是老年人突然暴怒、哭出來或一付不安的樣子時，也許已經有精神上的問題。

☑ 觀察對話的樣子

若是出現反應比平常慢、常常聽錯、雞同鴨講等情形，就是精神狀態的異常徵兆，或是罹患腦部疾病甚至失智症的前兆。

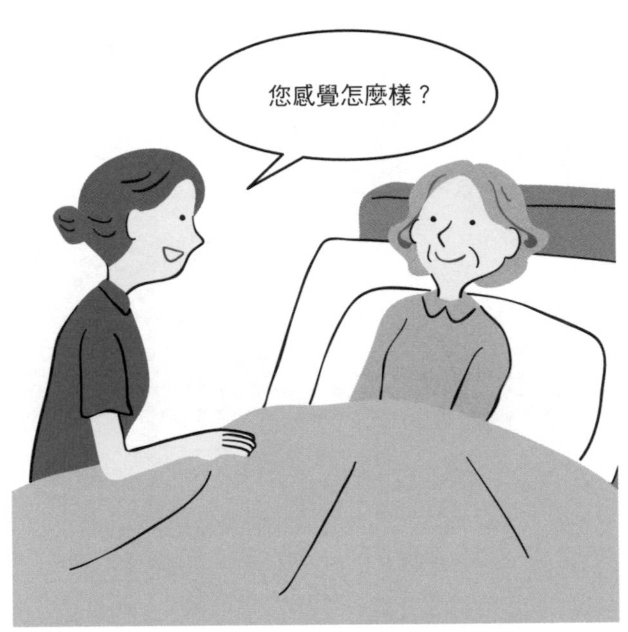

☑ 聞聞味道

包含口臭、汗臭味或排泄物的臭味等，要仔細確認是否有異常之處。若聞到和平常不一樣的味道，有時就是疾病的前兆。此時不妨諮詢醫師或護理師。

☑ 確認健康狀況

詢問老年人們「身體感覺如何？」。但因老年人就算身體出現異常，也通常缺乏自覺。故看護者不妨從臉色、行動舉止等確認其發燒是否比平常來得嚴重或輕微？或者身體有沒有哪裡疼痛等。

確認生命跡象

體溫

用電子體溫計等來量體溫。記得要盡量在同一地點、相同的體溫計、相同時間施測（P86）。體溫的個別差異頗大，由於老年人的平均體溫本來就偏低。所以得預先掌握其平均體溫。

・發燒：平均體溫＋ 1℃以上
・低體溫：35℃以下

血壓

用自動血壓測定器等雙手施測。要盡量在同一地點、相同的血壓計、相同時間施測（P82）。

・高血壓：收縮壓 140mmHg 以上
　舒張壓 90mmHg 以上
・低血壓：收縮壓 90mmHg 以下
　收縮壓 60mmHg 以下

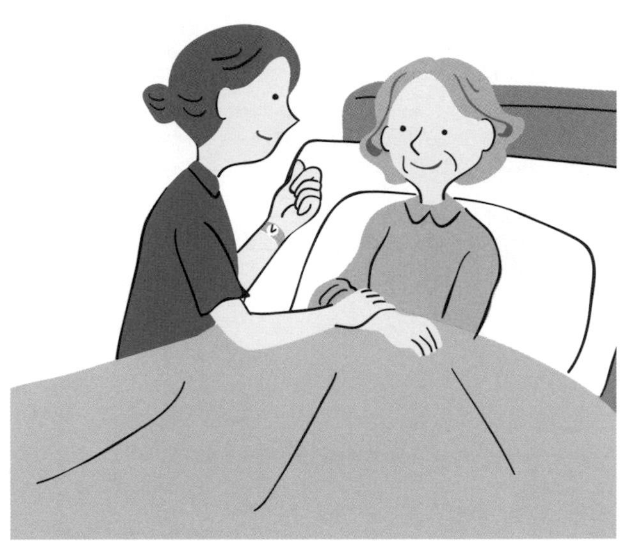

呼吸

老年人平靜時的呼吸數約是 1 分鐘 15～20 次。記得觀察其呼吸數、深度是否有變化，以及呼吸規律是否開始紊亂（P88）。若突然產生劇烈的呼吸困難時，先確認其呼吸道是否暢通，或立刻進行人工呼吸（P223），同時立刻呼叫救護車。

脈搏

在手腕大姆指內側施測。盡量在同一時間施測（P84）。

・心跳過速：1分鐘高於100上
　＊若高達150～200下就有可能是心室細動（心臟痙攣），需要立刻叫救護車
・心跳過緩：1 分鐘低於 60 下
　＊意識模糊時即刻叫救護車。

整理儀容

整理服裝儀容的重點在爽朗、乾淨以及能滿足其自尊心。這與生活熱情的提升以及自立協助息息相關。如能培養成每天早上的習慣，在調整生活步調上，其效果也很令人期待。

洗臉

為何　去除眼睛、鼻子、嘴巴周圍等部位的污垢以防止感染。

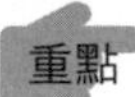

用有效的順序進行擦拭可預防感染。

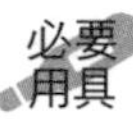

洗面乳、洗臉盆、溫水、乾淨的毛巾、圍裙或 帶、化粧水等。

▼

梳頭・刮鬍

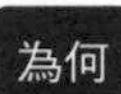

臉部四周得常保清潔。心情也會隨之清爽，讓生活充滿幹勁、提高 QOL

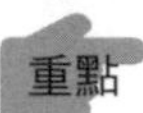

由照護人員代為進行時，最重要的是，記得要先問老年人習慣的做法或喜好。

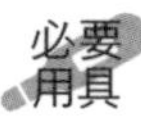

洗臉盆、溫水、梳子、 蠟、鏡子、電動刮鬍刀或T字刮鬍刀、香皂或刮鬍膏等。

整理服裝儀容，這當中包含洗臉、梳髮、剃鬍等禮儀打扮層面。

洗臉的主要目的是清潔臉上的油脂、污垢，另一方面也可藉由刺激以促進血液循環，因此在得到一臉清爽之餘，心情也都會跟著好起來。護理師或看護士要盡量協助、鼓勵老年人們自己洗，但仍有難度時，不妨用蒸過的熱毛巾輕輕協助擦拭即可。

梳髮，除了可以按摩頭皮外，也可以把老年人用得更具時尚感，並充分展現自己美好的一面。而髮型怎麼設計、要不要用髮膠等用品，都得尊重老年人本身的意願，剃鬍時也是一樣，得跟著本人的感覺走，予以尊重。

洗臉①（自力完成）

☑ 提醒一聲

跟老年人說「我們來洗個臉吧！」，順便強調「洗完臉會很清爽哦！」，以誘發他們自想做這個動作，這點相當重要。

☑ 協助老年人盡量自己來

洗臉這動作盡量在洗臉台進行。若老年人很難保持站姿或前傾姿勢，則先請之坐下，再協助他們做出前傾姿勢或上肢動作。用得到的東西，要放在手拿得到的地方及容易找得到的地方。

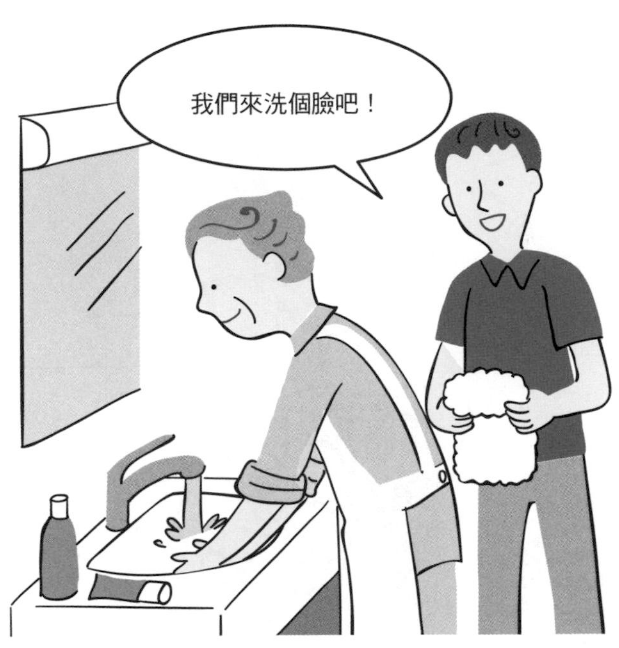

☑ 使用洗面乳

洗面乳端看個人喜好挑選即可。夏天直接洗自來水，冰冰涼涼的，很是舒服，冬天就得用溫水。

☑ 準備好圍裙或髮箍

敦促他們穿上圍裙、捲起衣袖等都可以避免弄濕衣服。另外，得事先準備好乾淨的毛巾以便不慎弄濕時可以立刻擦乾。箍上箍，則可使洗臉更為方便。

洗臉②（擦臉）

提醒一聲

跟老年人提醒一聲，說「我們來擦擦臉吧！」。若是由護理師或看護士動手擦，記得要在進行動作前先說明「我們從眼頭開始擦哦！」「接下來要擦一下額頭哦！」等等，經過同意再進行。

若是不便洗臉，擦拭即可

在枕邊放置洗臉容器，並用蒸過的熱毛巾擦拭。

・擦拭前，護理師或看護士先用自己的手臂內側確認一下溫度。
・若是老年人可以自理，也要確認完溫度後再把毛巾遞給他們。

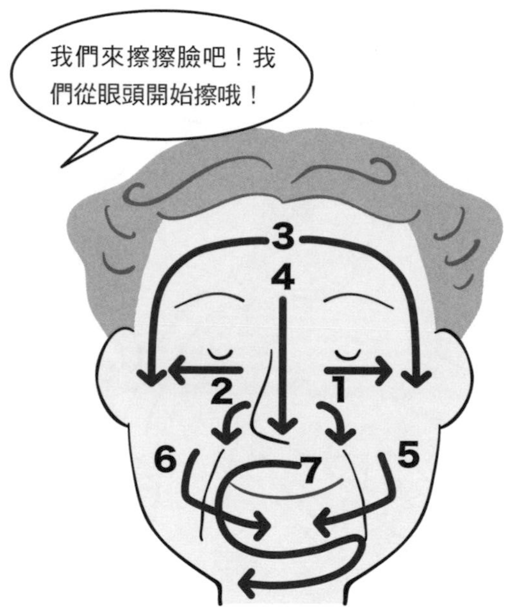

可預防感染的清潔順序

要預防感染，從眼睛開始擦拭，依序是額頭、鼻子、臉頰及嘴巴周圍。

・眼屎用沾濕的紗布等先加以軟化，再從眼頭向著眼尾方向擦拭。左右兩眼各自用毛巾的正反面擦。
・額頭、臉頰則由中心向外圍方向擦拭。
・嘴巴周圍以畫圓的方式擦拭。

洗完臉後的保養

老年人的肌膚通常偏乾燥，可依其喜好挑選化粧水或乳液等來滋潤肌膚。

梳・剃鬍

提醒一聲

跟老年人們說一句「我們梳梳頭吧！」、「我們來刮刮鬍子哦！」，經過同意再進行動作。動作進行時別忘了隨時提問是否有不適，並隨時說明動作順序。

梳髮

梳子不僅可以梳頭、讓頭 光澤亮麗，還能促進頭皮血液循環，功效頗佳。遇到打結的頭 先沾濕後，再從 尖慢慢梳理開，千萬別硬拉、硬扯。

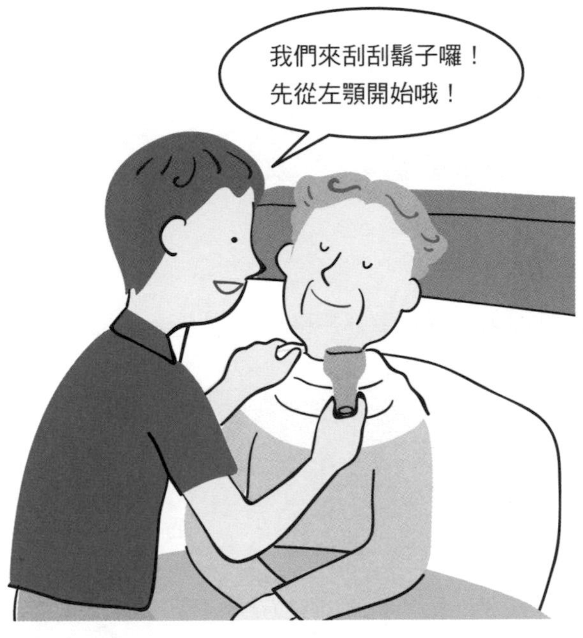

尊重老年人的喜好

在幫老年人梳頭或剃鬍時，要盡量配合各自的喜好。不妨先問問看喜歡怎麼弄再進行即可。

剃鬍

鬍子長得愈長就愈難剃，就生活習慣層面上來看也是每天刮比較好。剃完鬍子後不妨用蒸過的熱毛巾擦拭一下，順便抹點乳液以預防乾燥。

口腔清潔

嘴巴同時負責「呼吸」、「吃東西」、「說話」等維持生命的功能以及任務。要常保這些角色能順利演出，口腔清潔甚是重要。

嘴巴，是空氣及食物的入口。因還擁有說話的功能，在維持生命及經營社會生活上都擔任著極為重要的角色。

口腔內部不管是溫度、濕度或營養方面都十分完善，堪稱細菌繁殖的最佳溫床。老年人由於嘴巴內部的自我淨化作用衰退，所以細菌就更愛進駐。

口腔內的細菌一旦繁殖起來，不僅會引發口腔疾病，甚至會導致全身性疾患，危險性相當高。因此適當的口腔清潔，杜絕細菌繁殖，常保衛生是極為重要的。口腔清潔還可以促進食慾，讓心情清爽，功效實在不容小覷。

刷牙

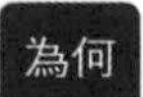

口腔內的髒污不僅會引發蛀牙及口內炎等疾病，也極有可能會導致誤嚥性肺炎等二次感染。

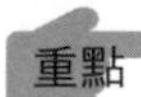

因應身體狀態（如有麻痺等）進行清潔。

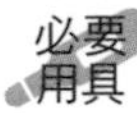

牙刷、牙膏、衛生手套、杯子或吸杯、漱口水、乾淨毛巾等。

▼

漱口

為何

清潔口腔內部，心情超清爽。

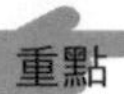

要十分小心別造成誤嚥。

▼

假牙的保養

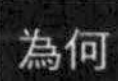

假牙特別會藏污納垢，務必清潔乾淨。

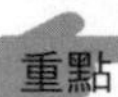

一定要拿下來處理。

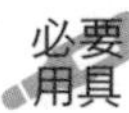

牙刷或假牙用牙刷、假牙清潔劑、裝假牙的盒子、衛生手套等。

刷牙

☑ 因應老年人身體狀況調整姿勢

為防止誤嚥，要盡量協助他們用上半身挺立的姿勢刷牙。要是無法做到上半身挺立，採取側臥姿勢進行也可以。若有半身麻痺的情形，則以健康那側為下。

☑ 牙刷要選適用的

因應口腔內狀況來挑選適當的牙刷，標準包括大小、硬度、刷柄的粗細等。牙膏的部分，若是老年人可以自理，用一點無所謂，但如果需要協助，不沾牙膏也不是不可以。如果老年人正處於意識障礙等情況，建議使用棉棒等來代替牙刷。

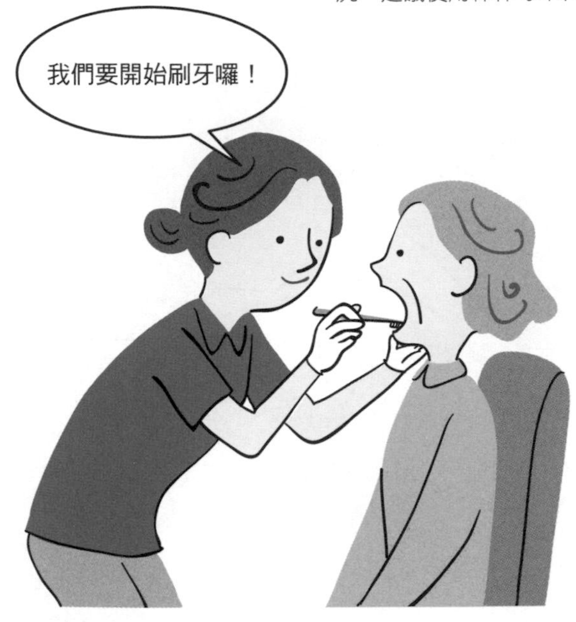

☑ 舌頭也要清潔乾淨

舌苔（食物殘渣和口中細菌結合所形成的苔狀物質）會誘發口腔內的細菌繁殖，得用舌頭刷從舌頭內部向前刮出來（P137）。

☑ 半身麻痺及餵食管的情況

若老年人已患半身麻痺，那麼食物殘渣會容易堆積在患部這半邊，所以得更加仔細清潔乾淨。使用餵食管後若立刻清潔口腔會引發想吐的情形，所以都在空腹時才進行刷牙。

漱口

基本上都是含水漱口

口腔清潔以含水漱口為主。光只是漱口也，能洗去髒污和堆積的粘液。護理師或看護士得視老年人的能力所及予以協助。

側臥時

在頭部下方先鋪一塊塑膠墊再放上毛巾。用鴨嘴壺讓老年人含著約 20～30ml 的溫水並進行漱口。若有嗆到、或看似不舒服的情況出現，應立刻請他們吐出來，且立即停止動作。

＊若有麻痺的情況，以健康那側為下。

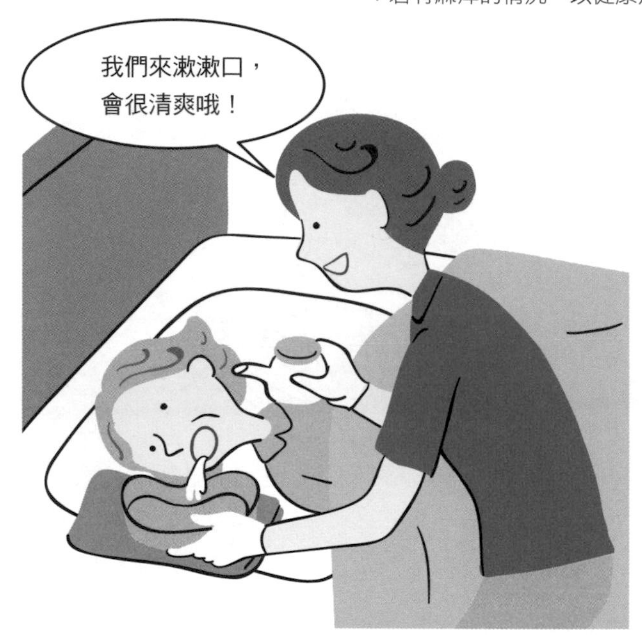

若要在床上進行，建議使用彎盆

若老年人走到洗臉台過於勉強，或連做出臉朝下、彎腰等動作都出現困難時，不妨使用彎盆來承接漱完口的水。

漱口後須請咳幾下

漱完口後，請他們咳幾下，把殘留在喉嚨裡的水咳出來以防止誤嚥（P136）。旁邊先備好毛巾，好讓老年人們完成漱口後能馬上自己擦嘴。若有困難，看護者可以輕輕地、溫柔地幫其擦拭。

假牙的保養

☑ 假牙不只是吃東西的工具

假牙不只是輔助吃東西的工具而已，另一種意義，是能夠享受自己愛吃的東西，在提高 QOL 上有一定效果。合適的假牙能拉緊嘴邊肌肉、幫助發音也能做到豐富的表情。

☑ 裝上、拿掉假牙

假牙通常都是做成下顎邊開啟，因此，要拿掉假牙時須先從下端開始，而裝上假牙時則順序相反，要從上顎邊開始。裝上假牙時先用海綿刷等清潔後再裝上去（P151）。

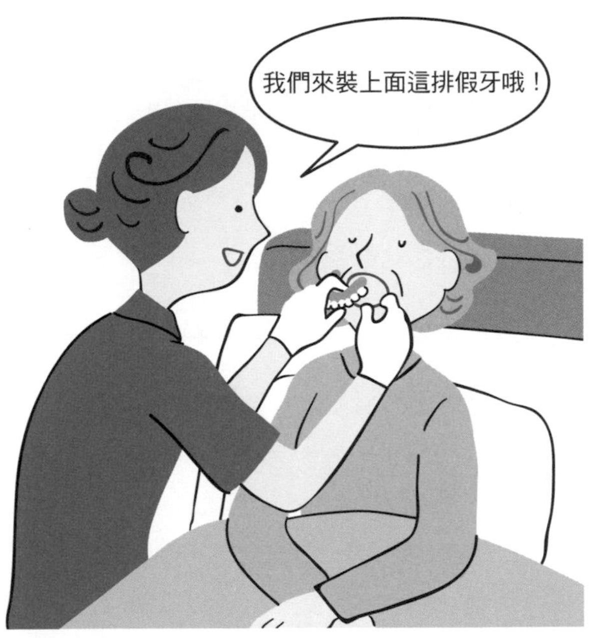

☑ 用水沖掉髒污

每餐過後要拿掉假牙，用較硬的牙刷或假牙專用刷輕輕地用水沖刷髒污。由於牙膏可能會傷假牙故不建議使用，若髒污過於嚴重，不妨用洗餐具的清潔劑試試。

☑ 就寢時用假牙專用清潔劑浸泡

裝著假牙睡覺會傷害到牙齦。另外，若假牙不浸泡在水裡就這樣擺著，則容易變質。所以就寢時一定拿下來，放入已加進清潔劑的水裡浸泡。

更衣

選購衣物或更衣不僅讓身體常保清潔，在轉換心情及復健上也都有功效。護理師或看護士要在不降低老年人既有能力的情況下予以協助。

衣服，是展現自己的眾多方法中，最貼身的方法之一。當然這當中還是得考量到「褲子長度是否太長？會不會被絆倒？」等危險性因子。而衣物顏色、款式等還是得尊重老年人的意願，以引發其對生活的熱情。

更衣時，記得拉上窗簾或屏風等以保護老年人的隱私，同時把室溫調至適溫。天氣冷時，最好先將衣物弄熱，好讓老年人能在最舒服的狀況下換衣服。

另外，由於換衣服多少要動到身子，所以也可以視為復健的一環。老年人需要全部協助時，記得要邊說話邊進行動作，讓他們能把殘存能力活用到最大限度。

挑選衣物

為何 讓其自由挑喜歡或符合心情的衣物，可以提高QOL。

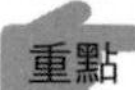

重點 在考量是否有危險性的狀況下，尊重老年人們的意願。

▼

協助更衣①（座姿、部分協助）

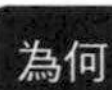

為何 更衣不僅讓身體常保清潔，動作本身亦可視為復健的一部分。

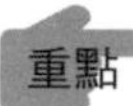

重點 若老年人已是半身麻痺，要以「脱健著患（脱時從健康這邊開始脱，穿時從患部這邊開始穿）」為原則，協助他們盡量自力完成。

▼

協助更衣②（臥床、全部協助）

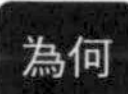

為何 更衣可以讓一天的活動充滿幹勁更可以轉換心情。對提高生活熱情及QOL也有很大的幫助。

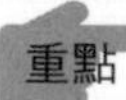

重點 一定要拿下來處理

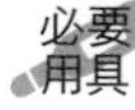

必要用具 為了要激發老年人最大力量，不妨在跟他們説話同時進行協助。

挑選衣物

提醒一聲

先問聲「今天您想穿那件衣服呢？」，然後請其自行挑選。衣服記得要拿在老年人方便挑選的位置、高度。

尊重老年人的喜好

光是穿上自己喜歡的衣物，一天的心情就大大不同。不只是要考慮到穿脫時的方便，顏色或款式等也得尊重老年人的喜好，這點相當重要。

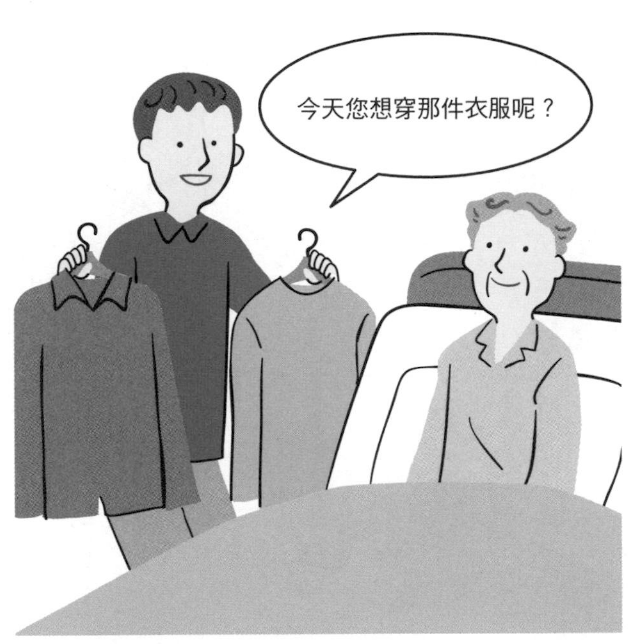

挑對衣服，穿脫自己來

若有一堆小扣子的洋裝，穿脫很花時間，老年人有可能因此變得不愛自己換穿。護理師或看護士可給些建議，讓他們挑選適合自己身體狀況或方便生活的衣物。

考慮到安全性

上衣或袖子太長，有可能會讓老年人不小心踩到而跌倒，或勾到家具等物品釀成危險。務必要請他們挑選適合生活的、安全的衣物。

協助更衣①（座姿協助）

☑ 盡量讓老年人自己來

穿脫衣物也是復健的一環。看護者可邊注意安全，邊說明順序，盡可能讓老年人自己來，看護者只要站在老年人麻痺的那側待命即可。若老年人怎麼樣都無法自己來，那麼就針對做不到的部分給予協助。並要小心別讓老年人跌倒。

☑ 注意隱私

使用窗簾、屏風或毛巾被等物品盡力保護老年人的隱私。

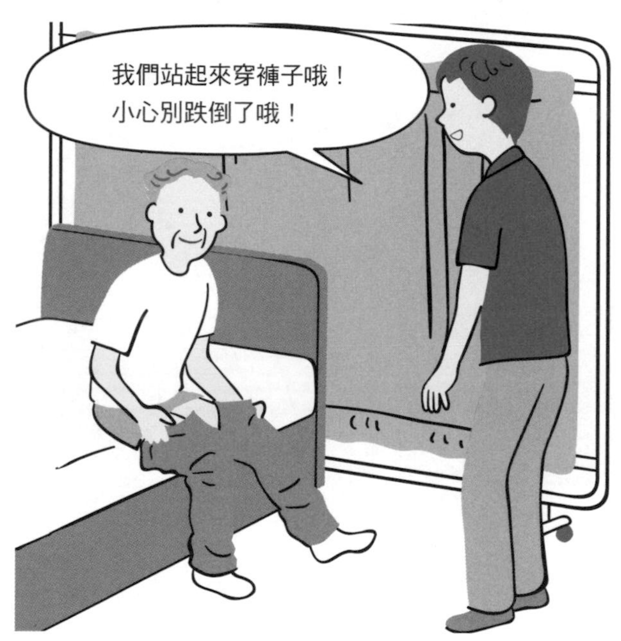

☑ 「脫健著患」乃基本原則

所謂「脫健著患」，是指穿脫時，從健康端開始脫，穿時則從患部端開始穿。若是老年人有麻痺情況，「脫健著患」則更須謹守。

☑ 觀察健康狀態

仔細觀察老年人更衣的情況，以便確認其健康狀態。除了平衡感及運動能力外，皮膚狀態也可列入觀察名單，若發現異常即立刻告知相關家屬。並視必再通知醫師或護理師。

協助更衣②（臥姿協助）

提醒

觀察其健康狀態，說明換穿衣物的方法及順序同時，待其們同意後再予以協助。另外，記得把室溫調至適溫，冬天時，護理師或看護士的手或換穿的衣物，最好先弄溫再進行動作，以確保老年人能在最舒服的情況下換衣服。當然也得注意到隱私。

使其自身力量發揮到極致

就全部協助的情況來說，為了要讓老年人自身的力量發揮到極致，重點是在給予協助時記得不時提醒「接下來要脫右手哦！」等句子。此外，也要在穿脫完成時關心「有沒有什麼地方覺得不舒服？」，確認他們的感覺。

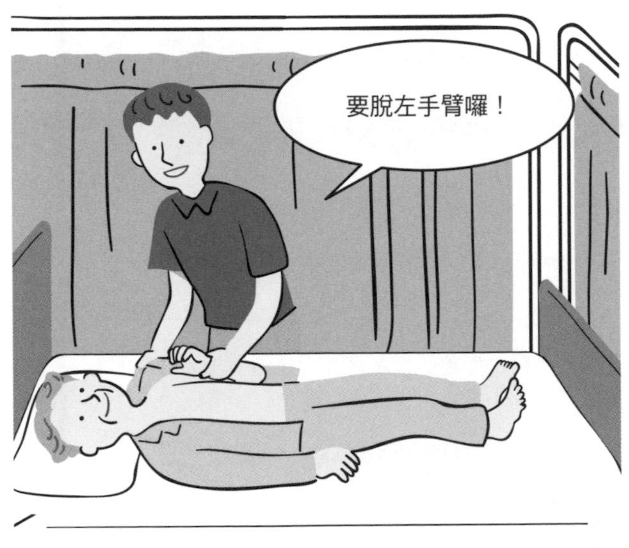

觀察老年人的皮膚狀態

記得順便觀察老年人的皮膚狀態。以需要全部協助的老年人情況來說，須注意是否有什麼地方特別容易長褥瘡（P188）。若發現異常便立刻告知他相關家屬。另外，可視必要再通知醫師或護理師。褥瘡的好發部位：後腦勺、背部、腰部、手肘、肩膀、腿肚子、腳踝等等

排泄

排泄，是人類活下去時不可或缺的正常生理現象。由於這舉止極為私密，故應盡量站協助立場，並注意別傷到老年人的自尊心，這點相當重要。

排泄和QOL的關係匪淺，當然盡可能地得在廁所內進行。若老年人不方便移動，不妨使用簡易式馬桶。安全完善的環境要求自不待言，隱私方面的考量也很重要。如果老年人沒辦法起床，那麼就得用便盆及尿壺；而男女有別，協助方式也該隨機應變。

若老年人感受不到便意或尿意，雖包尿布也是個選項，不過尿布除了會提高得到褥瘡或尿道感染的風險，也極有可能傷到他們的自尊心而導致自立無望，很難兩全其美。這時還是得先取得老年人的同意才使用，並給予協助使其方便脫掉尿布。

洋式馬桶或簡易馬桶

為何　排泄時，一連串的相關動作都算是復健的一環，所以要盡量地請老年人自行獨力完成。

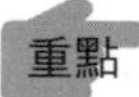

有些不易感到便意或尿意的人，在移動時會花上較多時間，此時不妨跟他們説説話，時時注意情況。

便盆、尿壺

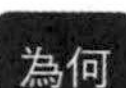

協助排泄的害羞指數幾乎會破表。協助時要盡量讓老年人露出最少部分，並盡速完成。

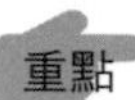

男女有別，協助方式也應該要隨機應變。

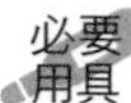

便盆、尿壺、防水墊、衛生紙、濕紙巾等。

尿布

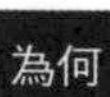

老年人一旦因失禁等因素，對於排泄感到不安的話便容易讓 QOL 下降。為維持 QOL 不墜，就得視情況使用

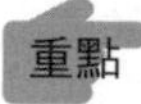

髒尿布要盡快換掉。換尿布時順便確認有沒有長斑疹或褥瘡等。

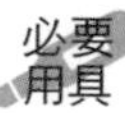

尿布、紙尿布、香皂、衛生紙、沐浴乳、衛生手套等。

洋式馬桶或簡易馬桶

掌握排泄節奏

老年人當中不乏有人雖排泄動作沒有問題，卻常感受不到便意或尿意，或移動上得花較多時間（P193）。這時應該掌握排泄節奏，跟他們說話以隨時掌握狀況。提醒去上廁所時音量要控制，讓對方聽得見就好，態度也不用太刻意，若無其事地提及「差不多該上個廁所囉！」即可。

保護隱私要到位

若不是自己的房間，而是在像簡易廁所的地方如廁的話，那麼記得用屏風或布簾圍起來，保護老年人的 私一定要到位。此時可以跟他們說一聲：「您有什麼需要或好了的話就叫我一聲」，護理師或看護士站在外面待命即可。

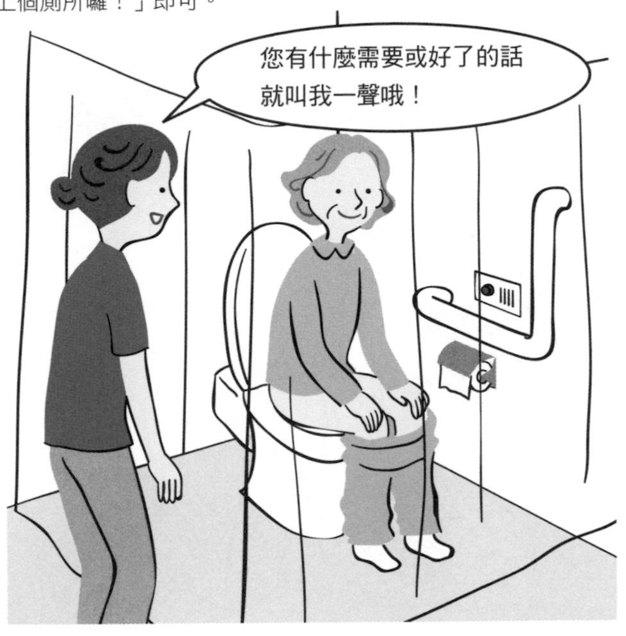

完善的廁所

為提供給老年人可以安心排泄的環境，廁所務必要常保清潔，環境一定要完善。

- 門要設成外開式或拉門。
- 鑰匙一定要附有緊急解除裝置的。
- 一定要有扶手及電燈。
- 衛生紙和呼叫鈕一定要設在手搆得到的地方。
- 利用暖氣機等設備讓廁所和走廊的溫差降到最低。

簡易廁所也要完善

設置簡易廁所時，安全層面仍是首要，特別是老年人獨自移坐時得十分小心。

- 把輪椅、床和簡易廁所的高度弄成一致，以便老年人獨自移坐。
- 地板鋪設止滑的防污地墊。

便盆、尿壺

提醒

以若無其事與爽朗的招呼，以讓老年人們不會感到害羞或不好意思。另外，也要記得詢問他們在使用便盆、尿壺時會不會有不舒適的地方。

保護隱私要到位

用布簾或屏風等隔起來或蓋上毛巾，以保護老年人隱私。便盆、尿壺放至定位後，護理師或看護士就先出房間或退到布簾後面，等到他們排泄完。

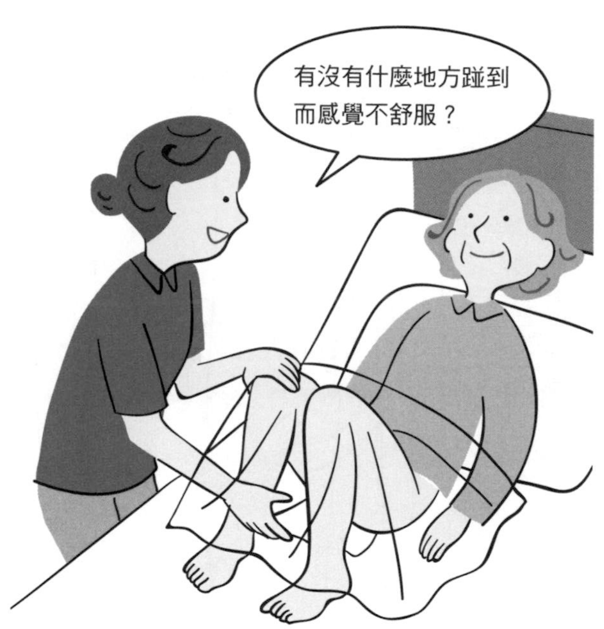

排泄環境要完善

便盆、尿壺要事先弄溫一點，冬天時，護理師或看護士也記得手先泡泡溫水。為防止污染，建議在老人的腰部下方先鋪一張防水布。

男女大不同，用法得考量

對於不會用尿壺排尿的女性而言，插入式尿壺是不錯的選擇。此時，為防止尿液噴濺出來，可用折成細長狀的衛生紙抵住陰部，另一端則伸入尿壺以引導尿液流出。

尿布

保護隱私

換尿布前先跟老年人說明，以取得同意。以若無其事與爽朗的招呼使他們不會感到害羞或不好意思。此外，記得用布簾、屏風或毛巾被等保護他們的隱私。

經常更換尿布

為防止老年人長尿布疹，髒掉的尿布得盡早更換。為換尿布而請他們側躺時，若半身麻痺者，則盡量避免讓麻痺那側在下方。要請他們翻身時，先開口說:「我們現在要面向左邊了哦！」再進行動作。

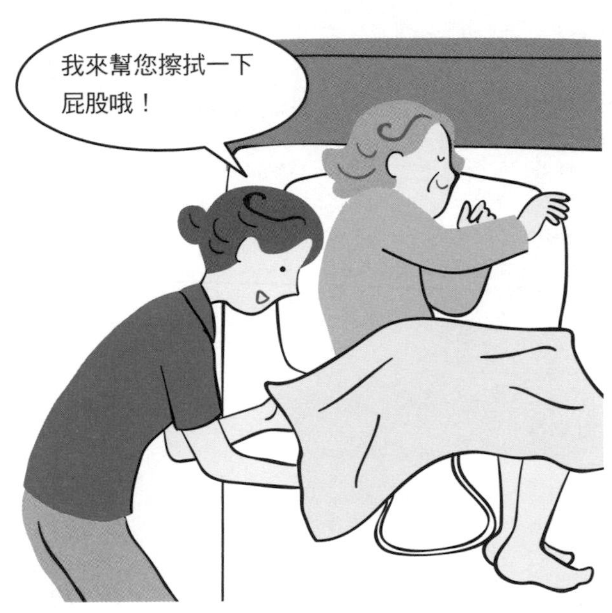

尿布的穿法

保留與腹部間 2 指寬的間距，那感覺起來就不會太緊，舒適度剛剛好。男性加強前面、女性則加強後面，幫他們墊厚一點。

女性陰部的清潔

就女性而言，若從肛門往前擦拭，這動作可能會引發膀胱炎（P172）。建議反方向從前面往肛門擦拭會比較好 .

走路

走路，對自立的生活而言是最重要的能力之一。確認安全及身體狀況同時活用殘存機能，就算只能走一點點，也要盡量做到能夠自己走。

跑廁所解決大小事、想上館子吃個飯等，諸如此類的動作都跟移動有關，而移動又是經營生活極為重要的基礎。前往沒去過的地方，接受新的刺激等更是擴大生活圈不可或缺的手段。

其中，特別是走路，它對自立生活來說可謂最重要的能力之一。護理師或看護士得**站在老年人行動較不便的那一邊**，上下樓梯時都要先在下一階準備攙扶，隨時小心防止他們跌倒，並給予協助使其能活用殘存機能。走路時，也得隨時確認老年人們有沒有會痛的地方或身體狀況是否出現異常。

而不良於行時所需借助的拐杖等輔具，也得先瞭解其特徵，時時留意是否合用。

走路

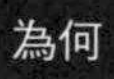

能夠自主地四處移動當然重要。藉此，生活的幹勁欣然湧現，活下去的熱情自然不減。

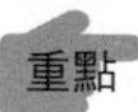

由於走路自然少不了會跌倒或摔跤，所以一定得十分注意安全。

- 鞋子有沒有穿好？
- 走路的地方安全嗎？（會不會濕濕的？ 有沒有障礙物？）
- 有沒有高低起伏的地方？（有的話得提醒一下）
- 在使用拐杖或助行器等輔具時會不會不方便？ 適合他們用嗎？

走路時，應該要考量到老年人的體力及身體狀況，千萬不能勉強。

- 護理師或看護士要站在可隨時協助的地方。
- 若老年人有麻痺症狀，應站在患側後方。
- 必要時可攙扶一下他們的腋下或腰部。
- 要配合老年人的步調及步幅。
- 因應體力，隨時休息。千萬別勉強他們。

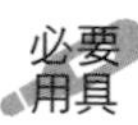

T字杖、多點杖、拐杖、洛氏拐杖、助行器、步行車等。

走路

提醒

先說聲:「我們要到餐廳吃早餐囉！」等類似的句子，說明接下來即將要走路及目的地，使其能加以了解。提醒這動作相當重要，可以引發老年人對走路的熱情。走路中途也別忘了確認他們身體有沒有哪裡不舒適的地方。

使用拐杖

拐杖這種輔具可擴大支撐基底面（接觸地面的面積），讓身體更容易取得平衡。最為普及的拐杖莫過於 T 字杖，其他還有諸多種類，可視老年人需要加以挑選。至於**拐拄的長度**，通常是**把杖尖先放在距腳尖 15cm 左右的外側，稍微彎曲手肘**（約 150 度）時便拿得到的最自然姿勢，此時的長度便是最適合的。

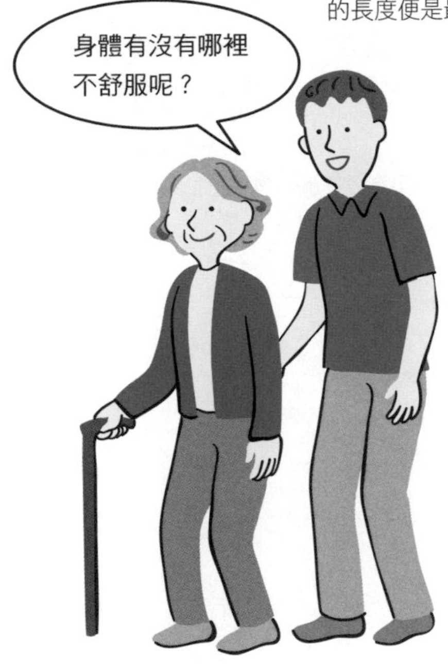

護理師或看護士該站哪裡？

走路時難免會有跌倒的風險。護理師或看護士應該站在馬上能給予協助的位置。

· 老年人有半身麻痺時:患側。
· 走路不穩時:從患側後方攙扶腰部周圍。
· 戶外:水溝或車道等危險的那一邊。
· 上樓梯時:請老年人用健康那邊的手緊緊抓好扶手，然後依照**拐杖→健康那側的腳→患側的腳**這樣的順序來爬。護理師或看護士要在下一階準備協助。
· 下樓梯時:請老年人用健康那邊的手緊緊抓好扶手，然後依照**拐杖→患側的腳→健康那側的腳**這樣的順序來下。護理師或看護士要在下一階從患側攙扶。

移坐輪椅

輪椅乃是自立人生的重要輔具。另一方面，移坐時也難免伴隨跌倒的風險，護理師或看護士得考慮自立及安全性予以協助。

輪椅，對於不良於行的人而言不只是單純的移動方法，更是促進生活自立的重要工具。另外，也是人們從事喜歡的活動或旅遊時擴大活動範圍的良伴。

移坐輪椅前，得一一確認輪胎有沒有氣？剎車有沒有固定好？置腳台有沒有拉上來……等重點。護理師或看護士也得思考設置輪椅的地方，得盡量把它擺在老人年容易移坐的地方。

利用柺架或床欄盡量讓老年人靠自行能力移坐，同時也要小心他們移坐中會不會失去平衡進而跌倒。移坐後亦記得確認坐得是否舒適。

移坐輪椅

為何 移坐輪椅有時身體會失去平衡進而不穩，所以一定要十分注意安全。

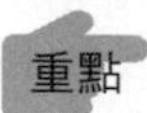

重點 一旦搞錯處理方式就有可釀成重大事故，得留意：

【移坐前】

- 移坐場所是否安全？ 空間是否夠大？
- 輪椅是否有檢查過？
- 輪椅會不會太遠？
- 扶手有沒有拉起來？
- 置腳台有沒有拉起來？ 或者沒裝好？（移坐時會不會踫到？）
- 姿勢還好嗎？
- 表情還好嗎？ 會不會很緊繃、僵硬？

【移坐後】

- 坐姿正不正確？
- 扶手有沒有放下來？
- 置腳台有沒有放下來？ 或者有沒有裝好？ 腳有沒有擺好？

移坐輪椅

提醒

先行提醒：「我們去吃早餐好嗎？」、「我來幫您移坐到輪椅上」之類的句子，告知接下來的行為以及目的地等，使其能加以瞭解。接著再具體說明：「輪椅要慢慢坐上去哦！剛開始先坐淺一點，再慢慢坐進去哦！」等後續要做的動作，具體予以說明好讓他聽得明白。

協助老年人盡量自立

要是老年人做得到抓著扶手站起來，甚至能稍為走一點路，不妨借助枱架或床欄盡量讓他們自己來。**移坐前後的姿勢或表情也都要加以確認**，即使老年人都能自己行動，確認是否舒適的動作還是不可少。

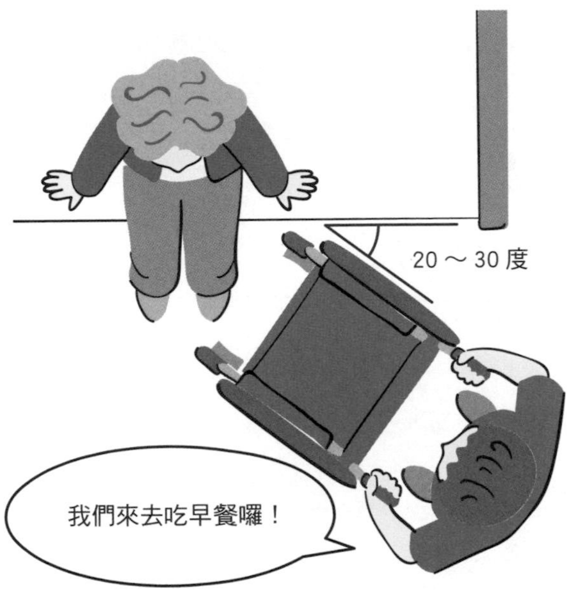

輪椅的位置

盡可能**縮短移動距離**，以讓移動這動作更輕鬆一點。若把輪椅放在床的側邊且和床呈現 **20～30 度的角度**，他們就比較容易抓到較遠那邊的扶手。若是有半身麻痺的老年人來說，輪椅就得放在健康這側。

檢查輪椅

在移坐輪椅前，一定要檢查下列各點：
- 輪胎的氣夠不夠？
- 剎車有沒有固定好？
- 置腳台有沒有拉起來？

用餐

吃飯是維持生命不可或缺的一件事。在看護時，基本上以「吃得開心又津津有味」為原則，但最重要的是同時得考慮到老年人自立及安全等問題。

吃飯，是攝取必要營養及熱量，賴以生存時不可或缺的一種行為。同時也能從吃飯當中獲得滿足感，於是這行為也扮演著讓溝通順暢、圓融的角色。另外，對於外出機會愈來愈少的老年人來說，吃飯更會讓生活充滿幹勁。

協助老年人用餐時，要活用他們的本能，盡量使其靠自己進食。端坐在椅子上用餐固然很好，但若無法下床，就讓雙腳落地，坐在床邊也可以。若連坐在床邊也沒辦法，則讓上半身維持30～60度，採取頸部前彎的姿勢用餐。

準備三餐

為何 老年人由於容易食慾不振，所以得想辦法使其想吃東西。

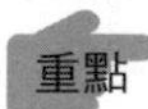

讓房間通通風、換換空氣或進行整頓，好讓用餐環境更舒適。菜單方面則須下功夫。

▼

協助用餐①（坐姿）

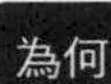

為防止誤嚥，用餐中及餐後 30 分鐘內，都盡量請老年人們維持上半身挺立的姿勢。

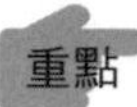

用餐時要配合老年人的步調。若餐後出現下列症狀，請盡速諮詢醫師或護理師。

- 老年人口中有食物殘留
- 老年人的臉色不對。呼吸狀態改變
- 開始咳嗽

▼

協助用餐②（臥姿）

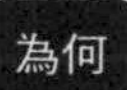

注意避免誤嚥情況發生，予以協助好讓老年人們快樂用餐。

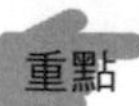

就算是側臥姿也要盡量讓老年人們的上半身挺直。並多下點功夫，讓他們享受一頓色香味俱全的餐點。

準備三餐

☑ 力求完善的用餐環境

打造一個乾淨又沉穩的用餐環境。

・讓房間通通風、換換新鮮空氣。
・若出現有味道的髒東西須趕快處理掉。
・準備濕毛巾、圍裙、自助用具等物品。

☑ 提醒

提醒一聲:「我們來吃飯好嗎？」讓他們瞭解要準備用餐。由於老年人普遍食欲不振，且光是吃一些固定的東西，所以通常都營養不良（P35），因此，得在菜單或用餐氣氛的營造上多下點功夫，讓他們得以快樂用餐。

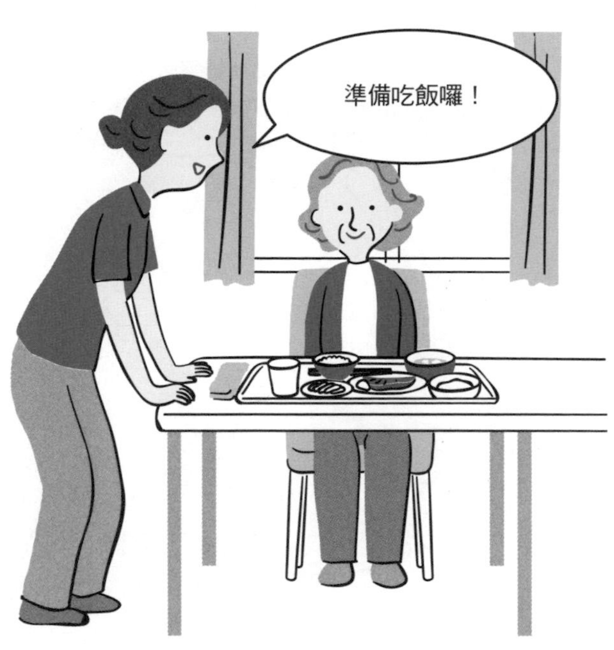

☑ 確認老年人的食慾

若老年人出現食慾不振的情況，首先確認是生理或心理上的問題？ 亦或是假牙等口腔內的問題……等等。另外，也要確認他們是否有便秘或有無便意、尿意。

☑ 滋潤口腔內部

老年人其唾液分泌量較少，所以建議餐前先喝點茶或湯品以滋潤口腔。這不僅可幫助他們好好享受餐點（P146），更可以防止誤嚥。

協助用餐①（座姿）

調整椅子高度及桌子位置

為確保坐姿穩定，記得檢視下列各點。
- 腳底搆得到地板嗎？
- 和桌子的距離是否剛好可以讓手肘輕鬆放在桌子上？
- 姿勢是否端正、在椅子上坐好坐滿？

護理師或看護士該站在哪裡？

要坐在老年人慣用手這邊（若有麻痺情況，則站在健康的這邊），並坐在他們斜前方或旁邊。

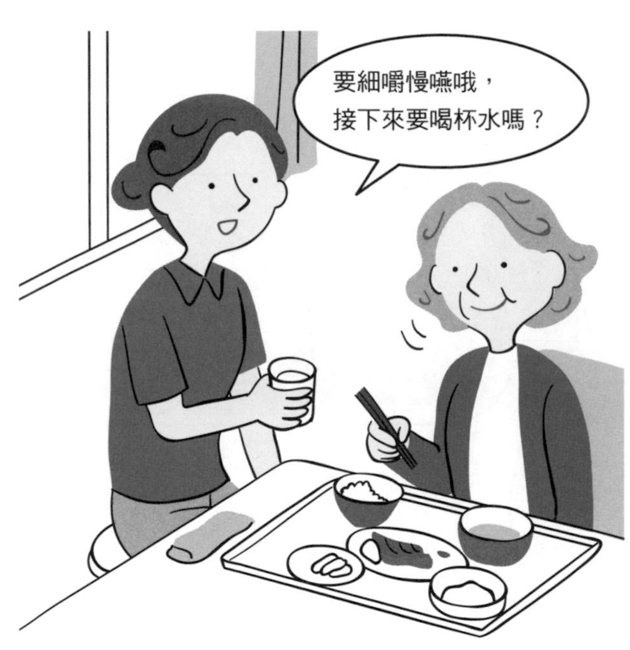

在旁守候，盡量讓老年人自己來

護理師或看護士在旁守候，盡可能讓老年人自己進食，但要幫他們注意魚刺，放在遠處的東西要拿近一點，大塊的東西則幫忙切小塊一點好方便入口。不要只是盯著看，以免造成尷尬，記得要適時地講講話、聊聊天。

配合老年人的步調

吃飯的順序及速度，都應該配合老年人的步調進行，盡量等含在口中的食物全吞嚥下去後再吃第二口。若發現停下筷子，不妨若無其事地說一聲:「我來幫您！」

2 用餐

協助用餐②（臥姿）

姿勢

記得採取頸部前彎的姿勢以防止誤嚥。

- 上半身採 30～60 度坐姿。
- 若做不到，則採側臥姿，和床維持 15 度左右。
- 用枕頭之類的相關物品，調整至最方便進食的角度。
- 若老年人有**半身麻痺**的情況，則**健側在下，患側下方墊上抱枕**等物品。

護理師或看護士該站在哪裡？

坐在**看得到老年人臉的位置**，並仔細觀察吞嚥是否有困難。待一口確實吃完並吞嚥完成後，再吃下一口。若老年人有半身麻痺的情況，則從**健康側**這邊予以協助。

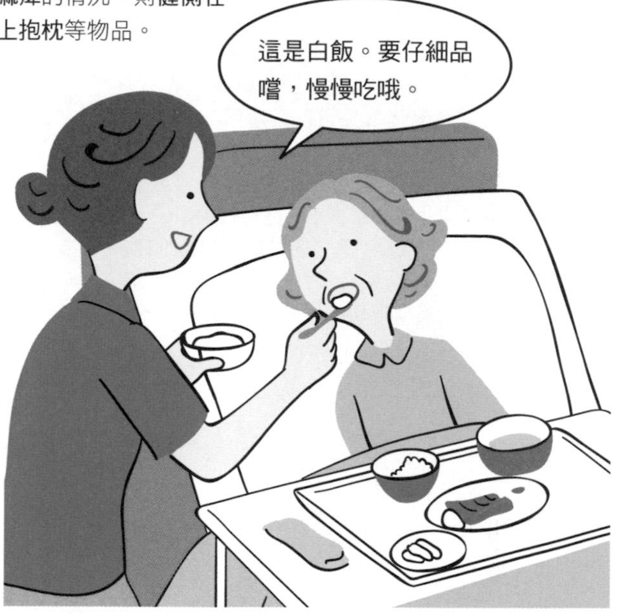

該怎麼送食物？

若老年人有半身麻痺的情況，則應該從**健側端的嘴巴送進食物**。從上方送進食物有可能會造成誤嚥。確認好吃東西的順序同時，一定記得要從**下方送進食物**。

餐後不要立刻恢復臥姿

為防止食物逆流，餐後不要讓老年人立刻恢復仰臥，須得等上 **15 分鐘**左右、離床的角度最少得有 **15 度**；而如果是有吞嚥困難的老年人則要拉長至 30 分鐘、離床的角度最少得有 15～30 度，並且上半身保持挺直。

餐後服藥

老年人服藥特別容易發生管理複雜、不小心吃錯藥等事故，所以盡量請老年人自行服藥來，同時視需要再給予協助。

老年人由於病況較多，很多人一次得吃好幾種藥，藥品管理頓時複雜起來。且因視力衰退或失智症因而導致經常吃錯藥、多吃藥甚至忘了吃等窘況。加上老年人的代謝或排泄變慢，吃下去的藥待在體內過久進而發揮過多藥效，於是也常常引發副作用。

護理師或看護士通常得事先獲得老年人或其家屬囑託，且在老年人病情穩定的前提下才會協助服藥。一發現有什麼不對勁，就得立刻和醫師、藥劑師合作加以處理。

餐後服藥

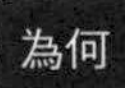

老年人因身體狀況欠佳，有時得同時服用好幾種藥，成了不折不扣的藥罐子。且由於認知功能衰退而導致無法正常服藥，或吞嚥功能衰退而吃不下藥的情況更是屢見不鮮。

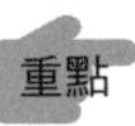

防止忘了服藥或吃錯藥的情況發生，若有吞嚥困難的情況，則應諮詢醫師、藥劑師或護理師。

- 若讓老年人自己服藥，護理師或看護士須視情況從旁給予協助。
- 利用服藥日曆，分成早、午、晚加以保管。
- 盡量一一確認老年人是否正確服藥了？
- 若無法確認老年人是否已經服藥，就利用剩餘的藥量加以確認。
- 利用服藥果凍或糯米紙等讓老年人容易吞嚥。有時也可摻進果凍或布丁中服用。
- 若老年人有半身麻痺，**把藥放入健康側**這邊再喝水。如果放入患側的話會讓藥殘留在口腔裡，造成無法正確服藥的情形。

餐後服藥

護理師或看護士的角色

基本上，藥品管理及服用都盡量讓老年人自己來。護理師或看護士只協助**確認服藥狀況**、**檢查剩餘藥量**以確保都有**正確服藥**。不妨利用**投藥箱**等進行管理，以杜絕忘了吃或吃錯藥的情況發生。

說明

只說一句「吃藥囉！」其實是不夠的，還須進一步跟老年人說明吃藥的功用與效能性，讓他們理解吃藥的目的。

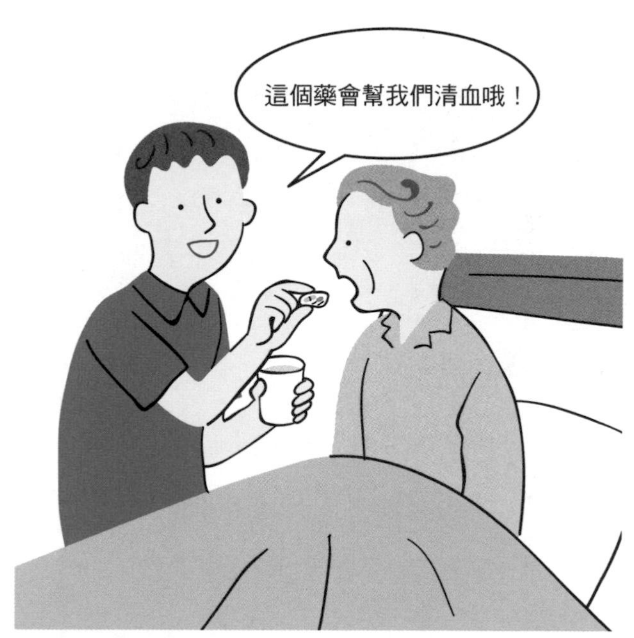

想辦法讓老年人吃得下藥

因吞嚥困難而吃不下藥的人，可和藥劑師或醫師諮詢以改變劑型，或搭配服藥果凍或糯米紙等讓吃藥不再是難事。

服藥的時機

不同時間吃藥，效果會減半甚至傷胃。對要記得服藥的時機。

- 餐前藥：餐前立刻或餐前 30 分鐘
- 餐後藥：餐後立刻或餐後 30 分鐘
- 餐間藥：餐後 2～3 小時

沐浴

洗澡因具各種療效，以此為樂的老年人也不少，在提高QOL方面有相當的助益。不過，由於釀成事故的危險性依然偏高，所以得千萬小心。

洗澡，不僅可以去除身體上的污垢以保持清潔，還有促進血液循環的效果，更可以預防褥瘡及感染。另外，洗澡也有助於紓緩肌肉緊張及疲勞，讓身心獲得放鬆的機會，爽快感油然而生，諸如此類，心理層面的效果也很令人期待，再者，洗澡也能促進食慾，讓排便順暢甚至換得一夜好眠。

洗澡雖擁有許多好處，但另一方面，浴室也是容易發生跌倒或身體狀況急劇變化等事故的地方。就洗澡前的準備工作而言，除須確認老年人的身體狀況外，最重要的是調節溫度或放置止滑墊以預防跌倒，確實擬定安全對策。就算是躺在床上洗髮，也要邊確認身體狀況邊進行較為妥當。

準備沐浴

為何　為了能讓老年人洗個安全又快樂的澡，浴室環境一定要完善。

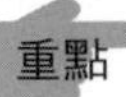

鋪防滑地墊、調節溫度等，安全對策要做好。另外，也要確認老年人的身體狀況，評估是否可以洗澡。

▼

協助沐浴

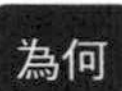

不僅保持清潔，洗澡還可優化血液循環，放鬆效果也不錯。

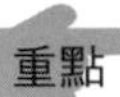

若老年人能自行完成，就盡量讓他們自己做，不過由於洗澡會消耗不少體力，所以得留意別反而造成老年人負擔。另外，洗澡也無可避免地伴隨跌倒、脫水等危險性，所以得十分小心。

▼

仰躺洗髮

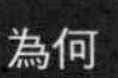

洗完頭，感覺會十分爽快。

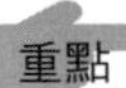

配合老年人，以他們覺得最舒服的姿勢進行。

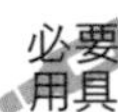

塑膠墊、毛巾、洗 精、熱水、梳子、桶子等等

準備沐浴

提醒

「像今天這麼冷的天氣，如果能去泡個澡，溫暖身體一下一定很舒服，對不對？」可以用這樣的方式，提醒老年人洗澡的好處。

整備環境

冬天時，脫衣處要保持在 24℃、浴室則調到 22℃左右，讓溫差別差太多。熱水的溫度則是夏天 38℃、冬天 40℃左右最為合適。另外，別忘了在浴室地板或浴缸內鋪設防滑墊以防止老年人跌倒。

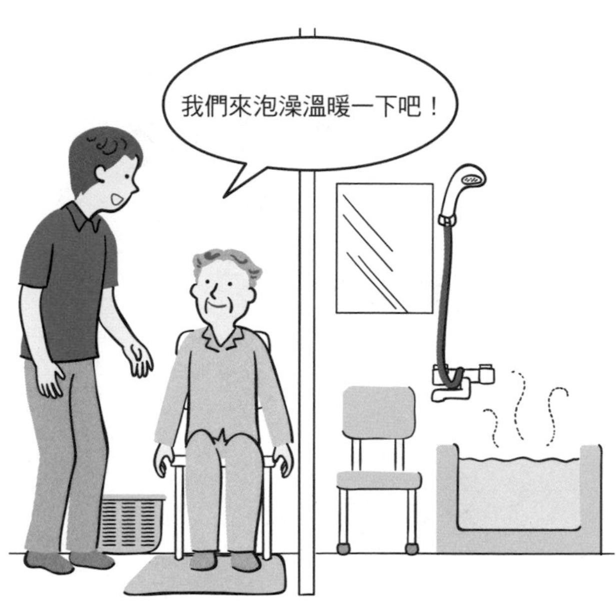

檢視老年人身體狀況

除了臉色、表情外，生命跡象也要一一檢視（P80）。若發現異常就立刻停止洗澡並視需要諮詢醫師或護理師。由於洗澡時會大量流汗，故事前須多補充些水分。

餐前、餐後 1 小時內避免沐浴

空腹時洗澡會引發**貧血**狀態，餐後馬上洗澡則容易導致消化不良，都應盡量避免。另外，排泄應該在洗澡前先解決完畢。

協助沐浴

提醒

沐浴前提醒一聲:「先一隻腳慢慢進去哦。」若需要護理師或看護士幫忙刷洗身體時，記得中途要詢問感覺，使其感到安心同時一邊進行動作。

老年人做不到的才予以協助

在盡量讓老年人自己來的前提下予以協助。**先確認**有哪些洗不到的地方？沖不到的地方？擦不到的地方？護理師或看護士就只協助這些地方。最後幫忙檢查一下有沒有地方沒洗乾淨。

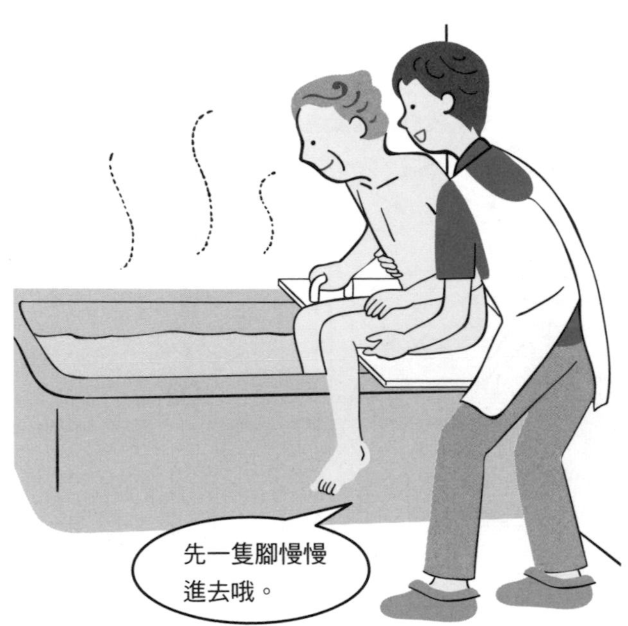

從末梢向心臟

為防止對心臟產生負擔，先潑點熱水在老年人身上以使之習慣。首先，先從**距離心臟最遠的腳踝開始，慢慢地往上，最後才是全身**。刷洗身體時，也都要從身體先端向心臟方向進行動作。

沐浴後要補充水分

洗澡時由於流汗的關係會讓體內的水分流失，故洗完澡後別忘了敦促老年人們補充水分（P32）。另外，洗澡也會消耗體力，所以也要避免洗完澡後立刻讓他們動來動去。

仰臥洗頭

準備必需品

準備洗 襯墊、洗臉器、防水墊、毛巾、浴巾、洗 精（或免沖水洗 精）、潤絲精、熱水、盛污水用水桶、塑膠袋、吹風機等等。

幫忙調整至最舒服姿勢

請老年人**立起雙膝，膝下墊上抱枕**以緩和腹部的緊張，這樣便不會造成他們負擔。隨時詢問看老年人的感覺並一一做調整。

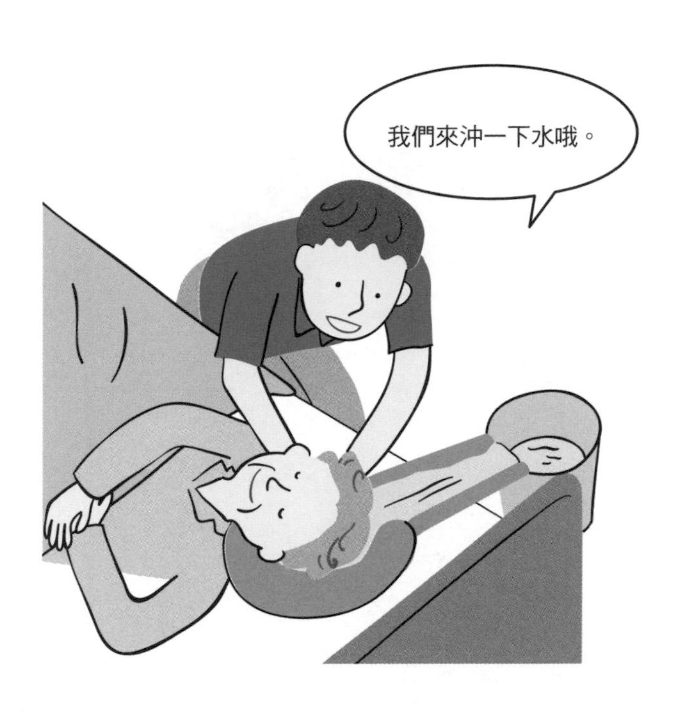

提醒

「我們先把頭髮弄濕」、「洗髮精準備洗頭了哦！」、「要用熱水沖泡泡囉！」等動作進行時先提醒老年人一下，使其瞭解後再繼續。

護理師或看護士要仔細確認熱水及吹風機的溫度

由於仍有燙傷的危險，所以護理師或看護士都要用手先試一下熱水溫度（或吹風機的熱度），之後，才詢問老年人溫度是否可以接受後再進行動作。

擦澡

擦澡，不僅可保持清潔，還能轉換心情、優化血液循環，功效很多。護理師或看護士要盡量協助老年人擦澡，好讓他們能得到和洗澡差不多的清爽感。

因健康狀況或障礙等因素而無法洗澡或淋浴，或兩次洗澡時間間隔過長時，我們就會用**蒸過的熱毛巾**等擦拭全身皮膚以保持清潔，這動作稱為擦澡。擦澡不僅可以保持清潔，也可以感到舒爽，除可促進血液循環，由於擦澡同時都得動動手腳，所以又可以預防攣縮，可謂一舉數得。不過，擦澡也和洗澡一樣得花體力，所以還是得視老年人的情況為之。

特別是冬天得特別留意室溫，還記得用布簾、屏風以保護老年人隱私，一定要讓他們感到安心、放鬆才行。由於擦澡亦包含按摩的目的在內，所以擦拭方向原則上還是**朝心臟方向進行**。

擦澡

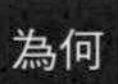

如果因身體不便而無法洗澡，擦澡一樣能讓心情清清爽爽。不只去除了皮膚上的污垢，其按摩功效也很令人期待。

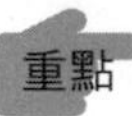

須在身體狀況好的情況下進行。

- ・至少要和餐前、餐後間隔 1 小時。
- ・擦澡前要先上完廁所。
- ・留意別讓身體著涼。
- ・在較溫暖的時間帶進行。
- ・擦澡以外的部位先用浴巾等蓋起來加以保暖。也能同時保護隱私。
- ・擦完澡後，用乾毛巾擦乾以避免著涼。
- ・可擦點乳液或乳霜來保濕，順便保養肌膚。
- ・為預防脫水，擦完澡後依然要和洗完澡後一樣迅速補充水分。

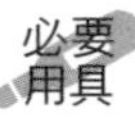

蒸過的熱毛巾、乾毛巾、浴巾、擦澡劑、換穿衣物、乳液等。

擦澡

☑ 擦澡

室溫要調至 22～26℃，關緊窗戶避免風吹進來。冬天的話則盡量選白天等較溫暖的時間擦澡。而為保護老年人隱私，布簾及屏風也得準備好。擦澡時，還沒擦拭的部分都用毛巾被蓋好。

☑ 避免吃飯或空腹時擦澡

餐前、餐後 1 小時內都要避免擦澡，除此之外，可選在老年人覺得舒服的時候進行即可。預先確認他們有沒先上好廁所，以免擦澡途中被迫中斷。

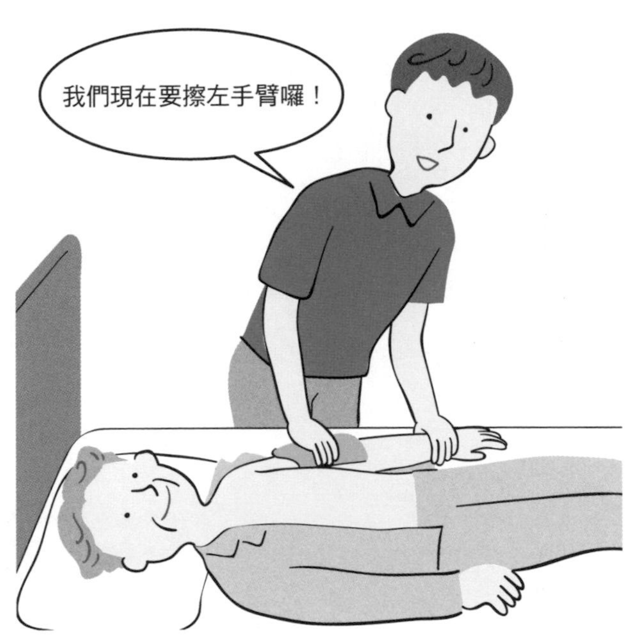

☑ 全身擦澡的順序

依照下列順序進行。

仰臥：臉部→耳朵→上肢→胸部→肚子

側臥：背部→腰部→臀部

仰臥：腳部→小腿→大腿→陰部

四肢的擦拭方向，原則上都是**從身體末梢朝心臟方向**進行。老年人若可自行處理臉部或手指等部位就盡量讓他們自己來。若是由護理師或看護士擦拭，記得要告知老年人接下來要擦拭哪裡。擦澡時間以 **30 分鐘左右**為基準。

身體活動

適度的運動，對於維持、促進身體機能而言是相當重要的。老年人由於肌力衰退之故普遍容易運動不足。透過娛樂製造活動身體的機會也是很好的方式。

老年人由於愈來愈少有讓全身運動的機會，所以普遍也不積極自主運動。不過，若就這樣持續不動，骨骼及肌肉就會變細，關節變硬，運動量更加不足，於是無可避免地陷入惡性循環。

建議納入一些適度的運動，這樣便可以阻斷這種惡性循環，效果十分顯著。另外，對於已經產生障礙的老年人來說，此舉亦可視為復健的一環，可以維持甚至改善身體機能。

想方設法把參與者的身體機能層級，以及目標列入考量再來思考內容、盡量能讓他們懷抱著熱情來參與，並同時在安全的環境下進行。

娛樂

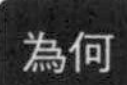

身體機能一旦都不用便開始衰退。透過娛樂來動動身體，樂在其中的同時又可以視為復健的一環，何樂不為呢？

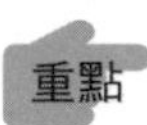

因應老年人的身體能力調整娛樂內容，並在安全第一的前提下進行：

- 能否樂在其中很重要。與導引出生活熱情、提高 ADL 及 IADL 息息相關。
- 每個人喜歡的事情都不一樣，不要勉強。
- 只要在場就算參與。
- 因應老年人身體狀態（是否有麻痺？有沒有患失智症……等）改變參與方式。
- 不拘泥於玩法，要隨機應變。

娛樂活動時須注意：

- 空間是否足夠？
- 是否有物品會影響到老年人動作？
- 遊戲內容是否適合參與者的身體機能、身體狀況？
- 工作人員之間的合作是否協調？

娛樂活動

提醒

為提高老年人的參與意願，護士師或看護士應該明確告知娛樂活動的意義及目的，例如「〇〇爺爺（奶奶），如果可以的話，能否邀請您參加呢？」等等，先行詢問與告知。另外須留意老年人們避免玩得太嗨而造成反效果。

考慮到每個人的身體機能

把重點放在**參與者的殘存機能**及**痊癒**的可能性上來調整難易度。一旦內容不符合老年人能力，就會讓他們感到無聊或覺得自己比不上別人，這點須十分留意。

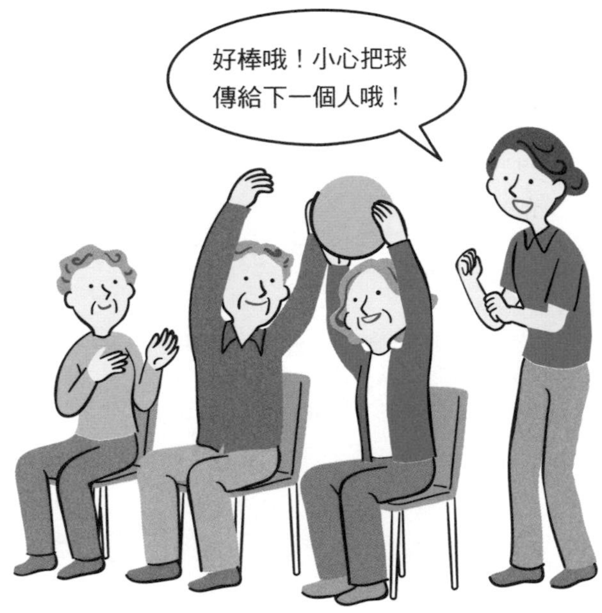

小心別發生意外

參與者們撞在一起、從椅子上跌坐下來、摔跤等情況都有可能發生，過程中須小心，別釀成意外。另外，活動結束後依然有跌倒之類的可能性，所以請他們先深呼吸一下再移動。

時時留意老年人的身體情況有無變化

仔細觀察老年人的表情，觀察是否出現很辛苦或疲勞等狀態。護理師或看護士得隨機應變，於過程中**設置休息時間**或**變更活動內容**等加以因應。

動腦活動

動動腦的娛樂活動對於預防失智症有不錯的效果。思考符合認知層次的內容同時，務必要讓老人家願意自己動動腦。

思考順序、邊想邊做、回憶往事等得動腦的事情都可以活化腦部，這和預防失智症或延緩病症惡化有想當大的關係。另外，一般也認為，空出從事「非日常」的娛樂活動時間、深化與他人的溝通等也都有預防失智症的效果。

於是，我們就得想出既簡單卻又不會太幼稚，同時又能符合老年人認知能力的內容。隨著說明娛樂活動的意義同時給予老人們誇獎、不是「教」，而是「建議」，如此不傷其自尊的做法，方能誘發他們的參與熱情。

動腦活動

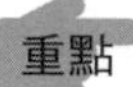

目的是言語溝通、回想往事、動腦思考、活化腦部以及提高 QOL。

重點

活動內容得因應參與者的能力，目的是要誘發熱情，使其能快樂參與。

- 盡量讓老年人們自己動腦、自行活動。
- 營造老年人們可以開心對話，同時又樂在其中的氣氛。
- 融入回想法、猜謎、音樂、作菜等各種型態的娛樂活動，讓老年人不易生膩。
- 盡量配合季節導入活動內容。
- 活用當地的社會資源。

有季節感的娛樂活動

- 春天：梅花、櫻花、鬱金香、油菜花、竹筍、蝴蝶、母親節、兒童節。
- 夏天：喇叭花、向日葵、絲瓜、蟬、螢火蟲、香、浴衣、煙火、扇子。
- 秋天：楓葉、銀杏、芒草、波斯菊、菊花、蜻蜓、運動會、萬聖節。
- 冬天：牡丹、雪、溜冰、手套、年菜、年糕、過年。

動腦活動

讓老年人躍躍欲試的內容

擬出可配合老年人時代背景或價值觀等的活動內容，以提高他們的參與意願。另外，若是做手工藝品，做完後還能實際使用或拿來當贈品，完成後的成就感也就更令人期待嗎？ 此時，再設置一個發表成果的場地讓他們展示一番就更完美。

活用季節性活動

靈活運用一年中慶典儀式、季節性的活動、在地的活動來結合娛樂活動，會更讓老年人們願意參與，同時也不會和社會脫節。重點是強化老年人的日常生活幹勁，也較容易獲得在地機構的協助。

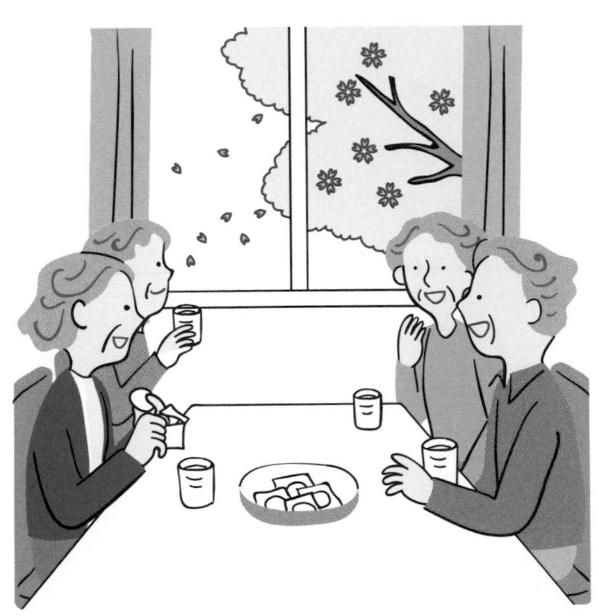

提醒

要與老年人溝通時，要用建議的口氣，例如「接下來我們這麼做好不好？」，這樣一來，既不傷其自尊，對方也比較容易接受。另外，如果能像「〇〇爺爺（奶奶），您好博學哦！」等帶著真心敬意去誇獎，其熱情會燃燒得更旺。

文字等提示要清晰易辨

若活動中須用到視力，請先留意在場有沒有視力衰退的長者，若有的話，那麼文字或圖畫都得更清晰、更大一點。而手工藝品會使用到的材料其配色也要注意對比，看得不清楚的就要盡量避免。

就寢

隨著年齡增長，睡眠品質每況愈下。所以得幫老年人營造出最舒適的睡眠環境，調整出最能夠放鬆進入夢鄉的睡姿，這樣才有力氣迎接隔天一整天豐富的生活。

準備就寢

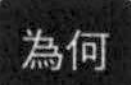

睡眠是充實白天活動的重要基礎。然而，老年人月很常出現淺眠、晚上跑廁所而不斷醒來等為失眠所苦的人。此外，失眠會導致白天的活動量減少，因此就變得更加睡不著，惡性循環。

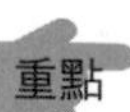

營造出助眠的環境，確認老年人身心狀態是否有異常：

- 確認溫度、濕度
- 寢具要以觸感佳、睡起來舒服的為主
- 光量、氣味等也得列入考量
- 老年人夜間如廁時的安全層面也得仔細考量

▼

協助就寢

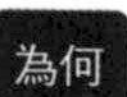

長時期維持同一姿勢睡覺，不僅會惡化血液循環，更會引發褥瘡，危險性不可謂沒有。

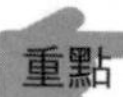

採取對老年人來說最舒適的睡姿，同時須思考如何預防褥瘡。

睡眠，可讓身心獲得休息、調整生活步調。

我們稱淺層睡眠為快速動眼期（REM），而深層睡眠為非快速動眼期（Non－REM），而老年人的睡眠時間裡，特別是非快速動眼期的時間減少，變得淺眠，於是就愈容易睡到一半就醒過來。因此，只好增加午睡時間，做點變化以調整睡眠的節奏。另一項特徵是，老年人上床後到睡著的時間通常會拖得很長。

護理師或看護士得一一確認室溫、光量、寢具等事項，營造一個適合入眠的寢室環境，同時檢視老年人身心有沒有異常。

協助老年人就寢時，最重要的莫過於因應每個人的身體狀態，幫他們調整出最舒適的睡姿、變換睡姿以預防褥瘡等等，亦即盡力打造一個老年人得以一夜好眠的環境。

準備就寢

提醒

跟老年人說一聲：「您差不多該休息了吧？」。此時要記得一一確認他們是否已如廁完畢？身體狀況有沒有異常？有沒有喝水等事項。

寢具要完善

枕頭高度（基準：**頭部靠在枕頭上時約有6～8cm左右的高度**）協助調整到最舒適的感覺。棉被也得定期拿去晒太陽以保持乾燥，床墊則洗乾淨後保持清潔。冬天就寢前，記得先幫忙暖被窩，這點很重要。若是使用電毯類的用品有時會有低溫燒燙傷的風險，得十分小心。

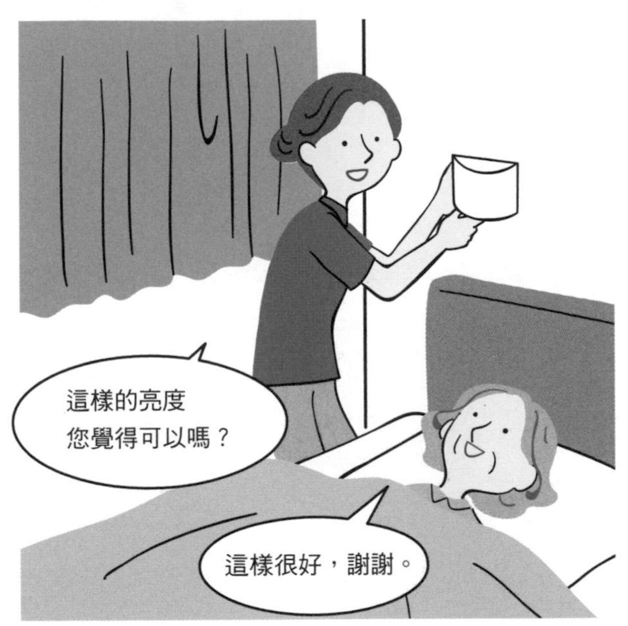

調整室溫・濕度

- 室溫：冬天維持在18～23℃、夏天維持在25～27℃
- 濕度：維持50%上下
- 氣味：若老年人有需求，不妨用一些芳香精油可使身心達到放鬆

調整光量

為避免老年人夜間起床如廁時發生危險，燈光亮度上得仔細考量。而配合他們本身喜好的感覺調整也很重要。

協助就寢

舒適的睡姿

是指不會感到不舒服、身心最放鬆的姿勢。若老年人無法自行翻身，建議可以**利用抱枕等軟性物體來填補身體和床之間的空隙**，或可諮詢物理治療師，商討出最適合身體狀況的姿勢。

預防褥瘡

長時間保持相同姿勢會提高罹患褥瘡的風險。**容易長褥瘡**的部位包括：臀部、腰部、背部、腳部等等，**主要集中在骨頭會突出來**的地方。每 **1～3 個小時就得換姿**勢才能跟褥瘡說拜拜。

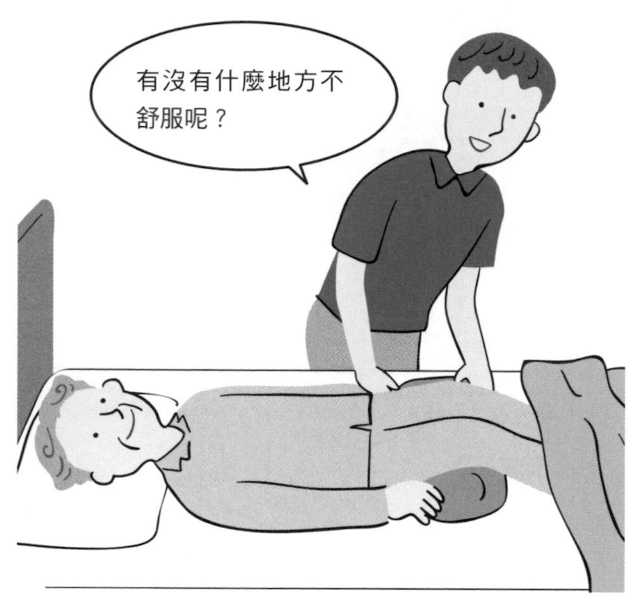

仰臥

可在腰下墊張羔羊皮相關物品，挺直膝蓋把枕頭等東西放在膝下。而為防止腳尖變形，也就是**尖足**（腳踝關節往腳底方向彎曲且就這樣固定僵硬的症狀）的情況發生，建議可拿**座墊類物品抵住腳踝關節，使其維持呈現直角**。

側臥

老年人有半身麻痺時，要讓**患側向上**。並請他們**腰往內縮，讓身體呈現く字型，患側的下肢往前伸，這樣的姿勢最為安穩**。胸部不妨墊個枕頭，讓患側的手臂能夠放在上面，雙膝間再挾個抱枕。若是有向後傾的情況，則採取**向前壓**的姿勢，背部墊個枕頭之類的東西即可。

3 章

老年人的解剖生理

此章節將詳述老年人的身體特徵及其容易罹患的疾病。除了症狀及治療的相關知識外，也以穿插圖解的方式說明預防方法。不只是為了老年人，對於想重新審視自身生活的您都相當有幫助。

生命跡象

認識生命跡象

生命跡象，是顯示生命活動狀態的重要資訊，亦指呼吸數、血壓、脈搏、體溫、意識層級等等。我們可以從生命跡象知道很多資訊。

顯示出還活著的重要資訊

人只要活著，就會呼吸、血液會循環到全身、體溫維持恒常。顯示這些狀態的就是所謂生命跡象（vital sign）。生命（vital）原意指「生命的、與生命有關的」，而跡象（sign, signs）在醫學領域裡則是「（疾病等的）徵候」的意思，所以又稱為「生命徵候」，在醫療現場等地方經常被略稱為「vital」。

生命跡象通常包含：顯示有正常呼吸的呼吸數、顯示血液有循環全身的血壓、脈搏以及體溫等4個項目。緊急狀況時還可列入意識層級。

從生命跡象可以知道哪些事？

生命跡象裡設有各種標準值，只要在範圍內就屬於正常。

呼吸數：15～20次

血壓：90～140mmHg（舒張壓）／60～90mmHg（收縮壓）

脈搏：50～100次／分

體溫：35～36℃左右＊（平均體溫）

＊成人若達37℃左右是微燒、38℃左右屬於一般發燒、39℃以上就算高燒。不過，老年人的情況又有所不同（P87）

若生命跡象未在標準值範圍內，我們就可以判斷應該是疾病等身體發生某種異常。而在醫院就醫時，醫師也都會確認一次患者的生命跡象。我們可以說，透過生命跡象，便可大致掌握那個人的狀態。

另外，在懷疑是特定疾病或緊急狀況等情形下，我們也經常把生命跡象視異常程度的指標，藉此推估重症程度或惡化程度，甚至用於確認身體針對治療時所做出的反應。

不過，生命跡象變動並非就是指包含生病等的身體異常。

像是運動過後，呼吸及脈搏都會變快，體溫也會上升。而除了運動外，生命跡象的數值也受一天當中的時間帶或精神層面影響。總而言之，能同時掌握生命跡象的標準值以及可能受到何種因素影響才是最重要的。

圖表 3-1 生命跡象的基準值

生命跡象	基準值	需注意的重點
呼吸數	15～20 次	這可由意志控制，所以別讓對方知道自己正在被測。
血壓	90～140mmHg 60～90mmHg	血壓計壓脈帶（袖套）的圍法及位置 60～90mmHg 都會影響測定值，這點需留意。
脈搏	50～100 次／分	100 次／分以上屬於心跳過速，不滿 50 次／分則是心跳過慢，頻率紊亂就是心律不整。
體溫	35～36℃左右	個別差異頗大，事先掌握每個人的正常值委實重要。
意識層級	清楚	清醒，對於別人叫他（她）等外來刺激能有所反應的狀態。

COLUMN

生命跡象及個別差異

生命跡象裡依然存在著年齡、性別等差異或單純的個別差異。不僅是正常值，事先掌握老年人「平常」的狀態更是重要。而要瞭解他們「平常」的狀態，每天於**同一時間、在同一狀況下**測得生命跡象的諸多數值是最好的方法。

生命跡象

血壓

施於血管壁上的血液壓力就稱為血壓，分成收縮壓（最大值）及舒張壓（最小值）2種，標準值分別居於90～140㎜Hg、60～90㎜Hg。

血壓就是施於血管壁上的壓力

血液流經血管時施於血管壁上的壓力就稱為血壓（Blood Pressure=BP）。壓力的單位用㎜Hg（公厘水銀柱）表示。血壓又分成心臟收縮以送出血液的收縮壓以及心臟擴張時的舒張壓2種，我們量血壓時總是出現2種數值就是因為如此。由於收縮壓是血液自心臟送出來時所測得的，此時的血量多，所以血壓會達到最大值。另一方面，舒張壓是血液回流至心臟時測得的，所以會出現最小值。血壓的標準值是收縮壓90～140㎜Hg、舒張壓60～90㎜Hg。

量血壓時要用血壓計，在適當的室溫下，以坐姿的狀態，和心臟相同高度在上臂量測。飲食、洗澡或運動過後都不適合量測血壓，且量測前5分鐘左右就得安靜下來。

血壓變化的要因

血壓經常隨著身體狀態變動。血壓從早上開始上升，白天最高，傍晚又開始下降，到了晚上就寢時變得最低（生理性變動）。另外，運動後、亢奮時或剛踏過熱水等瞬間，血壓都會上升。這是自律神經等發揮功能，心臟送出更多血液至全身有以致之。還有，攝取過多塩分，血液中的鈉濃度一旦上升，身體就會產生稀釋的力量並發揮功能（體內平衡功能），細胞外液中的水分便開始流進血管裡。於是，血液量劇增，血壓難怪飆升。此外，氣溫一旦下降，血管便開始收縮以避免身體失溫，於是血壓也會上升。

而血壓之所以會下降，都是導因於血液量減少、血管擴張等等。身體處於脫水狀態時水分驟減或放鬆時血管擴張都會讓血壓下降。

老化及血壓

血管會隨著老化而變硬。因此，無法因應血壓變化、血管破裂因而出血的

圖表 3-2　量血壓的方法及重點

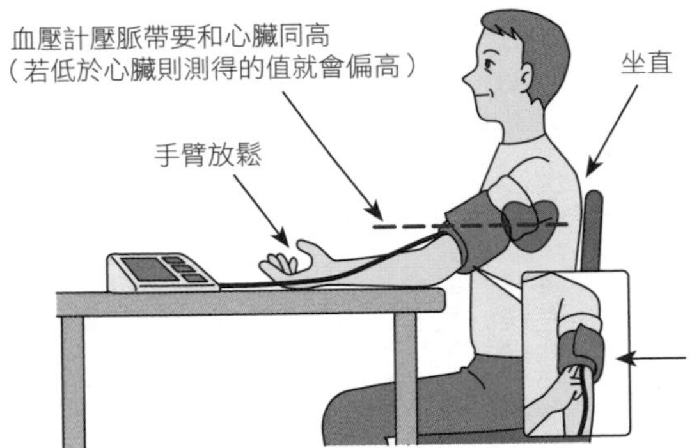

高血壓

血壓總是居高不下，這叫作高血壓。由於血壓會根據狀況變動，所以一次的測定值就算高於平均值也仍然無法確診為高血壓。在醫院等地方，由於面對著醫師或護理師，患者心裡難免緊張或不安，這也會讓血壓升高（白衣高血壓）。

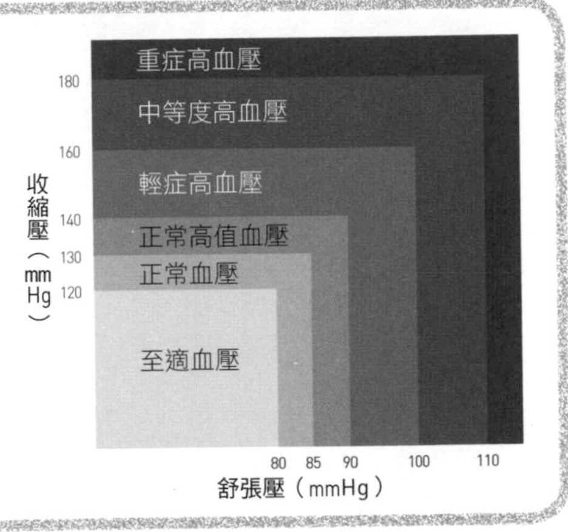

事情就有可能發生（內出血）。一旦出血量過多，其周遭的細胞便陷入缺氧狀態，開始受損，甚至死亡。當中，特別是腦內出血，由於會影響到腦部功能，所以須特別小心。排便使勁時、從溫暖的浴室突然走到冷冷的脫衣處時，諸如此類的情況都會讓血壓急劇變化，大大提高了腦出血（P96）的風險。

另外，突然站起來時有人會感到頭暈或站不穩，這是因為血壓下降，腦部暫時缺氧有以致之。老年人有時會因此而跌倒，得特別留意。

脈搏

動脈壁對應心臟跳動而產生的波動就稱為脈搏。藉由把脈，我們就能掌握心臟的跳動。標準值是1分鐘50～100下。

脈搏是掌握心臟狀態的簡單方法

從心臟送出的血液經過動脈運送至全身，而循環全身後的血液又經過靜脈回到心臟。從心臟送出的血液，直接流入的動脈壁會對應心臟的跳動而產生波動，於是一旦把手按在皮膚附近的動脈上，便可以感受到噗嗵噗嗵的振動。這就是**脈搏**（Pulse Rate=PR）。脈搏由於**和心跳數相同**，所以我們可以說脈搏就是掌握心臟狀態最簡單、最有效的方法。

一般都利用手腕的**橈骨動脈**診脈。由於動脈會沿著手腕姆指的骨頭（橈骨）內側而走，所以診脈時都用3根手指按壓其上，數其1分鐘的脈搏數。另外，分成4次、每次測15秒後再相加其數值，這種方法也可行。

量測脈搏時需保持安靜，盡量別動來動去。當受測者脈搏很微弱而量測不到時，為避免不小心量測到護理人員手指血管的脈動，請記得要盡量翹起手指量測。

不僅是脈搏數，其他如節拍、血管緊張度、脈搏強弱、左右相同部位的差異也盡量予以觀察。由於很多人就算罹患**心律不整**（P122）但健康上也仍然無虞，所以平常就掌握脈搏狀態是相當重要的。

當發生休克等緊急狀況而量測不到末梢動脈時，就用脖子量測。用3根手指按壓分布於中央線外側2～3㎝的動脈，同樣量測得到。記得兩側都要分開量測。

脈搏變化的原因

脈搏的標準值，一般成人約是1分鐘50～100下，女性有多於男性的趨勢，男性65～75次／分、女性70～80次／分都屬於標準範圍。

脈搏數在一天當中會**慢慢遞減**（生理性變動），所以就算量測到晚上的脈搏數比正常值50次／分來得低都不太需要擔心。

脈搏數會根據自律神經的功能而增

圖表 3-3 量血壓的方法及重點

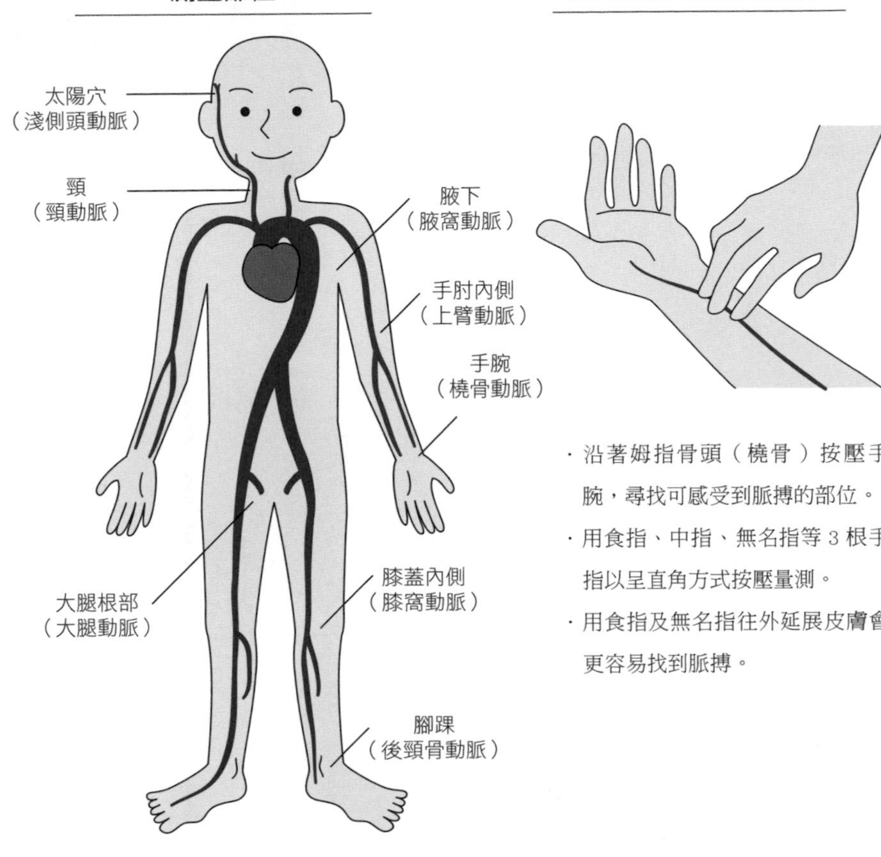

- 沿著姆指骨頭（橈骨）按壓手腕，尋找可感受到脈搏的部位。
- 用食指、中指、無名指等 3 根手指以呈直角方式按壓量測。
- 用食指及無名指往外延展皮膚會更容易找到脈搏。

減，運動、亢奮過後或感到壓力時脈搏會變快，而放鬆、睡眠時則變慢。

老化和脈搏

老年人的脈搏一般而言會比標準值來得慢，大概是50～80次／分。由於心臟功能衰退的關係，於是脈搏變慢（心跳過慢）或變快（心跳過速）甚至心跳紊亂的心律不整都一一找上門。

雖然不管在哪個部位測量，脈搏數應該都相同，但如果老年人本身有血管堵塞等血行障礙的話，那麼就有可能摸不到末梢的脈搏。身體半邊的四肢出現麻痺、只有半邊的四肢發冷、走一點點路腳就痛得走不下去，有以上狀況時，不妨按壓手腳左右或上下的末端來尋找脈搏。

生命跡象 體溫

體溫，是指身體內部的溫度。體內平衡機能發揮作用方得以維持恒溫，但一旦有發燒現象，則可能是感染之類的因素導致。

體溫靠基礎代謝調整

身體的溫度拜體內平衡機能（P13）所賜得以維持恒常，由於體表溫度多多少少受到外部溫度影響，所以體溫（Body Temperature=BT 或 kõrper temperature=KT）事實上專指身體的內部溫度（深部體溫）。標準值是36℃左右。

量測體溫時，最正確的是在直腸裡插入體溫計，也就是直腸檢溫法，但基於安全性，一般也採用**腋窩檢溫法**以及使用耳溫槍的**外耳道檢溫法**。腋窩就是指腋下，以和身體呈垂直、從斜下方45度角把體溫計插入腋窩裡，挾緊雙臂加以量測。另外，額溫通常顯示出接近深部體溫的溫度。量測兒童的發燒情況時，之所以拿手貼其額頭，就是這個原因。

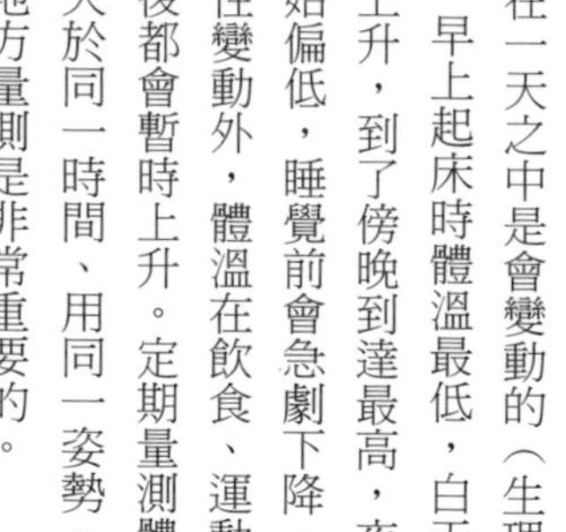

體溫變化的要因

體溫在一天之中是會變動的（生理性變動）。早上起床時體溫最低，白天體溫漸漸上升，到了傍晚到達最高，夜晚體溫開始偏低，睡覺前會急劇下降。除了生理性變動外，體溫在飲食、運動、洗澡過後都會暫時上升。定期量測體溫時，每天於同一時間、用同一姿勢、在同一個地方量測是非常重要的。

若身體已受到感染，免疫機能也會跟著啟動而讓體溫上升。另外，在脫水等情況下身體無法適度地放熱也同樣會導致體溫上升。

老化及體溫

老年人由於肌肉量減少，**基礎代謝**下滑的關係，平均體溫都普遍偏低，一天的體溫變動不大。特別是遇到纏綿病榻、日常生活動作（ADL、P30）衰退、營養失調、甲狀腺機能衰退等諸多情況時，平均體溫就會下降到35℃以下，也就是所謂低體溫。

另外，體溫調節機制衰退便造成身體變得易受外部溫度變化影響，只要稍

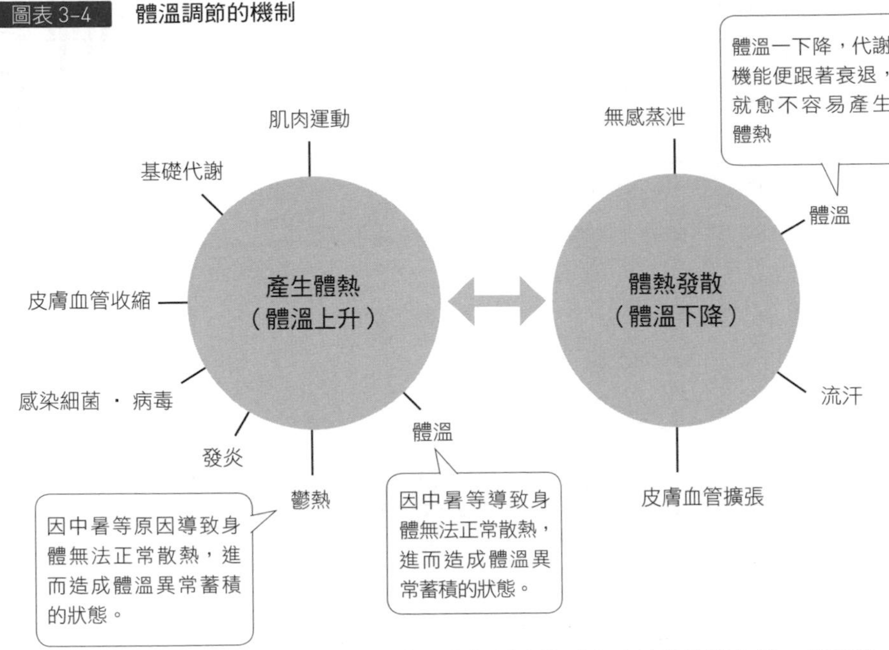

圖表3-4 體溫調節的機制

發生在身體裡的各種化學反應（基礎代謝）進一步幫身體生熱。而這也是體溫及維持體溫的能量來源。另一方面，身體裡的水分經常由皮膚或呼吸道而蒸發（無感蒸泄），上述這些機能持衡方能常保體溫。

稍為冷一點就低體溫，而穿太多或暖氣開太強等等的便發燒（鬱熱），這都得小心。

關於發燒，建議和正常體溫比較再加以研判。例如早上起床時等，在相同的時間點量測體溫，事先掌握好自己的的正常體溫才是最重要的。

一般成人腋溫在37℃左右就算微燒、39℃以上便屬於高燒，但老年人的算法則是正常體溫＋1℃左右才算微燒、38℃以上就視為**高燒**。那是因為老年人的基礎代謝及身體機能普遍衰退所以較難發燒以及變得較容易受到熱的影響之故。當老年人真的發燒時，極可能是受到感染或罹患**脫水**（P208）、**結締組織病**（connective tissue desease P196）等等。

生命跡象

呼吸

身體得靠呼吸吸收必要的氧氣並排出二氧化碳。呼吸數的標準值是1分鐘15～20次左右，吸氣及呼氣的時間比例為2：1便屬於正常。

呼吸又分成外呼吸及內呼吸

呼吸，就是吸收氧氣、排出二氧化碳，也就是換氣。呼吸又可分成外呼吸及內呼吸2種，前者指在肺部進行的換氣，後者則是在各細胞間進行的換氣。

身體進行外呼吸時會經由嘴巴或鼻子把吸進來的空氣送進肺部，而隨著氧氣被吸收進來同時，二氧化碳會被排出，透過呼氣從嘴巴或鼻子排出體外。另一方面，身體進行內呼吸時，細胞會從包圍氧氣的細胞外液中吸收氧氣，再把在細胞內產生的二氧化碳排出。

檢視生命跡象時得加以確認的不外乎外呼吸的次數，標準值是是1分鐘15～20次；吸氣及呼氣的時間比例為2：1便屬於正常。

再者，呼吸時是否有好好地吸收氧氣也是很重要的。通常都是用血氧飽和儀來測量SpO_2（血氧濃度）以確認血液中的氧氣濃度。95％以上屬正常值，不滿95％則可能是呼吸衰竭。

呼吸是生命跡象當中唯一可以靠意識改變的動作。小心別讓對方知道自己正在被觀察，盡量在最接近自然的狀態下觀察其呼吸數、呼氣及吸氣的時間比例、型態（胸式．腹式呼吸）、呼吸的深淺。由於個別差異頗大，掌握其平常的呼吸數便顯得格外重要。

呼吸產生變化的要因

由於呼吸作是負責吸收氧氣的，所以當身體處於需要大量氧氣例如運動或得做出劇烈動作等情況時，呼吸數便得增加。另外，呼吸數有時也受到精神層面的影響，當我們感到害怕、不安、興奮時，呼吸數也會增加。

呼吸數若在1分鐘達24次以上時就稱為**呼吸過速**（Tachypnea）。而除了上述情況外，呼吸器官疾病的患者也會出現呼吸急促的情況。相對地，呼吸數減少，1分鐘不到12次，這就是**呼吸徐緩**（Bradypnea），因腦瘤等而腦壓升高時便會伴隨這種現象。

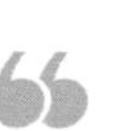

圖表 3-5　呼吸的機制

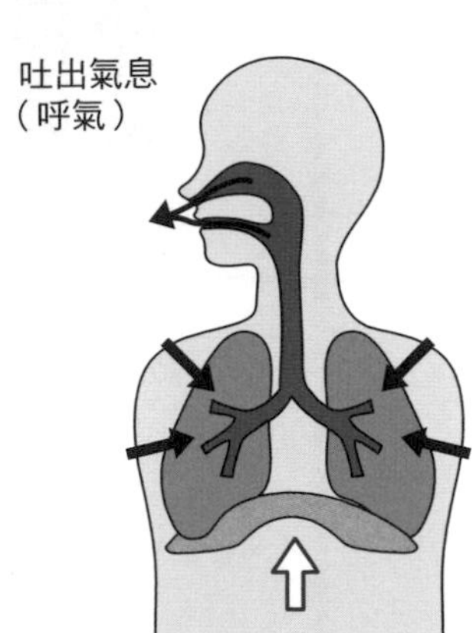

橫膈膜上升、肋骨下降

↓

胸腔變小

↓

空氣被擠壓出去

吸入氣息
（吸氣）

橫膈膜下降、肋骨上升

↓

胸腔變大

↓

空氣被吸入

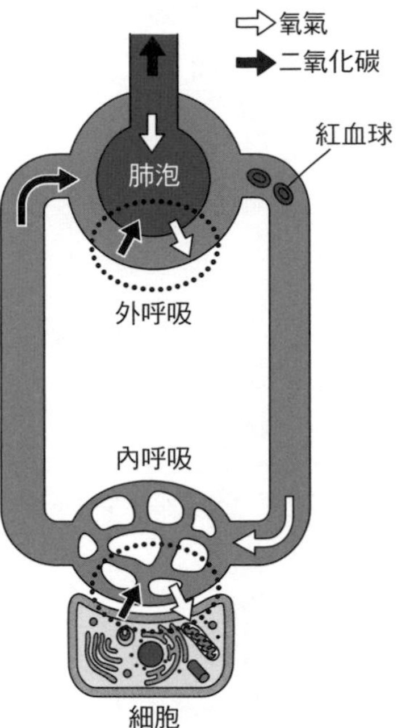

在肺泡進行的外呼吸會負責把氧氣吸收進來，吸收進來的氧氣則靠血液中的紅血球運送至各個細胞，而各細胞活動時所產生的二氧化碳此時會被遞出，隨著血液又被送回肺泡，和氧氣交換後化成呼氣排出體外。

還有，感到不安等情緒，呼吸數增加同時呼吸的深度也加深，有時就會演化成呼吸過度（Hyperpnea），好發於患有換氣過度症候群或深部靜脈血栓症（旅客血栓症，P126）等病症的人。

老化及呼吸

呼吸數並不太會隨著年齡增長而變化。可是，由於年老造成肺活量下降，橫膈膜等和呼吸相關的肌肉亦跟著衰退。再者，一旦體力下降，如再加上突然起身、在廁所使勁奮鬥等，稍微的運動、動作都會讓呼吸數增加或呼吸變淺。此外，除了呼吸器官疾病外，腎臟、心臟、血管疾病、糖尿病、藥品影響等有時都會讓呼吸產生變化。

生命跡象

意識層級

意識層級專門用來標示意識障礙的程度。仔細確認老年人對於會話或刺激給予什麼反應，考量全身狀態等意識以外的要因後再予以綜合性的判斷。

概說是意識障礙，狀態卻有各式各樣

腦部功能衰退，對周圍的狀況無法正確理解或對於刺激無法給予適當反應，這種狀態稱之為意識障礙。專門用來標示意識障礙程度的指標就叫作意識層級，意識層級下降代表腦部的活動狀態亦在走下坡。且意識障礙也會危及性命。特別是突然失去意識、恢復不了的情況就堪稱緊急，若發現老年人意識層級下降，務必趕快叫救護車。

為客觀評價意識層級，日本一般採用JCS法（3－3－9度法，P91）及GCS 法等等方法。而在照護現場則似乎較常使用簡便的JCS法。

意識障礙的原因

造成意識障礙的主要原因有腦中風（P94）、慢性硬膜下血腫等直接在腦部產生障礙的情況以及低氧血症、尿毒症、糖尿病（P202）等會出現全身症狀的疾病發病而間接地在腦部出現障礙。另外，酒精中毒、中暑（P206）、藥物影響等有時也會導致意識障礙。

老化及意識障礙

如前所述，成為意識障礙原因的疾病幾乎都是好發於老年人。除此之外，老年人有時也會因脫水（P208）、肺炎（P136）及輕微的心臟衰竭（P119）便產生暫時的意識障礙。就算老年人覺得身體好像有什麼異常，但也常常說不出口，所以周遭的人若發現他們常發呆或反應比平常慢時，就得存疑是否為意識障礙作祟，最好加以確認。

老年人有時也會發生譫妄（P101）。譫妄算是意識障礙的一種，指腦部功能衰退，處於神經資訊傳達不順暢的狀態。可分成伴隨強烈亢奮感覺、時而胡鬧、時而大聲講話甚至已出現幻覺或妄想的過活動型；以及光是在睡覺、幾乎不動、對外界刺激不太有反應的低活動型2種。

睡眠的紊亂、脫水、嚴重便秘都有

圖表 3-6　JCS（Japan Coma Scale）

I	清醒	1	意識大致鮮明，但反應遲頓
		2	出現定向障礙（搞不清楚何時、在哪裡、誰是誰）
		3	説不出自己的姓名及出生年月日等
II	給予刺激便清醒	10	用平常的聲音呼叫會睜開眼睛
		20	大聲呼叫、搖晃身體就會睜開眼睛
		30	給予痛感促刺激同時呼叫會勉強睜開眼睛
III	給予刺激也不清醒	100	會做揮開的動作
		200	能稍為動動手腳、蹙眉
		300	毫無反應

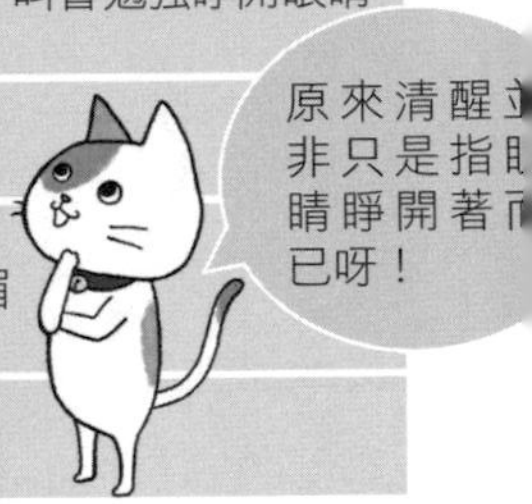

JCS 根據是否清醒先粗分成 I、II、III 等 3 個群組。再把清醒程度分成 1-2-3、10-20-30、100-200-300 等 3 個階段。護理師或看護士得盡量理解 I、II、III 各群組內容。

可能引發譫。另外，藥品所帶來的副作用、環境突然改變、術後等等造成壓力進而導致譫妄的情況也時有耳聞。

就亢奮而開始胡鬧的情況來說，這時應該言詞溫柔以待、拍拍他的背、握握他們的手來使其冷靜下來。繼而一一確認老年人晚上睡得好不好、有沒有好好地喝水、有沒有便秘等，予以協助好調整身體狀況。有些老年人白天睡到六親不認，晚上則當夜貓子，所以護理師或看護士也要給予協助，讓他們盡量白天保持清醒，這點也很重要。

神經系統

認識神經系統

神經系統裡包含中樞神經及末梢神經。中樞神經負責捕傳遞界進來的資訊給腦部，而腦部所給的指令則透過末梢神經下達身體各部位。

神經系統一手擔起傳達資訊的重責大任

神經系統負責身體裡60兆個細胞之間的資訊傳達，並掌控運動、感覺、思考等機能。可粗分為中樞神經及末梢神經2種。

中樞神經由腦部及脊髓構成，負責感情及思考等等，同時也扮演調節必要機能的角色以維持身體運作，像是心臟、呼吸、體溫等。中樞神經的經纖較為柔軟，對於細菌或身體內部製造出來的阿摩尼亞等毫無抵抗力，因此特徵是極易受損且不易恢復。腦部、脊髓分別由頭蓋骨、脊椎（背骨）等堅固的骨骼保護著。

末梢神經又分成體性神經及自律神經2種，負責把中樞神經所下達的指令傳達至身體各處之外，亦主司感覺。身體能維持一定的狀態，都是拜自律神經發揮功能所賜。

難以計數的神經細胞建構起巨大的網路

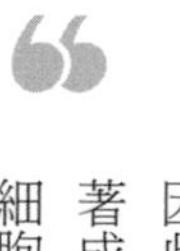

神經系統主要由神經細胞構成，而神經細胞又由長出多個樹突的神經細胞體以及一根長長的軸突組成，軸突尖端稱為**突觸**（synapse），扮演著和電波塔一樣的角色。突觸會釋放出**腎上腺素**及**多巴胺**等**神經傳導物質**（P103），而位於其旁的神經細胞體的表面有種稱為受體的腺體便負責加以接收，進而把資訊傳達出去，所接收到的資訊會通過神經細胞內部傳至軸突，再傳達至鄰近的細胞樹突。

一般細胞會製造出新的細胞以保持新陳代謝，但腦神經細胞卻無法再生。因此，細胞數會在出生時最多，爾後隨著成長漸漸減少。可是，相反地，神經細胞的樹突卻會隨著成長開枝散葉，細胞本身會慢慢長大。

圖表 3-7 神經系統的構造

神經

骨骼

腦神經
（12 對）

從腦部直接延伸出來的末梢神經通稱。包含視覺、嗅覺神經等。

頭蓋骨

頸神經

頸椎

胸神經

胸椎

脊髓神經
（31 對）

從脊椎延伸出來的神經。四肢或軀幹的神經幾乎都屬於脊髓神經。

脊椎

即背骨。由大約 30 個椎骨構成。

腰神經

腰椎

骶骨神經

仙骨

尾骨神經

尾骨

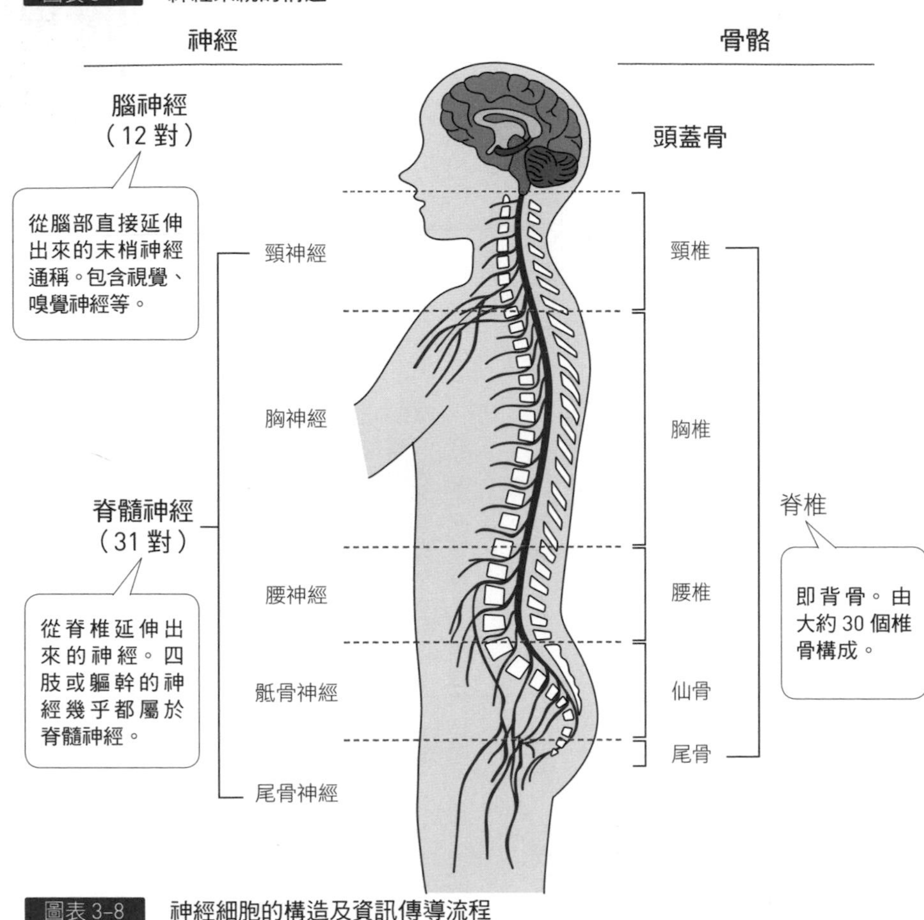

圖表 3-8 神經細胞的構造及資訊傳導流程

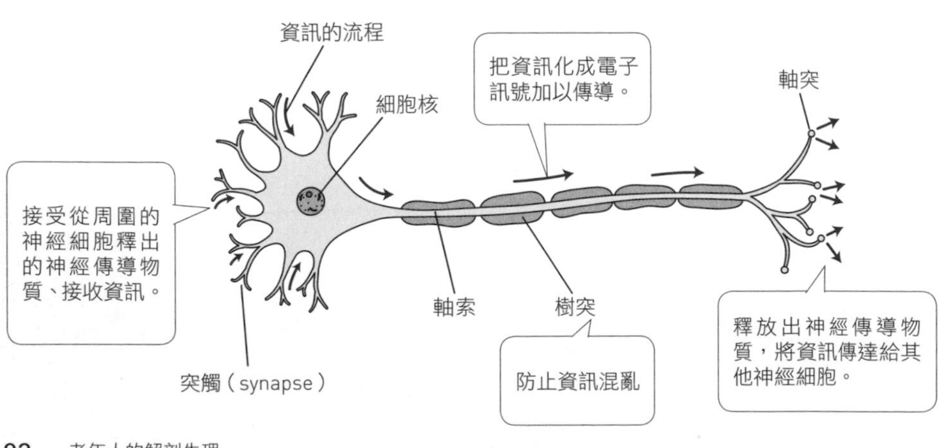

神經系統

腦和脊髓

腦部主控思考與行為、脊髓則聯結腦和末梢神經，專司反射。我們透過這個章節來討論其各自的功能，以及好發於老年人的疾病、症狀、原因及其預防方法。

腦部是座主控心智功能、維持生命的司令台

腦部主司思考、行動、記憶，可謂是座司令台。根據角色及構造的不同，可分成**大腦**、**小腦**、**腦幹**等3部分。

大腦，顧名思義，它占腦部最大的部分，角色也是根據部位不同而各異，專司學習、創造、思考或調整睡眠、食慾、排泄等本能動作，甚至**認知記憶**等也都歸它管。

小腦主要控管身體的平衡，好讓身體順暢地做動作。當我們站起來時之所以能夠站得直直的，就是因為小腦適時地發揮持衡功能所致。

腦幹則負責調節呼吸、心臟的跳動、體溫、吞嚥、嘔吐、打噴嚏、咳嗽等維持生命的機能。

會隨著年齡增長而產生機能衰退現象的就是**大腦新皮質**。愈老，就愈覺得記東西好難、判斷變得遲頓，且理性抑制慾求的能力慢慢流失，這些都和大腦新皮質脫不了關係。腦部之中，由於有小腦及腦幹負責和維持生命相關的機能，所以只要保養得宜，不生病，便不會萎縮或機能衰退。腦出血、腦梗塞等腦部血管一旦受傷，則視受侵害的部位產生語言、運動等日常生活動作（ＡＤＬ、Ｐ30）上的障礙，也就是所謂的後遺症。另外，這些疾病或腦部萎縮的情形有時就是引發**失智症**的導火線。

腦部疾病

腦梗塞

腦部動脈堵塞，血流受阻

腦部經常處於工作狀態，所以必需的血液、氧氣、營養量都比其大臟器來得多。因此，腦血管就顯得十分重要。我們把腦部血液堵塞、破裂而引發障礙的疾病通稱為**腦中風**。

常見的有**腦梗塞**、**腦出血**（Ｐ96）、**蜘蛛網膜下腔出血**（Ｐ97）等等。

腦梗塞是指腦部動脈堵塞，血流受阻，造成所需的氧氣或營養無法送達，細胞因而受損的一種疾病。可分成心臟

圖表 3-9　腦部各處的角色扮演

大腦

大腦新皮質

專司學習、創造等心智能力

大腦邊緣系統

主控睡眠、食慾、記憶等機能

腦幹

掌管呼吸、心跳等維持生命的功能

小腦

負責身體的平衡感等運動機能

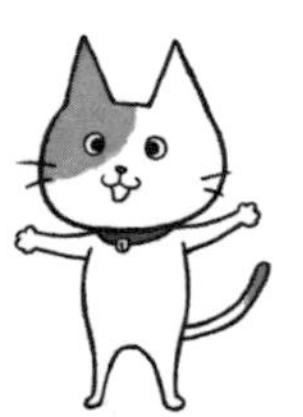

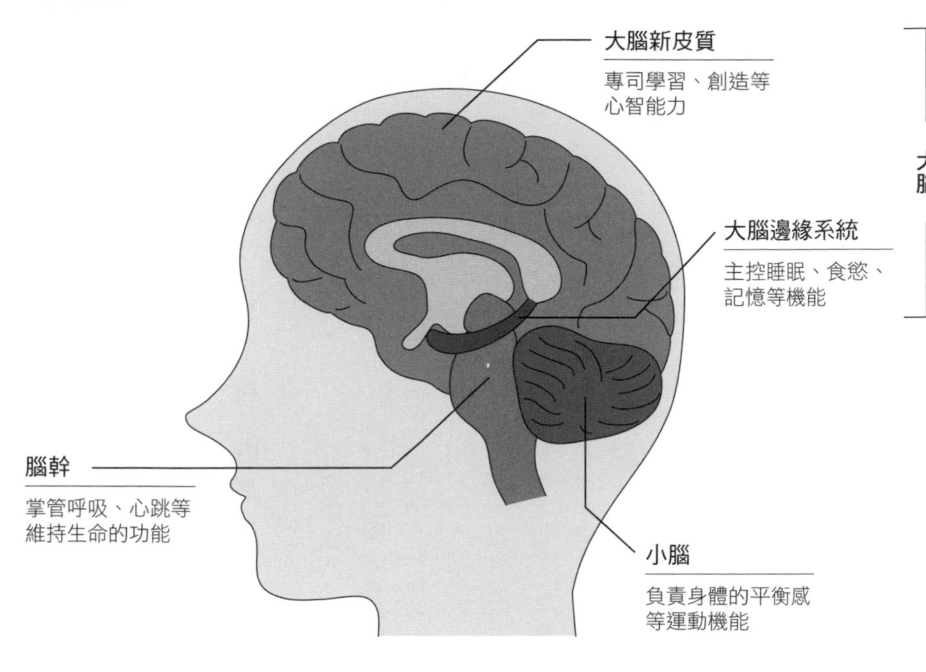

或脖子等地方的動脈上形成的**血栓**（血塊）剝離後在血管內移動，最後在腦血管內堵塞，也就是**腦栓塞**以及腦血管本身產生**動脈硬化**現象，因而血管堵塞的腦血栓2種。

症狀

腦梗塞多屬**急性**，突然倒地不起，數分鐘內四肢或臉部便發麻或**麻痺**，全身或局部會**痙攣**，並且**意識不清**。當有上述情形產生時應該馬上叫救護車，立即施打可溶化血栓的血栓溶解藥劑並進行藥物治療，比如抗凝固藥等以防止血液凝固。

用餐時會突然掉筷子、單邊的手腳發麻、容易跌倒、舌頭打結、想說的話說不出來、單邊的視野變窄、突然間變得非常健忘甚至眼前一片黑暗等都是常見的發病前兆。另外，有一種和腦梗塞症狀類似，但都會在數分鐘至1天內就好轉的**短暫性腦缺血發作**要特別小心，因為發病後一個月內常併發腦梗塞，得盡早通知醫師或護理師。不過，老年人有時並不會出現上述這些典型症狀，被忽視的過程中已悄悄惡化的可能性頗高，有以致之，若感到不對勁，請立即諮詢醫師或護理師。

癒後

發生堵塞那邊的相反側都會留下麻痺、語言障礙等後遺症。要盡早開始進行復健，盡量別讓QOL往下掉。

預防

首當其衝的就是要降低罹患腦梗塞成因的高血壓、心律不整等慢性病的風險。脫水會升高血液的黏性，腦梗塞就更容易趁虛而入，記得一定要在運動前後或入浴前後多攝取水分。還有，造成心跳數急劇增加的心房細動若置之不理，也極有可能變腦梗塞的導火線。

■腦出血

腦部血管破裂出血，細胞受損

一旦長期處於高血壓狀態，對腦部的細小動脈造成負擔，那麼血管就會受損、變得脆弱。於是，冬天洗澡時、在廁所使勁用力時、喝酒時等血壓會突然升高的諸多情況下，血管於焉破裂，造成腦部出血，這就是腦出血。出血周遭的細胞會缺氧進而引發障礙。

症狀

會出現急劇的頭痛、想吐、嘔吐、左右單邊四肢無力、發麻、麻痺等症狀。而隨著麻痺的惡化，意識會漸趨模糊甚至有時候會陷入昏迷。當懷疑是腦出血時，請立即呼叫救護車。

有時還會出現前兆，包括：想說的話說不出來、身體動不了、單邊的手腳發麻、視野或視力急劇變化等等。

治療

原則上都採用藥物治療以控制血壓。另外，也得同時預防容易產生的併發症，例如誤嚥性肺炎（Ｐ136）及尿道感染等等。

對策

根據出血處不同，會留下意識障礙、半身麻痺、失語症等後遺症。須盡早開始進行復建，就算需要照護也要盡量給予協助，以免他們從此臥床不起。

對策

由於都是高血壓搞的鬼，所以患有高血壓（Ｐ116）的人就得靠降血壓劑來控管血壓。同時注意要少塩、別貪杯。

冬天洗澡時，記得要把脫衣室和浴室的溫度調整成室溫，縮小溫差，盡可能別讓血壓急劇上升。洗澡水的溫度偏溫點會比較合適。另外，要努力緩解便秘，讓自己別在排便時當拚命三郎。

■蜘蛛網膜下腔出血

腦部的腫塊破裂，伴隨劇裂的頭痛

蜘蛛網膜，是在保護腦部的3層膜中，位於正中間的那一層膜。當長在腦部和蜘蛛網膜間的動脈上的腫塊，也就是動脈瘤因某種原因而破裂、出血時就稱為蜘蛛網膜下腔出血，相較於腦出血其出血量更加可觀。

圖表 3-10　腦梗塞、腦出血以及蛛網膜下腔出血

	腦梗塞	腦出血	蛛網膜下腔出血
血管的病徵	腦血管堵塞、血液到達不了末梢（缺血）	腦部血管斷裂而出血	蛛網膜下方的血管腫塊（瘤）破裂而出血
好發的時間帶	安靜時	白天活動時	一整天
頭痛	通常不會	通常會	會出現劇烈頭痛
意識障礙	稍為或沒有	有	有
高血壓	無關聯	有關聯	大部分有關聯

症狀

最明顯的症狀就是**劇烈的頭痛**。同時也可能伴隨劇烈的嘔吐甚至失去意識。其他像在腦中風中也看得到的四肢麻痺等症狀倒是不一定會發生。

預防

癮君子或**高血壓**（P116）患者的蛛網膜下腔出血風險相對較高。所以得盡可能戒煙、改善高血壓。不過，就算不是癮君子或高血壓患者也依然有可能被蛛網膜下腔出血侵襲。根據資料顯示，蛛網膜下腔出血和**遺傳**脫不了關係，所以只要家人裡有人曾罹患此症，筆者強烈建議一定要前往醫療院所接受腦部健檢等相關檢查。

■失智症

心智功能衰退，日常生活受影響

由於大腦的神經組織受損而造成心智能力喪失，日常生活因此產生障礙的一種疾病，通常會出現新的事物記不住、相同的話講好幾次、衣服怎麼穿都怪怪的、搞不清楚自己身在何方等症狀。根據引發失智症的原因又可分為**阿茲海默型**、**路易氏體型**、**額顳葉型**以及**血管型失智症**等等，其中以阿茲海默型失智症最為常見，大約佔整體的50%。

此外，像**慢性硬膜下血腫**、**常壓性水腦症**、**甲狀腺機能低下**（P202）等疾病也都會出現類似失智症的症狀，所以經常被搞錯。只要對症下藥加以治癒，失智症狀就會跟著消失。

症狀

失智症裡又分成和腦部障礙有直接關係，而產生的**核心症狀**以及因心理性的壓力等所引發的**行動・心理症狀**（**BPSD，又稱周邊症狀**）等。

核心症狀意謂失智症的經典症狀，指的是新的事物記不住、搞不清楚時間或地點等記憶障礙及定向障礙。根據腦部機能，透過藥物治療即可抑制惡化。失智症的健忘和老化的健忘最大的不同是，老化的確會讓人忘了體驗過的事物的某一部分，但相對於此，失智症的健忘卻是連自己體驗過的事物都忘得一乾二淨，但並非突然間什麼都搞不清楚，就算病入膏肓，喜怒哀樂等情感、自尊心都不會因而失去。

行動・心理症狀會在徘徊、暴力、妄想、失眠等病徵上產生生理、心理、環境性的影響並顯現出來。失智症患者的特徵是，其記憶或學習等**高層次腦部機能**會衰退，但另一方面，情感或慾求等本能性的機能卻反而增強。因此，就算體驗過的事物或緣由等都記不得了，情感卻依然深植內心。特別是，遭到否定、挨罵、感到不安等負面情感總揮之不去，進而轉化成壓力，以致行動・心理症狀也跟著強化並外顯出來。

對策

想方設法、給予協助避免引發行動・心理症狀或讓其惡化是很重要的。倘若老年人說了什麼雞同鴨講的話也別直接否定，看似和老年人詭異的舉動有關的東西也不要等閒視之，盡可能給予協助讓他們過得安穩點，這相當重要。另多和別人交流、保持適當的運動、攝取營養均衡的餐點、享受喜愛的興趣、睡眠充足等也都十分有效果。

圖表 3-11　老化現象的健忘及失智症的健忘之比較

老化現象	失智症
生理性的腦部變化 不會大幅度惡化 所經驗過的事物會忘記一部分 不會發生判斷力下滑等問題 對於自己的健忘有自覺 不會對日常生活產生影響	腦部疾病 會慢慢惡化 所經驗過的事物一概不記得 有可能發生判斷力下滑的問題 對於自己的健忘沒有自覺 會對生活產生影響

圖表 3-12　主要的失智症及其特徵

失智症

阿茲海默型失智症

●原因

類澱粉蛋白質堆積於腦部

●症狀、特徵

會忘記新的事物。初期有時會出現被害妄想症，一旦惡化便得尋求日常的照護，甚至會從此臥床不起

●患者特徵

是最為常見的失智症，據說有高達一半的失智症患者都屬於阿茲海默型

血管性認知症

●原因

腦血管障礙的後遺症所引發

●症狀、特徵

雖健忘的程度不如阿茲海默型嚴重，但情感不甚 定，甚至到達情感失控等地步。症狀不一（間隙性失知症）。腦血管障礙每復發一次，症狀就更加惡化

●患者特徵

好發於男性

路易氏體型失智症

●原因

突觸核蛋白這種物質堆積於腦部

●症狀、特徵

幻覺為最大特徵。患者會反覆看見具體的幻覺，例如「有好多小蟲子！」，幻　覺內容多訴諸於人、小動物、昆蟲等。有時也會出現腳部肌肉萎縮，只能碎步行走等症狀

●患者特徵

好發於男性

額顳葉型失智症

●原因

前額葉、顳葉的中心萎縮

●症狀、特徵

最大特徵是人格變化。會出現偷竊等反社會行為或偏食、暴食等舉動。一旦惡化便開始出現定型動作（反覆做同一動作）或過動情況。有時甚至會從此臥床不起。

●患者特徵

好發於初老期

對策

讓老年人動動腦、給予適當的刺激都能預防失智症。比如與人談話、聊聊天、進行一些沒做過的事等等都算是好的刺激。拼圖、計算、讀書、下象棋或奧賽羅棋等遊戲都能達到活動大腦的目的。這種時候，最重要的還是要能樂在其中。另外，好好攝取營養以讓腦部工作順暢也很重要，注意餐點是否營養均衡，並記得要細嚼慢嚥（Ｐ142），因咬合的動作也等於帶給腦部刺激。

動動身體這件事，不僅會優化全身的血液循環，連神經傳達也會變得更順暢。不妨多從事走路或游泳等有氧運動，程度上不用劇烈，稍稍冒點汗的地步就可以了。

其實腦部在失智症發病前數十年就已經開始產生變異了。由於失智症發病前一定會經過**輕度智能障礙**（Mild Cognitive Impairment, MCI）這階段，所以若能在記憶機能等衰退到某程度、也就是尚在ＭＣＩ階段時便採取適當的預防對策，其實便極有可能延緩發病或惡化。發現自己老是忘東忘西、常忘了跟人家有約、同一件事情要確認好幾次時，請諮詢醫師或護理師。

憂鬱症

老年人比其他年齡層的人更容易罹患

憂鬱症發病時會一直處於意志消沉、不管做什麼都無法樂在其中等的抑鬱狀態，進而會引發**頭痛**、**失眠**、**便秘**等生理症狀。一切的一切都和讓心情沈穩下來、提高熱情的**神經傳導物質**（Ｐ103）的功能衰退息息相關。

年輕人若罹患憂鬱症，經常登上新聞版面，但其實老年人比其他年齡層的人更容易罹患，有報告指出，70歲以上的長者裡有多達3成左右的人都是中度憂鬱症患者，主要原因是**環境變化**或**喪失體驗**等在在轉變為壓力所致。

症狀

就老年人來說，通常訴諸生理症狀的人，會多於心情變得低落或感情變得貧乏等陷入抑鬱狀態的人。而似乎也因此經常把老年人變得怕麻煩、反應變遲頓誤認是失智症而延遲就診。若是感到異於平常，請盡早諮詢醫師或護理師。

對策

憂鬱症屬於一種心理疾病。由於患者都是在身、心、靈被消磨得油盡燈枯的情況下過日子，所以盡可能地給予協助，讓他們能不慌恐地好好靜養。別鼓勵或硬要給意見，而是配合老年人的步調仔細聆聽，溫柔地予以照護。

治療

合併服用抗憂鬱藥物也就是藥物治療、心理諮商以及導正負面思考的認知療法等方法。

預防

一般認為保持運動習慣便能遠離憂鬱症。此外，走出戶外接觸大自然、平常多與人交流也都能有效預防憂鬱症。

圖表 3-13 失智症的主要症狀

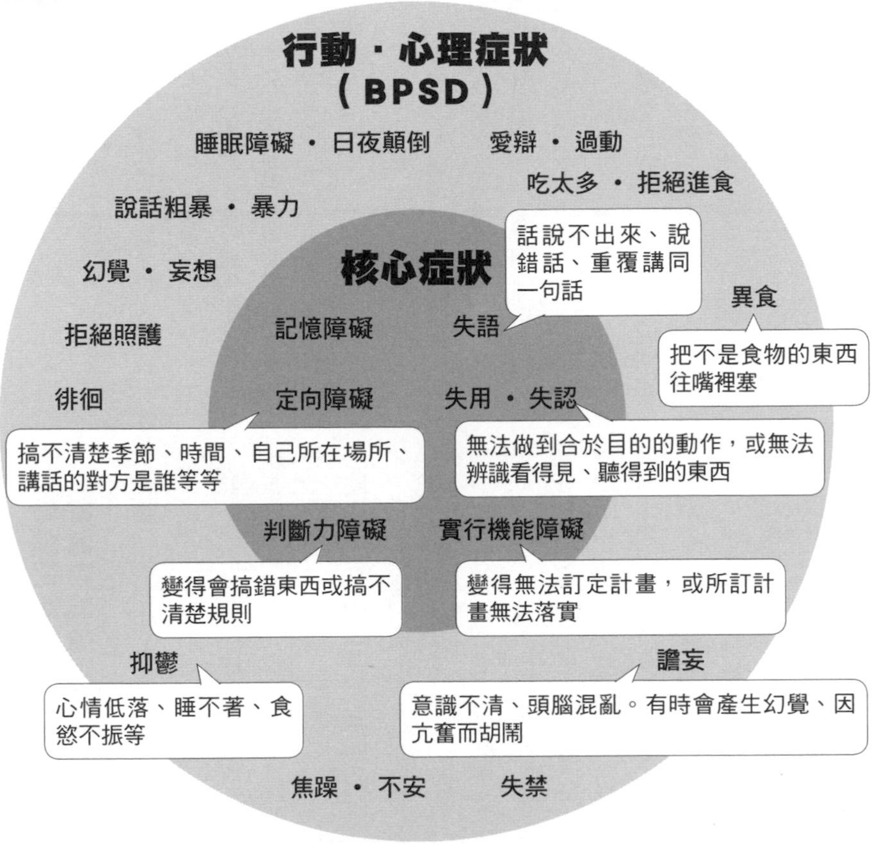

圖表 3-13 可望預防失智症的娛樂療法範例

例	內容及重點
畫圖	邊想像要塗什麼顏色？而實際上又應該是什麼顏色？
摺紙	思考過程同時邊動手。按步驟仔細地摺會更有效果。
音樂	配合音樂扭動身體。即使只是唱歌動嘴也不錯。
回想法	聊往事不僅能勾勒出記憶，還能達到溝通目的。
多人一起玩遊戲	下圍棋、象棋、打麻將等，想像對方的下一步會怎麼行動。
同步作業	邊走路邊算數、踏步同時玩舉旗遊戲、做菜時一次做好幾道等。

思覺失調症

無法區別現實和非現實

一般認為思覺失調症是因為多巴胺等腦內神經傳導物質功能異常所導致。雖和失智症的行動．心理症狀或憂鬱症的症狀類似，事實上卻是截然不同的疾病。**思覺失調症發病時幾乎沒有自覺症狀**，若發現情況有異，須即刻通報醫師或護理師。

症狀

除了**妄想**、**幻覺**等精神症狀外，也會引發思考混亂或遲緩也就是**思考障礙**，甚至有**自閉**傾向，覺得自己不再是自己等自我意識障礙等情況。

治療

透過抗精神病藥物、抗不安藥物、助眠藥物等，結合精神療法及生活療法，雙管齊下。此病雖看似治癒，卻仍有復發的可能性。由於每復發一次就變得更加棘手，所以一定要遵從醫師指示持續服藥。

脊髓是腦部和各器官的中繼站

脊髓位於脊柱中稱為**脊柱管**的管子裡。感覺資訊會沿著末梢神經先傳送到脊髓，再從脊髓送達**大腦**。而大腦下達給肌肉等的指令又會再沿著脊髓傳送給身體各部位。

此外，脊髓也負責反射動作。例如，當手碰觸到燙的東西時便會立刻縮回來。經手部傳送過來的「好燙」這項資訊一旦送達脊髓，脊髓便立刻下達指令給肌肉，讓肌肉把手縮回來，這就是**脊髓反射**。反射動作可謂是身處危險場合時，能立即反應的一種危機回避能力。

脊髓本身雖不會隨著老化而產生變化，但**椎骨**之間的**椎間盤**卻會脆弱變硬，其緩衝功能大打折扣，於是開始出現**腰部脊柱管狹窄**等症狀，帶給脊髓以及從脊髓延伸出來的神經極大的壓力，最終造成損傷。因此，老年人容易感覺遲頓、力量或平衡感也跟著衰退。

脊髓的疾病

腰部脊柱管狹窄症

腰不太會痛，但無法走長路

背骨隨著老化而變形，脊柱管變窄，脊髓受到壓迫，於是引發**坐骨神經痛**的下肢神經痛、發麻、麻痺（無力）等疾病。

症狀

除了兩隻腳會發麻外，有時還會伴隨**胯股間發熱**、**有殘尿感**、**便秘**（P159）等症狀，且由於上述情況主要發生在步行時，所以患者會變得無法走長路，出現**間歇性跛行**（P127）的情形。若老年人一旦走路就下肢疼痛、感到強烈發麻或隨著這些下肢症狀還外加排尿異常時，請諮詢醫師或護理師。

圖表 3-15　失智症的主要症狀

神經傳導物質	功能
腎上腺素 去甲基腎上腺素	可提高注意力、集中力。也會影響壓力反應。
多巴胺	和情緒、熱情有關，可激起幹勁。
血清素	具有抑制行動的功能。亦用於抗憂鬱藥物上。
乙酰膽鹼	可提高記憶力、注意力及思考能力等。以治療阿茲海默型失智症的有效藥品而備受矚目。
褪黑激素	會影響睡眠。環境一變暗便開始分泌，進而引發睡意。

圖表 3-16　脊髓及反射機制

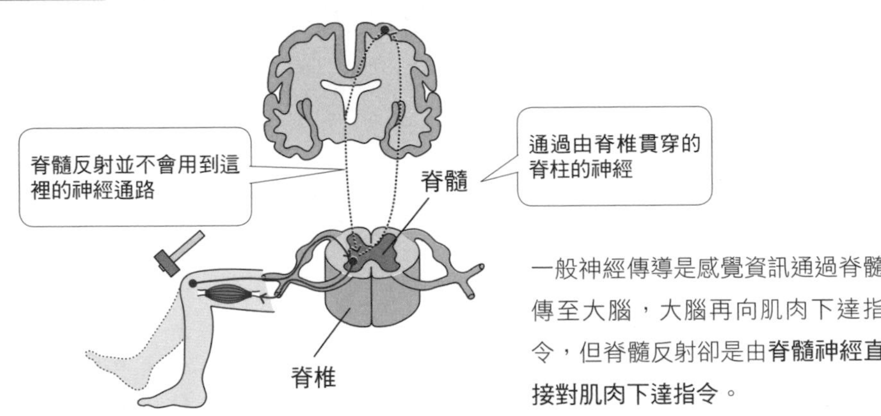

一般神經傳導是感覺資訊通過脊髓傳至大腦，大腦再向肌肉下達指令，但脊髓反射卻是由**脊髓神經直接對肌肉下達指令**。

神經系統

末梢神經

末梢神經負責把腦部所下達的指令傳達至身體各部位，以及把視覺、聽覺、觸覺等五感的資訊傳回腦部。透過此章節，來學習末梢神經的種類、構造以及好發於老年人的相關疾病。

軀體神經與自律神經

從腦部延伸出來的左右12對腦神經，以及位於從脊椎延伸出來的頸髓、胸髓、腰髓、仙髓、尾骨神經裡左右31對的脊髓神經都屬於末梢神經（P92）。末梢神經負責補捉外來的資訊傳回腦部，再從腦部接收指令傳達給肌肉、皮膚及內臟，讓各部位動起來。

軀體神經可分成感覺神經及運動神經2種，前者負責傳達熱、痛等五感資訊，後者則扮演把腦部等指令傳達至肌肉等的角色。自律神經又分成生氣、驚訝時發揮作用的交感神經以及放鬆時才開始工作的副交感神經2種，它們都默默幫助人體調整循環、分泌等功能。

末梢神經的功能容易隨著年齡增長而衰退，於是血液循環及流汗作用就變得遲頓。

另外，老化也造成人體資訊傳導速度變慢、反應變得遲頓，於是老年人就有「開始經常跌倒」、「手指頭變得很難使力」、「常來不及跑廁所而漏出來」等狀況出現。只不過，由於「話說不清楚」、「容易跌倒」等情況，也有可能是因為腦部病變所導致的神經症狀，所以得仔細觀察。

末梢神經的疾病

■末梢神經障礙（Neuropathy）

因糖尿病或代謝異常所引發

末梢神經受損因而產生疼痛、麻痺、知覺障礙等疾病，我們都稱之為**末梢神經障礙**（Neuropathy），也算是**糖尿病**（P202）的**三大併發症之一**。此外，攝取過多酒精、缺乏維他命B、尿毒症等全身代謝異常，或**類風濕性關節炎**（P197）、**膠原病**（P196）等疾病也都會引發末梢神經障礙。**血管炎**等也會局部地讓末梢神經發炎。

症狀

不管是哪條末梢神經發炎，其症狀都不一樣。若是運動神經發炎，肌力就

圖表 3-17　交感神經及副交感神經南轅北轍的功能

副交感神經

放鬆時、睡覺時開始工作

交感神經

活動時、興奮、緊張時開始工作

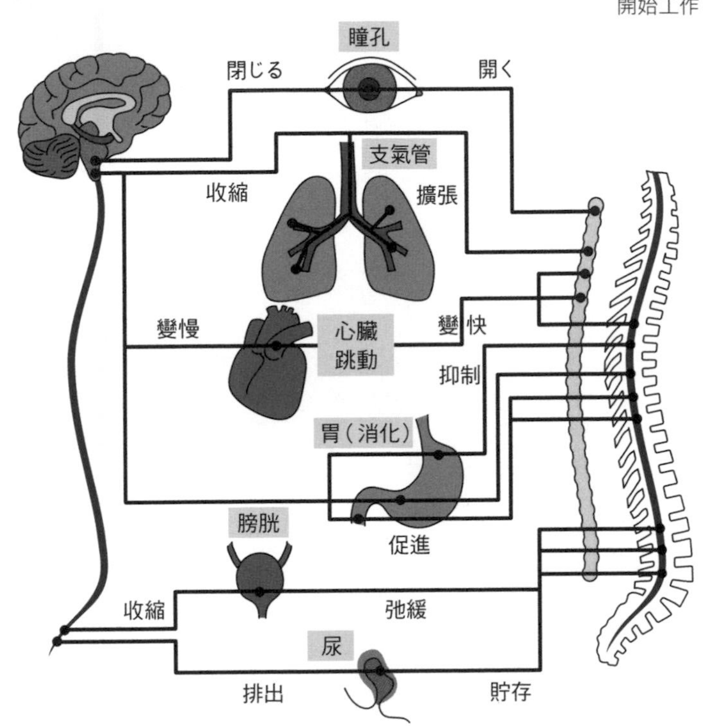

會衰退甚至肌肉開始萎縮。若是感覺神經出問題，就會開始發麻、疼痛，對於疼痛、發燒等感覺變得遲頓。**自律神經**出狀況，我們就會站起來頭便發昏、排尿產生障礙、異常流汗、拉肚子、便秘等症狀接踵而至。

再者，原因不同，症狀的顯現方式也各異。若是神經受到壓迫，則左右手腳的其中一邊會出現症狀，但相對於此，假如是**糖尿病或膠原病**作祟的的話，則身體各處都會出現症狀。

預防

老年人光將手壓在底下躺著，都會壓迫到神經進而發作，故須幫他們保暖並協助移動身體，保持血液循環順暢。

眼・耳・鼻

眼睛

眼睛是靈魂之窗，此感覺器官負責感知光線，並獲取物品的形狀、顏色、和自己的距離等資訊。視力會隨著年齡增長而下滑，或容易罹患讓視力衰退的疾病。

眼睛是接收光線資訊的感覺器官

眼睛和照相機的構造相同，負責把進來的光（像）蒐集起來放在扮演鏡頭角色的**水晶體**上，然後投射在等同底片的**視網膜**。而睫狀體負責調節鏡頭厚度、對焦；虹彩主要控光以調整光量。接下來輪到**視神經**這條感覺神經登場亮相，它會把投射在視網膜的資訊傳達至大腦。此外，眼瞼、睫毛及淚腺等則當起保鑣，保護眼睛不受髒東西或外部刺激入侵。

老年人因老化的關係導致調整瞳孔大小的肌肉孱弱，於是**瞳孔**都些微偏小，到達視網膜的光量減少，故視野經常偏暗。另外，調整水晶體厚度的肌肉也會跟著衰退，所以變得老對不到焦，看不清楚遠方，或對焦得花上較長時間。對焦功能失常、視力下滑等在在造成視野變窄，於是容易踫撞到四周甚至因而跌倒。且由於**淚腺**也不像從前發達，淚量減少之下造成眼睛容易乾澀、感染甚至對於刺激的防禦力降底。

好發於老年人的**動脈硬化**（P116）、**糖尿病**（P202）等疾病會減少送往視網膜的氧氣或營養，所以也可以說是讓老年人總是「視茫茫」的原因之一。

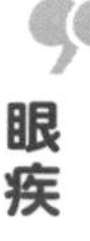

眼疾

■白內障

水晶體混濁所導致

扮演鏡頭角色的水晶體是以蛋白質為主要成分，幾乎是無色透明的。而老化會讓這蛋白質變質、變硬，於是水晶體便開始混濁並影響視力，這就是**白內障**。白內障初期時，其混濁的部分及透明的部分是交雜在一起的，但後來混濁的部分會慢慢增多，於是光線反射會整模糊或開始感到刺眼。80～90歲的老年人幾乎都患有白內障。

圖表 3-18　眼睛的構造和底片式相機相同

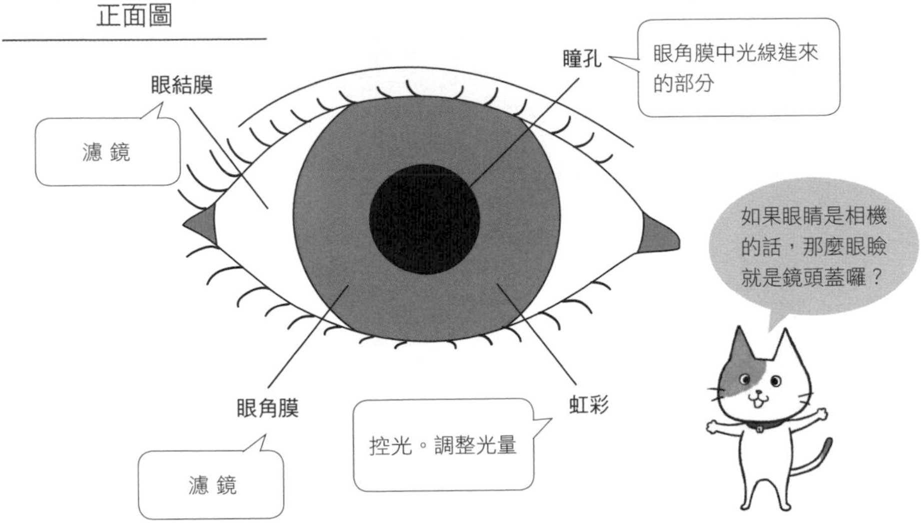

正面圖

眼結膜
濾鏡
瞳孔
眼角膜中光線進來的部分
如果眼睛是相機的話，那麼眼瞼就是鏡頭蓋囉？
眼角膜
濾鏡
控光。調整光量
虹彩

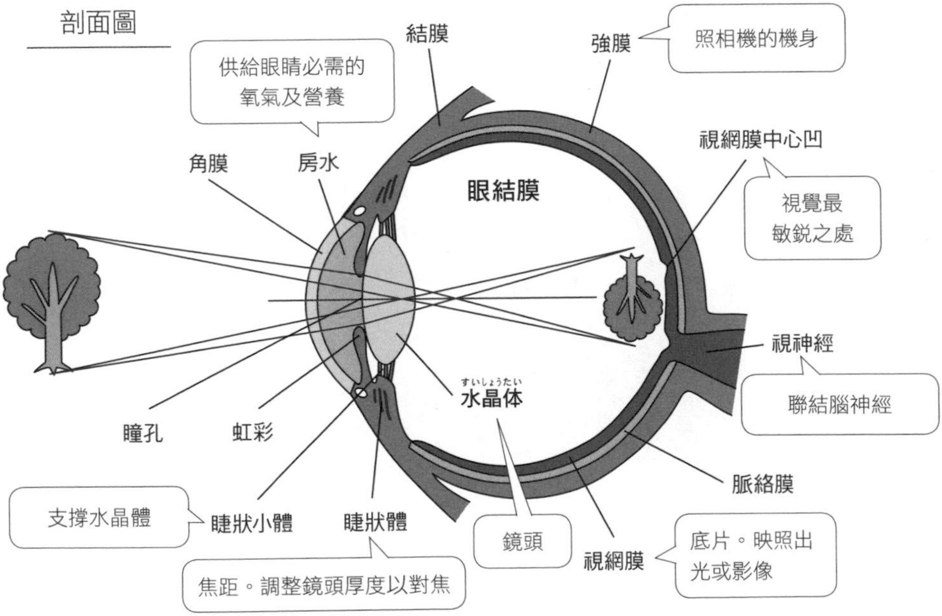

剖面圖

結膜
強膜
照相機的機身
供給眼睛必需的氧氣及營養
角膜
房水
眼結膜
視網膜中心凹
視覺最敏銳之處
視神經
聯結腦神經
水晶体
瞳孔
虹彩
脈絡膜
支撐水晶體
睫狀小體
睫狀體
鏡頭
視網膜
底片。映照出光或影像
焦距。調整鏡頭厚度以對焦

看東西的時候，扮演鏡頭角色的水晶體在捕捉到成像（如圖中的樹）後便映照在視網膜上。此時，睫狀體負責調整水晶體的厚度以方便對焦，而虹彩則調節光量。視神經接著會把映照在視網膜上的資訊傳送給大腦，讓大腦識別這棵樹。

症狀

晴天時感到戶外的陽光十分刺眼、對來向車的車燈也很刺眼、逆光的物品很難看清。由於愈遠愈看不清楚，所以有些情況會以為是近視眼加重了。

一旦惡化，眼睛看東西時便如同蒙上一層紗，物品看起來都歪歪斜斜的甚或出現疊影。

治療

白內障可用點眼藥水的方式延緩惡化。另外，透過手術取出混濁的水晶體再裝上人工水晶體（眼內鏡片）也可以矯正視力。

預防

水晶體會吸收紫外線，而**紫外線則會讓蛋白質變質**，所以若能從年輕開始便設法配戴淡色的太陽眼鏡之類的話，光線便不容易進入到眼睛裡了，這點很重要。而就算眼睛沒有感到異常，40～50歲的人最好還是定期前往眼科接受檢查以掌握眼睛的狀況，同時加以預防。

■綠內障

眼壓上升視野變窄

水晶體和眼角膜之間有層叫作**房水**的組織，裡面流滿著水分。在血管分布較少的眼睛構造裡，房水於是便扮演起滋養水晶體及眼角膜的角色。房水施與視網膜等周圍的力量稱為眼壓，標準值是10～21mmHg。眼壓一旦上升，視神經便受到壓迫進而受損，受損部位就看不見東西了，而這就是所謂的**綠內障**。綠內障是日本人失明原因的榜首，而就算眼壓在範圍值內，視神經還是可能因某種原因產生障礙進而引發綠內障（正常壓綠內障）。

症狀

眼睛充血、眼睛疲勞、視力模糊、視野缺損、視力衰退等等。有時會感到眼球漲漲的，好像從眼瞼後方被擠往外側，且光線周圍會出現一圈彩虹。不過，沒有罹患綠內障的正常眼睛會彌補視野，所以很難注意到視野產生異常，就這樣在沒有自覺症狀的情況下悄悄惡化的病例也是時有所聞。

眼壓突然急性地飆高，也就是急性綠內障發作時會伴隨**眼睛劇痛、充血、頭痛、嘔吐**等症狀。

治療

因綠內障而受損的視神經雖無法恢復原狀，但可以透過內服藥或點眼藥水來控制眼壓。另外，動手術降眼壓也是可行的選項。

預防

綠內障只要早期發現便可預防失明。不過，由於**綠內障幾乎都在沒有自覺症狀的情形下惡化**，所以定期檢查便顯得格外重要。綠內障也和遺傳有關，若親屬內有人是綠內障的患者，建議尤其要盡早就診。

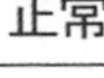

圖表 3-19　白內障的視界、綠內障的視界

正常

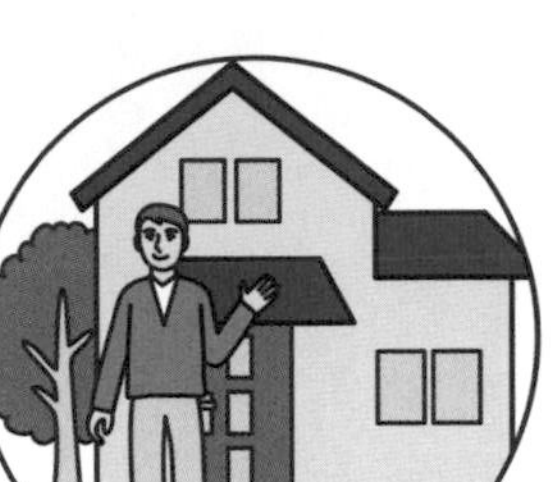

白內障

感到刺眼

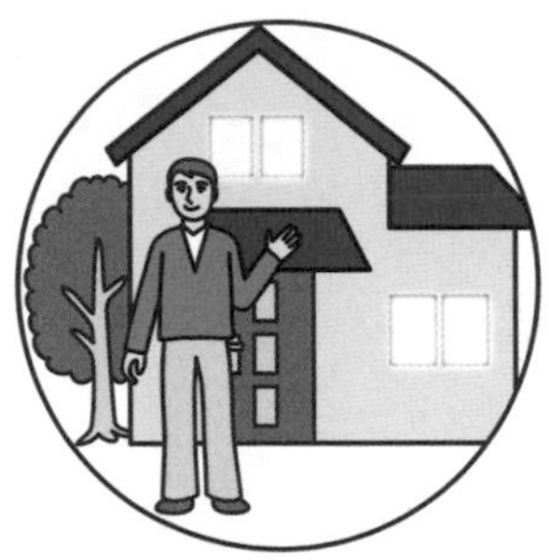

整個模糊

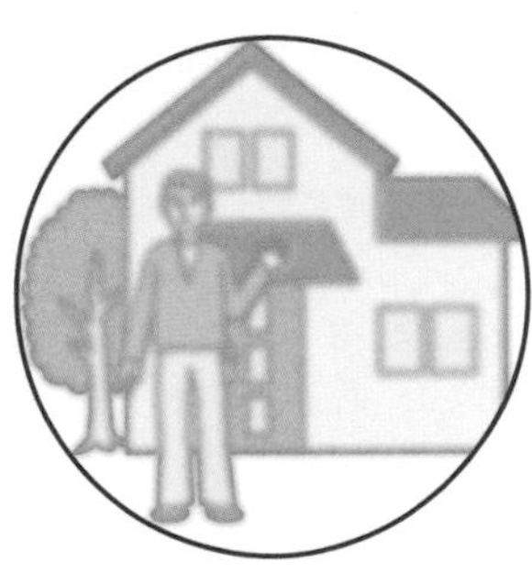

綠內障

視野缺損

<初期>

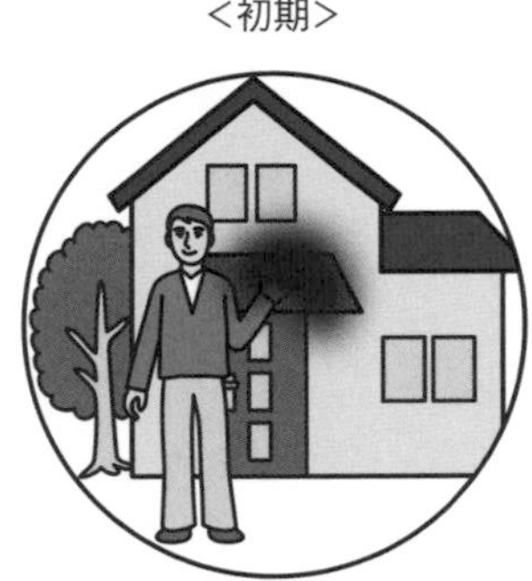

<中期>

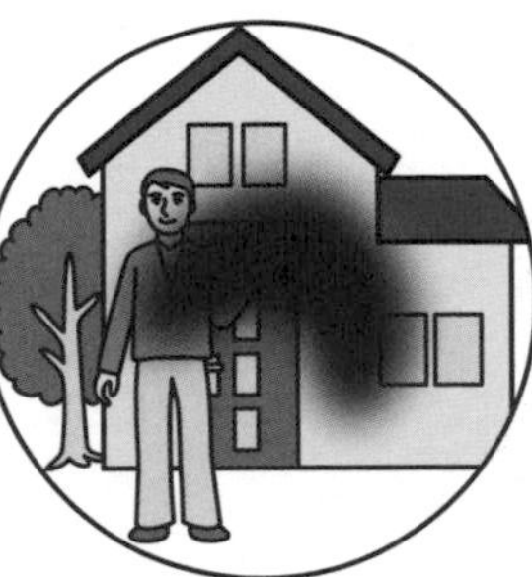

<後期>

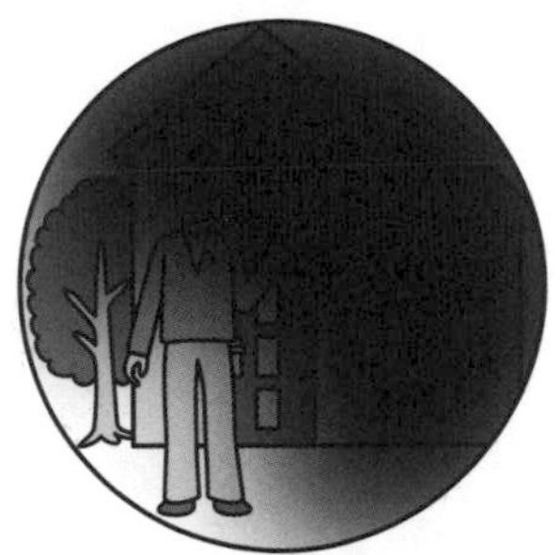

COLUMN

乾眼症

淚腺隨著年齡增長其活動力漸趨下滑，淚量減少，眼睛四周的肌肉孱弱，下眼瞼下垂。有以致之，老年人都很容易罹患乾眼症。除了眼睛會有異物感、疼痛、發癢、長眼屎等症狀外，眼睛表面的細胞功能也跟著衰退，自淨・殺菌作用無法發揮，於是也容易罹患眼角膜・眼結膜的相關疾病。請留意別讓眨眼的次數降低，且讓室溫保持恆常。

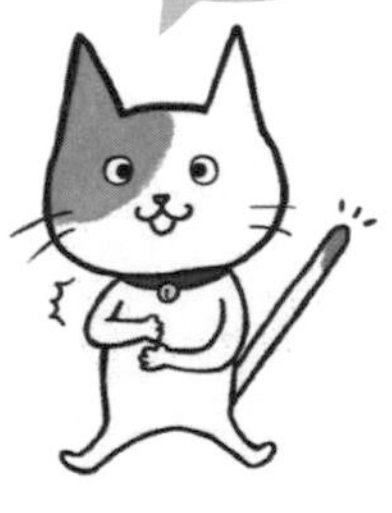

老年黃斑部病變

中央視野病變造成視力衰退

黃斑，是視網膜中解像度最高的部分，處於視野的中心。**老年黃斑部病變**是指黃斑部萎縮、或因萎縮造成視網膜血液循環變差，再因液循環變差長出的新血管出血而引發。除了老化之外，報告也指出老年黃斑部病變也和高血壓、心臟病、抽煙、偏食等脫不了關係。另外，電視看太多、電腦使用過度等眼睛長期遭受光的刺激的情況也會增加罹患老年黃斑部病變的風險。

症狀

視野的中心變暗，看不清楚，或視野有缺損，影像扭曲。

一旦單眼出現症狀，另一隻眼睛發病的機率也跟著大大提高。不幸惡化的話，不能說沒有失明的可能性，所以當發現自己視力開始衰退時，請盡早向醫師或護理師通報

治療

診斷過後通常會施予藥物治療（打針、點眼藥水）、雷射治療、光線力學療法等以維持視力。

預防

一般都認為壓力有可能造成病況惡化。此時一定要調整生活環境，多攝取營養均衡的餐點。再者，有報告指出，電子產品的畫面所產生的藍光也可能是幫兇之一。建議配戴可防藍光的專用眼鏡等以保護雙眼，定期讓眼睛獲得充分休息，盡量避免長時間使用。

COLUMN

視力衰退和心理狀態

人一旦變老，白內障、老年黃斑部病變等讓視力衰退的疾病往往無可避免地找上門。視力衰退不僅容易讓人受傷或跌倒，據說也和憂鬱症、失智症等心理狀態有關係。畢竟，看不見會造成不安，而不安就會變成壓力。切勿因為是老年人就視為理所當然，預防、治療眼疾真的十分重要！

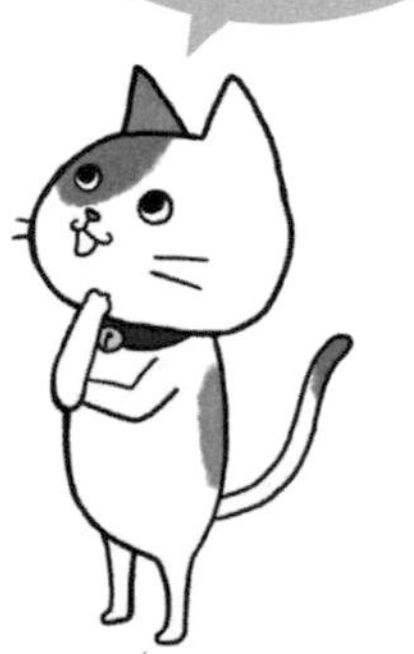

眼・耳・鼻

耳朵

接收聲音振動的感覺器官

耳朵可粗分為**外耳**、**中耳**及**內耳**。

聲音屬於一種空氣的振動（聲波），聲音在耳廓被蒐集起來，通過外耳道震動外耳及內耳間的鼓膜。位於中耳的聽小骨會進一步地擴大鼓膜的聲波再傳達到內耳的耳蝸，耳蝸內部的毛細胞再把聲波轉換成信號，信號通過內耳深處的聽覺神經後便傳達至大腦，腦部會再把這些信號細分成必要的聲音及不必要的聲音，不必要的聲音就一律忽視。之所以我們能在好幾種聲音同時並存的吵雜地方還能聽取想聽的聲音就是這個原因。

內耳裡除了耳蝸外，還有**半規管**及

耳朵從外界接收聲音，再將資訊傳達給腦部，亦即負責聽覺的感覺器官。它在身體的平衡感上也扮演著極為吃重的角色。

圖表 3-20　耳朵的構造

耳廓蒐集到的聲音會振動鼓膜。該振動接著傳送到耳蝸後轉化成電子訊號，再從聽覺神經送達大腦。

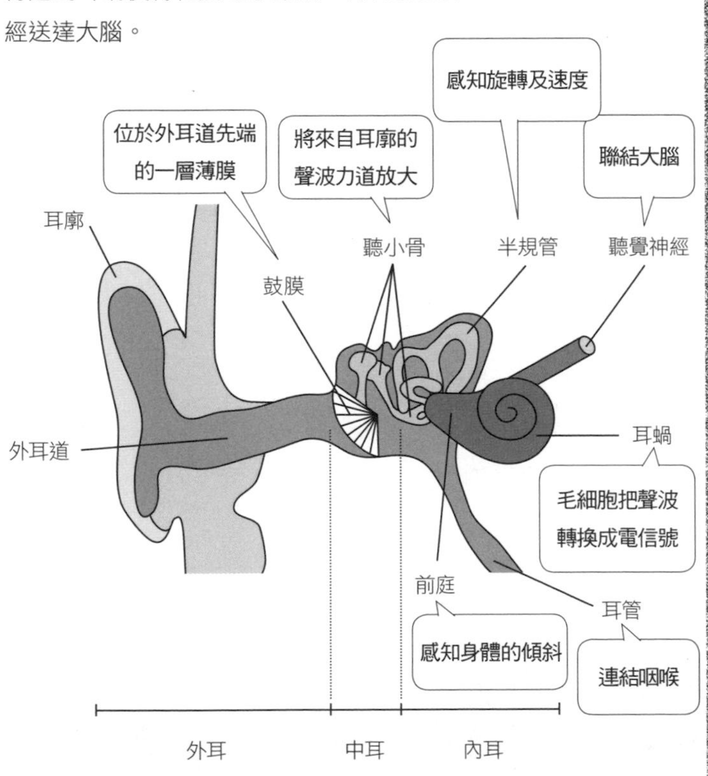

前庭，全都掌管身體的平衡感。前庭負責身體的傾斜方向及程度，半規管則感知身體的旋轉及速度。由於半規管由3根管子組成，所以又稱為三半規管。

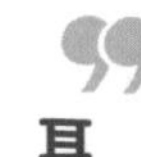

耳疾

■老年失聰

因老化導致重聽

重聽可分為外耳及內耳的聲音，傳導通路發生障礙的**傳音性重聽**以及聽取聲音的內耳或神經障礙引發的**感音性重聽**2種。耳蝸裡的毛細胞一旦遭受破壞後便無法再生，且隨著老化其數量愈來愈少，所以無可避免地產生感音性重聽。另外，聽小骨變硬，聲波的傳達變得較為困難，無怪乎發生傳音性重聽，也就是老年失聰。

症狀

兩耳會同時且同等地變得聽不清楚。患者首先容易聽不到高音，接著慢慢地連低音也開始產生困難，甚至有時睡覺時會產生耳鳴。患者聽到的聲音都有些走音、不然就是所有的聲音聽起來都差不多、有時還會出現類似摀住自己耳朵聽到自己的聲音般的感覺。還有，由於老化也帶動**腦部功能衰退**（P94），所以一旦雜音過多就變得很難聽懂，言語理解上產生一定難度。和老年人說話時不妨靠近點、用較低的聲音清楚地發音，這樣較能達到溝通的目的。

對策

老年失聰屬於一種因老化而引發的生理現象，無法治癒。儘管如此，還是可以借由助聽器來輔助聽覺功能，這樣一來便比較容易聽得到外來的聲音，所以也可以順便改善耳鳴。

預防

有時候會因堆積太多耳屎而引發重聽。另外，動脈硬化（P116）也會惡化內耳的血液循環，得特別留意。

■暈眩

極可能導致跌倒掉落，需特別小心

暈眩是指身體的平衡感及平衡功能產生障礙，常常感到天旋地轉、站不穩、輕飄飄的。內耳裡有主管平衡感的前庭和半規管，所以一旦耳朵產生異常，就會引發暈眩。而除了耳疾會引發暈眩外，**突發性重聽**、**心血管疾病**、**貧血**、**出血**等也都是暈眩成因。

就老年人而言，加上視力衰退，一旦引發暈眩，跌倒・掉落的可能性便大大增加。而跌倒・掉落均有可能釀成骨折等情況，恐有從此臥床不起之虞。

症狀

暈眩可分成天旋地轉的旋轉型暈眩，以及會覺得身體輕飄飄的、站不太穩的浮動型暈眩2種。

對應

當老年人喊頭暈時，請立即諮詢醫師或護理師。

圖表 3-21 暈眩的原因

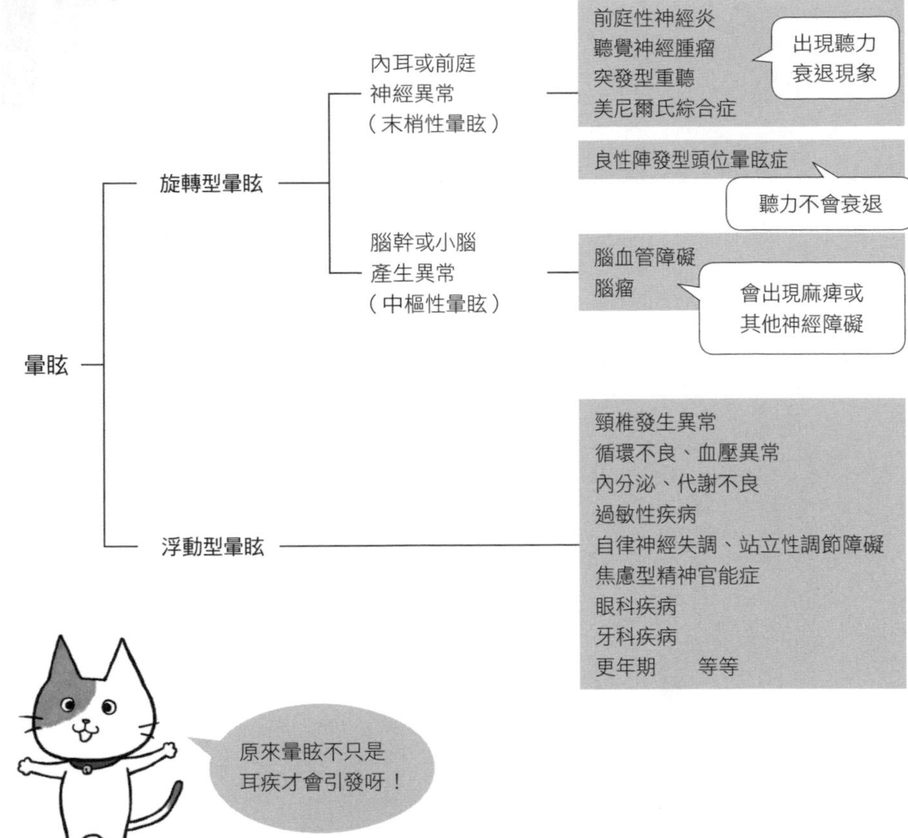

COLUMN

突發性失聰

耳朵其中一邊突然聽不見，這正是突發性失聰。患者會出現耳閉感、聲音聽起來很朦朧甚至有沙沙的雜音等症狀。原因雖至今尚且不明，但過勞、壓力、感冒等都極可能是導火線。另外，若患有糖尿病、高血壓，一般也認為是發病的高危險群。最重要的依然莫過於早期發現、早期治療。當出現聽力衰退的現象時，先別急著斷定是老年失聰，建議還是前往耳鼻喉科就診較為妥當。

鼻子

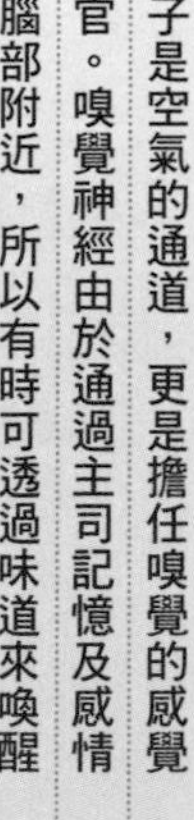

鼻子是空氣的通道，更是擔任嗅覺的感覺器官。嗅覺神經由於通過主司記憶及感情的腦部附近，所以有時可透過味道來喚醒往昔的回憶。

接收味道分子的感覺器官

鼻子是空氣的通道，就這點來看，它也可說是呼吸器官。空氣的入口叫**鼻孔**，其深處有個名喚**鼻腔**的空間。

鼻腔由鼻中隔分成左右2區，各區有3個叫**鼻甲**的骨頭（上鼻甲、中鼻甲、下鼻甲）突出來。鼻甲和壁間的空氣通道稱為上鼻道、中鼻道和下鼻道。鼻腔由黏膜（上面有密佈血管的纖毛）覆蓋著，負責加溫、加濕吸進來的空氣並吸附・去除灰塵及微生物，保護身體免受這些侵入物破壞。鼻腔上部有嗅覺細胞，可以感知隨空氣一起進入的味道分子的化學刺激。受感知的味道會通過嗅覺神經送達大腦。

事實上，嗅覺也和味覺息息相關。我們之所以能食之有味，當然得拜舌頭上的**味蕾**（P142）所賜，但藉由味覺及嗅覺等感覺資訊在大腦統整為一，我們才得以風味識之。酸、甜、苦、辣、鹹等味覺雖不靠嗅覺也感受得出來，但當層次提高，談及風味，果然還是得由味覺及嗅覺雙方共同營造。

嗅覺的老化會造成食慾下滑

嗅覺通常自40歲中後半段開始衰退，但個別差異仍然頗大，一般而言，女性這方面較為敏感。嗅覺一旦衰退，就開始聞不到風味，造成食慾衰退。另外，察覺不到腐敗就吃下肚也會引發拉肚子。**糖尿病**（P202）、**阿茲海默型失智症**（P99）、**帕金森氏症**等疾病或藥物影響也會造成嗅覺衰退的現象，請多加留意。

和鼻子有關的主要疾病包括**過敏性鼻炎**等等。視情況可服用抗過敏藥物加以因應，但如能在症狀外顯之前就先服用，效果更佳。另外，**老人性鼻漏**也很常見，這是因老化造成鼻腔黏膜功能衰退導致流鼻水的一種疾病。

圖表 3-22 鼻子的構造

鼻腔乃是空氣的通道，也可謂是身體與外在環境的接點。鼻腔表面有黏膜覆蓋，黏膜能夠吸附並去除吸進來的空氣裡的灰塵與微生物等等。

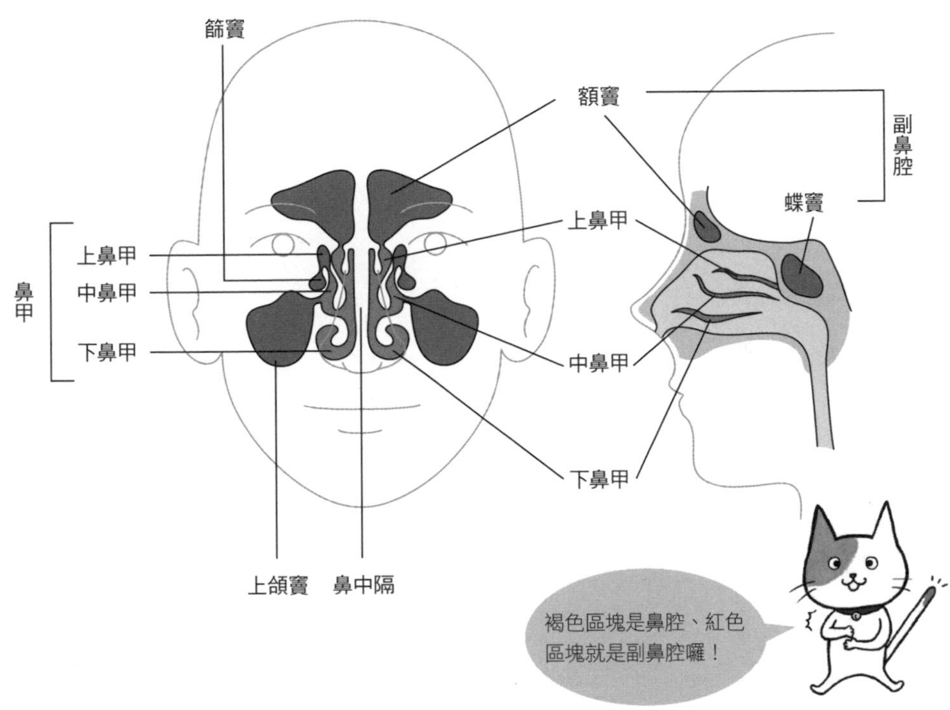

COLUMN

副鼻腔

鼻腔周圍有個名喚副鼻腔的空間。副鼻腔又可分成位於雙頰內側的上頜竇、雙眼間的篩竇、額頭內側的額竇以及鼻腔深處的蝶竇等 4 個部位，全部大小約占顏面的 2/3。副鼻腔依然透過細微孔洞和鼻腔相通，也和鼻腔一樣由帶纖毛的黏膜覆蓋，可去除灰塵及微生物。

循環系統

認識循環系統

血管和心臟等都統稱為循環系統。循環系統會藉由血液的流動，把氧氣及養分輸送到身體各部位，再順道回收二氧化碳及廢棄物。

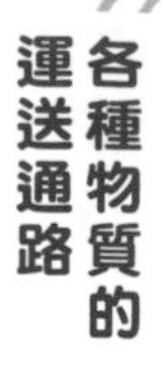

各種物質的運送通路

循環系統負責把生存上不可或缺的養分及氧氣運送至全身的細胞，同時回收二氧化碳及廢棄物後帶至身為排泄器官的腎臟。而肩負此重責大任的當然非**心臟**及**血管**莫屬，心臟扮演幫浦角色，而血管則是血液的通道，這些全部統稱為循環系統。有時淋巴系統（P195）也會算在內。

血液循環可分成**體循環**（又稱為大循環）及**肺循環**（又稱為小循環）2種。體循環是心血管循環系統中，攜帶充氧血離開心臟，進入身體各部位進行氣體交換及運輸養分後，將缺氧血帶回心臟的部分。相對於體循環的另一種血液循環則稱為肺循環，是心血管循環系統中，攜帶缺氧血離開心臟，進入肺部進行氣體交換後，將含氧血帶回心臟的部分。

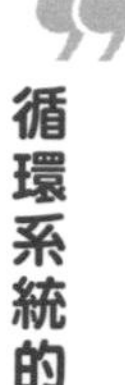

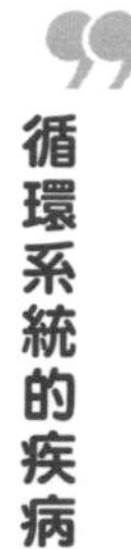

循環系統的疾病

■高血壓

日本的患者總數達1千萬人

高血壓在循環系統疾病中最常見，意指血壓一直保持居高不下的狀態。

高血壓又可分成會伴隨**甲狀腺**、**副腎**、**腎臟疾病**的二次性高血壓，以及除此以外的**本態性高血壓**2種。日本人所患的高血壓中約有9成屬於本態性高血壓。

大部分本態性高血壓的成因都是**動脈硬化**。血管一旦因動脈硬化而變窄甚至血液循環惡化，身體為防止腦部的氧氣不足就會升高血壓，無怪乎容易罹患高血壓。

症狀

主要的自覺症狀是**頭痛**、**想吐**、**頭暈**、**目眩**等等，但也有人會長期無症狀地過日子。

一旦高血壓長期未獲改善，動脈硬化便愈來愈嚴重，**腦出血**（P96）、**腦梗塞**（P94）、**心臟功能衰竭**（P119）、**狹心症**（P120）、**心肌梗塞**（P120）、**腎臟功能衰竭**等重大疾病便接踵而至，所以絕對不能掉以輕心！就算

圖表 3-23　循環系統的大血管及血液循環

體循環是心血管循環系統中，攜帶充氧血離開心臟，進入身體各部位進行氣體交換及運輸養分後，將缺氧血帶回心臟的部分。相對於體循環的另一種血液循環則稱為肺循環，是心血管循環系統中，攜帶缺氧血離開心臟，進入肺部進行氣體交換後，將含氧血帶回心臟的部分。

毛細血管

進行氧氣及二氧化碳的交換

①由心臟往腦部

上行大動脈

②由腦往心臟

上大靜脈

③由心臟往肺臟。雖是動脈但屬於靜脈血

肺動脈

④由肺臟往心臟。雖是靜脈但屬於動脈血

肺靜脈

下大靜脈

②由全身往心臟

①由心臟往全身

下行大動脈

淋巴

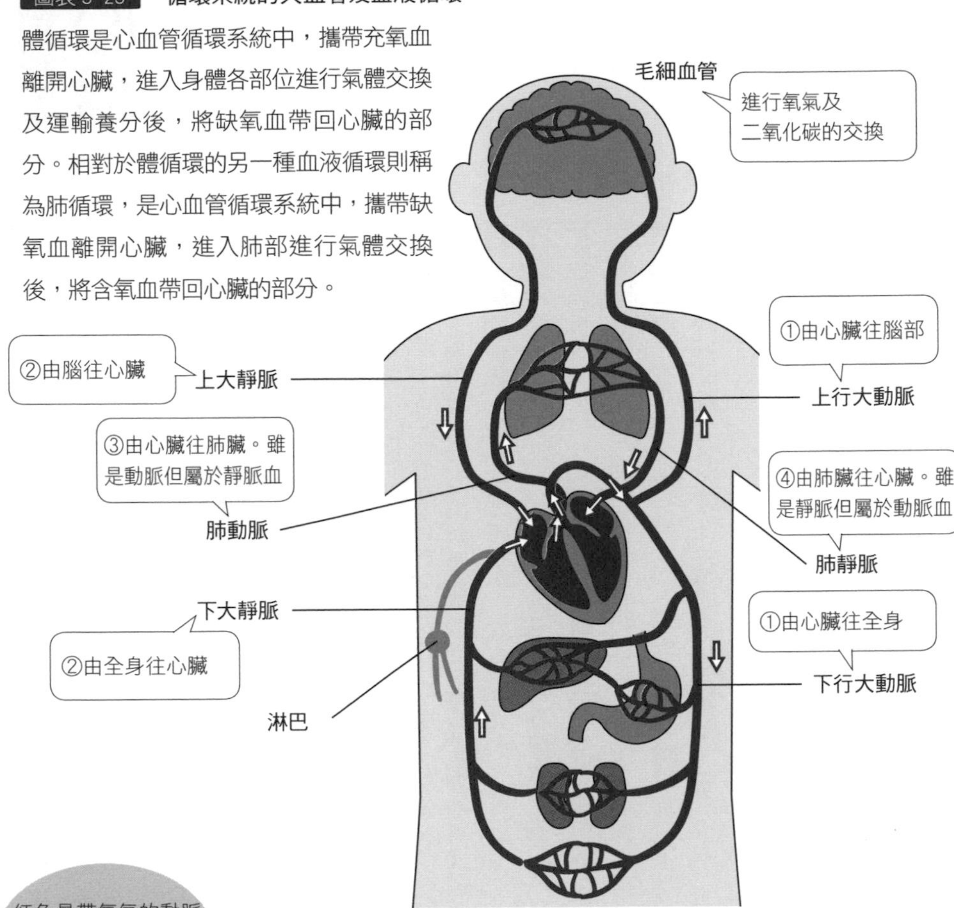

紅色是帶氧氣的動脈血、灰色是二氧化碳較多的靜脈血哦！

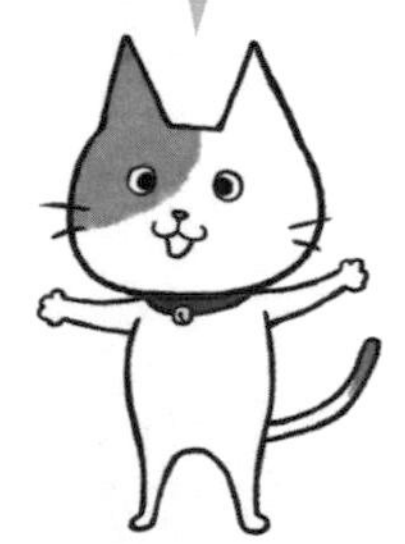

沒有出現自覺症狀，也依然別忘了每天檢視**生命跡象**（P80），若發現血壓居高不下，請立即諮詢醫師或護理師。

對策

首當其衝的是得**控鹽**（1天不超過6g），因為**食鹽是動脈硬化的最大主因**。另外像抽煙、飲酒過量、運動不足、累積太多壓力等也都算幫兇，一定得好好重新調整生活習慣。如果排除上述原因還不見好轉，就得開始服用降血壓藥並持續改善生活習慣。

預防

預防重於治療，最重要的，還是平常便養成正確量測血壓的習慣。另外，重新審視生活習慣以提早遠離高血壓也很重要。

心臟

心臟會反覆地收縮及舒張，讓血液循環全身。雖心臟屬於不太會老化的臟器，但高血壓及動脈硬化等依然是造成心臟疾病的主因。

把血液送往全身的幫浦

心臟可分為接收血液的**右心房**、**右心室**以及送出血液的**左心房**、**左心室**等4個空間。血液透過心臟的跳動便從心房送出，且血液輸送通路都是單向通車，附在各空間的出口的瓣膜負責防止血液逆流。

血管也可分成把血液從心臟送往身體各部位的**動脈**，以及把血液送回心臟的**靜脈**。血液裡都挾帶著氧氣或二氧化碳，我們把富含氧氣、呈鮮紅色的血液稱為動脈血，相對地，把溶入大量二氧化碳、呈暗褐色的血液叫作靜脈血。

從全身各處回流的靜脈血會經由上大靜脈、下大靜脈回到右心房，再從右心室通過肺動脈送往肺部。在肺部吸收完氧氣後，再經由左右2條肺靜脈進入左心房。之後通過二尖瓣送往左心室，借助左心室的強力收縮從大動脈再次送往全身各處。

心臟乃透過名喚刺激傳導系統的系統，反覆地收縮和舒張且很有規律地跳動。每每從冠狀動脈獲得氧氣及養分，便自動地向心臟內部傳導電子刺激，於是構成心臟的心肌便收縮。

心臟不太會老化

心臟是維持生命活動最重要的器官之一，因此，其功能不太會衰退，雖心臟隨著老化在安靜時其收縮會減緩，但由於每一次擠壓出的血液量會增加，所以1分鐘心臟送出的血液量（心輸出量）其實變動不大，被送往身體各處的血液量是十分充足的。不過，當人體處於運動或生病等狀態時，心臟為了送出較多的血液而不得不增加心跳數時，氧氣吸收品質便會變差，難免會給心臟帶來負擔。

常見的心臟疾病

圖表 3-24 **心臟是血液的幫浦**

心臟可分為接收血液的右心房、右心室以及送出血液的左心房、左心室等 4 個空間，各個空間各有二尖瓣或三尖瓣等瓣膜防止血液逆流。

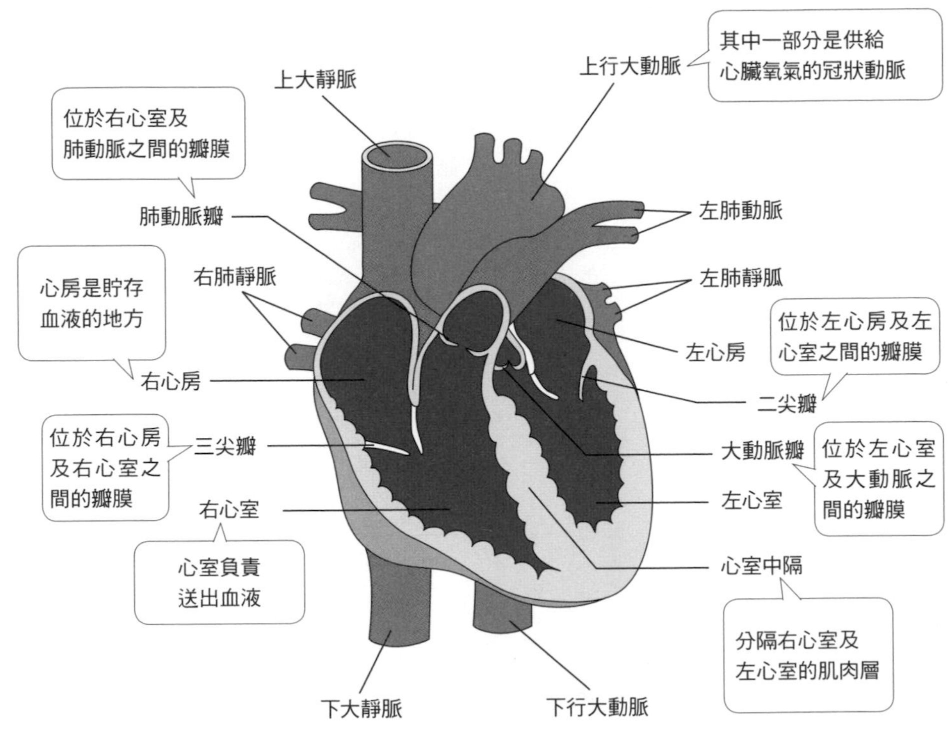

心臟衰竭

全身負擔加重

所指的是心臟功能衰退、無法充分送出血液的狀態。除了**冠狀動脈疾病**（P120）、**心臟瓣膜症**（P122）、**心律不整**（P122）等等疾病外，像**先天性心臟病**、**肺炎**（P136）、**貧血**（P193）、**腎功能衰竭**（P170）、**尿道感染**（P172）、**糖尿病**（P202）等也都可能造成心臟衰竭。

心臟衰竭又可以分成**左心功能衰竭**及**右心功能衰竭** 2 種，前者指送出血液的功能衰竭，後者則表示接收血液的功能衰竭，而容易 2 種同時發生的情況又好發於老年人，這是最大特徵。

症狀

輕微的心臟衰竭大概只會在活動時發生喘不過氣的情形，一旦是重症時，連在安靜的情況下都會發生呼吸困難。而短時間內便重症化的急性心臟衰竭，則除了會出現呼吸困難外，還會有心跳過速、心律不整等症狀，且一旦收縮壓（最高值）達到80㎜Hg以下，就會開始意識不清。

左心功能衰竭發作時患者會出現**喘不過氣**、**容易疲勞**、**心悸**、**手腳冰冷**、**膚色不佳**等症狀。另外，由於送往**腎臟**的血流量減少的關係，所以尿量也跟著減少，身體蓄積過多水分，於是體重會增加。

右心功能衰竭則會造成靜脈鬱滯，於是出現水腫。且由於肺部的氣體交換不順暢，會有點上氣不接下氣，且一旦重症化，就算安靜時也會氣喘甚至呼吸困難，於是都會開始採取呼吸較為輕鬆的**起座呼吸**。患者有時也會出現頸動脈擴張、腹水、嘔吐及食慾不振等症狀。

治療

急性心臟衰竭發病時得保持安靜，除了**導入氧氣**或**服用利尿劑**、**血管舒張藥**外，還得外加可強化心臟功能的藥品。慢性心臟衰竭患者一定要定期就診，服藥同時盡量別再帶給心臟負擔。

■狹心症

心臟一時陷入缺氧狀態

心臟畢竟也是由細胞組成的，所以氧氣及養分仍然不可或缺。包圍在心臟周圍的**冠狀動脈**就是專門供給這些必需品給心臟的要角。當冠狀動脈變窄、堵塞、無法充分供給心臟血液時就叫作**冠狀動脈疾病**，又可分成**狹心症**及**心肌梗塞**2種。

一旦因動脈硬化（P116）等原因而造成心臟血液通道變窄，當身體需要比平常更多的氧氣時，血液供給就會顯得慢半拍，心臟於是容易陷入缺氧狀態，於是引發狹心症。

症狀

狹心症容易在運動、走路或爬樓梯時發作，發作時患者胸口會有緊迫般的疼痛，暫時休息個數十秒到10分鐘左右便得以緩解。有時也會在安靜時發作。

治療

可防止發作的**硝化甘油**可做成舌下含錠（P231）或貼布使用。冠狀動脈旁路移植，則為可以幫助人體聯結健康血管的手術，還有心導管手術則有助於擴張血管，這些手術都可以幫助我們恢復被阻斷的心肌血流。

■心肌梗塞

冠狀動脈的血流停止

因動脈硬化等原因而導致血栓堵塞冠狀動脈，氧氣輸送不到之後的心臟，心肌無法正常發揮功能下最後細胞壞死，這就是心肌梗塞。

症狀

心肌梗塞發作時，胸口會出現彷彿被火鉗刺中般的劇烈疼痛或左肩、左臂、心窩會持續疼痛20分鐘以上。有時還會出現冒冷汗、想吐、呼吸困難、失去意識等情況。

若一旦伴隨心臟衰竭或心律不整，

圖表 3-25　冠狀動脈疾病有 2 種

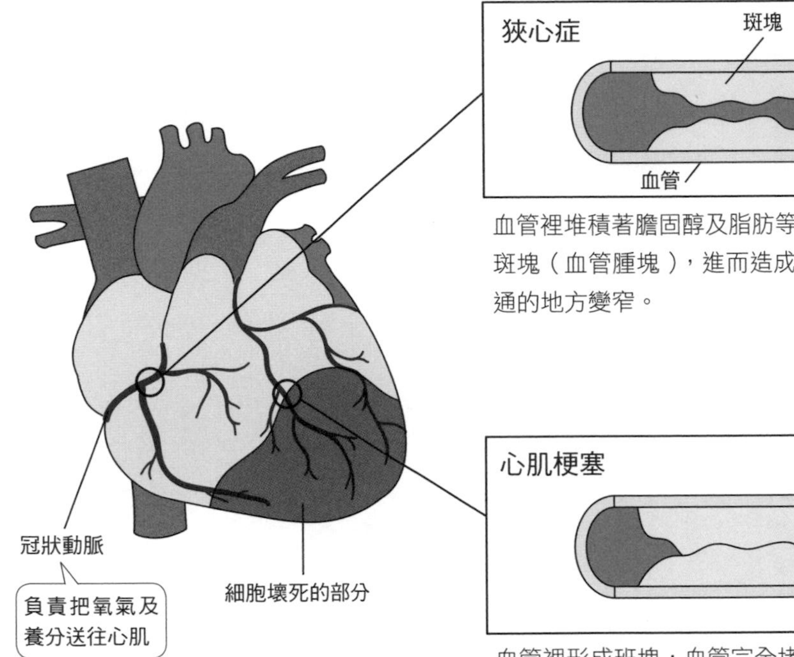
狹心症
斑塊
血管
血管裡堆積著膽固醇及脂肪等，而形成斑塊（血管腫塊），進而造成血液能流通的地方變窄。
心肌梗塞
血管裡形成斑塊，血管完全堵塞，血液無法流通。
冠狀動脈
負責把氧氣及養分送往心肌
細胞壞死的部分

那麼就極可能會造成心臟停止跳動。亦即，發作後1～2個鐘頭內是否能立刻進行手術乃是生死關鍵。故當出現劇烈的胸痛時，請立即呼叫救護車前往醫院就醫。

老年人發生心肌梗塞時通常不會太疼痛，反而會出現**冒冷汗**、**疲勞感**、**牙齒浮動感**、**胃部灼熱感**等情形。由於有時也會立刻陷入意識不清或休克狀態，所以發現他們比平常沒精神、臉色蒼白、想吐或食慾不振時就得特別留意。

治療

透過抗血液凝固藥物等加以治療。若要動手術的話則和狹心症的部分相同。當然最重要的還是得改善生活習慣，如果發現**糖尿病**（P202）、**高脂血症**（P204）、**高血壓**（P116）、**高尿酸**（P206）等是致病的真正主因，當然也要立刻進行治療。

■心律不整

雖幾乎可治癒，但也有致命的可能

電氣刺激為規律心跳而從右心房的竇房結開始出發，從房室結開始分成左右雙腳傳達給整個心肌。一旦因**心肌梗塞**（P120）、**心臟衰竭**（P119）、**瓣膜性心臟病**等心臟病、甲狀腺疾病、高血壓、老化、壓力、睡眠不足、疲勞等因素造成某些地方傳達不順暢，心肌就會擅自動作。心跳數或節奏因此開始紊亂，這狀態就稱為心律不整。

靜養時的心跳數是100下以上／分屬於**心跳過速型心律不整**、60下以下／分則是**心跳過緩型心律不整**，只有一瞬間節奏紊亂的叫作**期外收縮**。有些心律不整甚至沒有症狀。

心律不整也會發生在健康的人身上，雖無需接受治療，但心房或心室快速、細微震動，心臟無法充分送出血液的**心房顫動**、**心室顫動**、**心室發生連續期外收縮**的心室性心博過速都有可能危及性命。心房顫動容易在心房內產生血栓，血栓一旦移動就可能造成腦梗塞等疾病。

症狀

大多數心跳過速型心律不整患者會覺得心悸，有時心跳過速、紊亂都會讓人失去意識。心跳過緩型心律不整在輕症時雖無症狀，但一旦到了40下以下／分，老年人就極可能因此演變成心臟衰竭或不省人事。

治療

心跳過速型心律不整，主要透過抗心律不整藥治療。而當中的心導管手術，則是根治最有效的療法；從腹股溝的靜脈插入導管至心臟裡，用電氣刺激燒灼有問題部分的心肌細胞或多餘的刺激傳導通路。

心跳過緩型心律不整，則動手術加裝人工心律調節器。它會幫助患者察覺心臟跳動是否有中斷，或間隔一定時間的情況，並把電子刺激送達心臟，以調整回正常的節奏。

心室性心博過速或心室顫動的復發可能性極高者，建議動手術植入ＩＣＤ（**植入型除顫動器**）。

預防

小心過勞或睡眠不足，咖啡因含量多的飲料要忌口，努力戒煙。為避免累積心律不整帶來的不安或壓力，請多和醫師商量對策。

平常就要養成量測心跳的習慣，當靜養時突然感到心悸時就立刻量測脈博。若靜養時仍持續心跳過速，就得懷疑可能是**肺炎**或**心肌梗塞**等其他疾病作祟，請立即諮詢醫師或護理師。

■瓣膜性心臟病

血液無法順暢流通

位於心臟的4個瓣膜中的**大動脈瓣**及**二尖瓣**失去功能，就不再能肩負重責大任。

可分成先天性的或由類風濕性關節

圖表 3-26　瓣膜性心臟病可分成瓣膜狹窄及瓣膜閉鎖不全

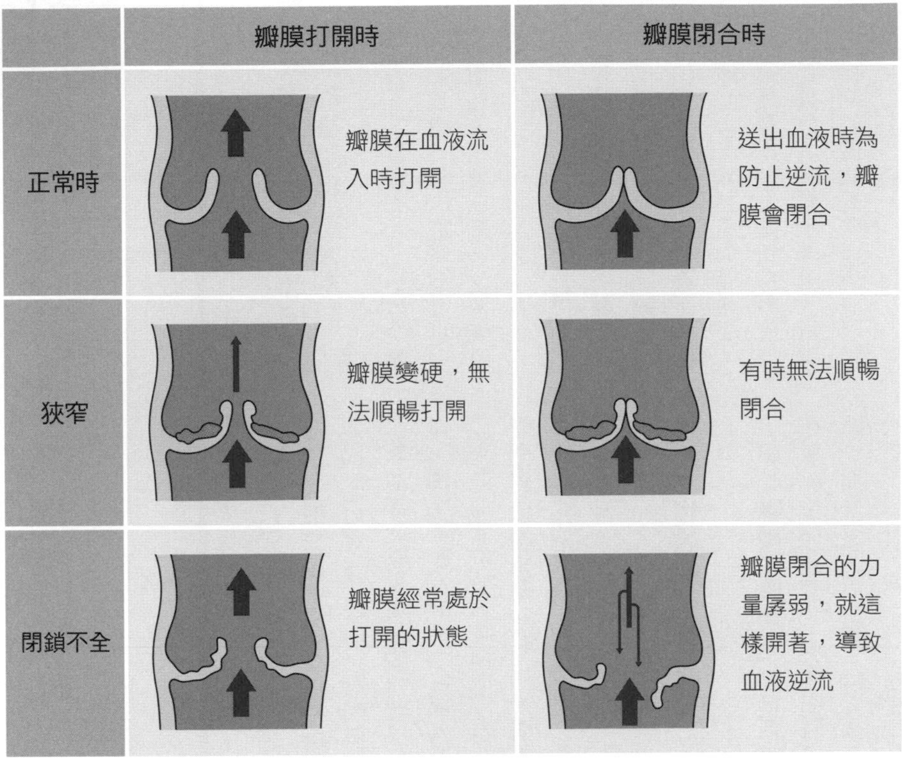

	瓣膜打開時	瓣膜閉合時
正常時	瓣膜在血液流入時打開	送出血液時為防止逆流，瓣膜會閉合
狹窄	瓣膜變硬，無法順暢打開	有時無法順暢閉合
閉鎖不全	瓣膜經常處於打開的狀態	瓣膜閉合的力量孱弱，就這樣開著，導致血液逆流

炎、動脈硬化、心肌梗塞等引發的後天的、甚至原因不明。老年人較常發生大動脈瓣，如同動脈硬化般變硬造成無法順暢打開，也就是**大動脈瓣狹窄**或**瓣膜的閉合孱弱**，而讓血液逆流的二尖瓣閉鎖不全。

症狀

患者會產生**心悸**、**氣喘**、**疲勞感**、**胸痛**、**呼吸困難**等症狀且上述症狀都會慢慢惡化，且一旦身體習慣後，就自覺不到症狀。

治療

服用可增強心肌收縮力的強心劑、可減少血液量及心臟負擔的利尿劑、可優化血液循環的血管擴張劑等以緩解症狀並遏止惡化。另外，修復瓣膜或動脈手術裝上人工瓣膜等都是不錯選項。

血管

動脈、靜脈、微血管如蜘網般佈滿全身，讓血液得以順暢循環。不同於心臟，血管這器官是很容易隨著老化而產生變化。

由心臟出發的動脈，和回到心臟的靜脈構造大不同

血管是運送血液的管子，可分為**動脈**、**靜脈**及**微血管**3種。血管愈靠近心臟就愈粗，愈往末梢就愈細，密密麻麻佈滿全身。

負責把血液從心臟送往組織的動脈，其管壁較厚且具有彈性，而靜脈的管壁相較於動脈顯得較薄且內腔較大。靜脈之所以都有瓣膜，是為了讓血液反重力回到心臟時不會因為重力而逆流。微血管的管壁最薄，以方便和身體各組織交換氣體及養分。再者，淋巴管負責回收無法直接回到微血管的組織液再將其導回靜脈。

動脈、靜脈的血管壁可分成內膜、中膜、外膜3層，但微血管就只有內膜而已。內膜是包覆血管最內側的膜，為了讓血液流動得更為順暢所以又薄又平滑。由平滑肌及彈性纖維構造而成的中膜主控血管的收縮及擴張。最外側的外膜則由結締組織（P16）構成，支撐著血管並加以保護。

老化的影響甚鉅

由心臟出來的動脈，會開始細細分枝以聯接微血管，滙集同時又聯結靜脈，並再度回到心臟。每一條血管都透過血管吻合聯結，所以就算在某個地方堵塞了，也還是能迂迴地繼續流動。而沒有血管吻合機制的**腦部**、**肺**、**肝臟**、**腎臟**、**脾臟**、**心臟**等的細小動脈一旦血管堵塞，那麼氧氣及養分便無法順暢輸送，組織便會壞死。

靠著心臟的幫浦作用流到腳尖的血液，之所以能再回到心臟，幕後功臣當首推肌肉幫浦，藉由腿肚子的收縮，血液才能像被划動的水般又流回心臟。

血管會隨著老化而大大改變。動脈變硬、彈性變差，於是造成**舒張壓上升、收縮壓下降**（P82）。且由於血管內腔變窄，血管就更容易被血栓堵住，腦梗塞（P94）及心肌梗塞就堂而皇之、登堂入室了。

圖表 3-27 動脈、靜脈、微血管構造大不同

靜脈

血管壁較薄、內腔較大，為避免反重力送出血液時逆流而長有瓣膜

動脈

血管壁較厚，且具彈性。以耐得住從心臟被擠壓出的血液壓力。

血液循環

外膜 中膜 基底膜 內膜 瓣膜

外膜 中膜 基底膜 內膜

微血管

血管壁比靜脈更薄以透過管壁交換養分及氣體

基底膜 內膜

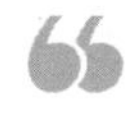

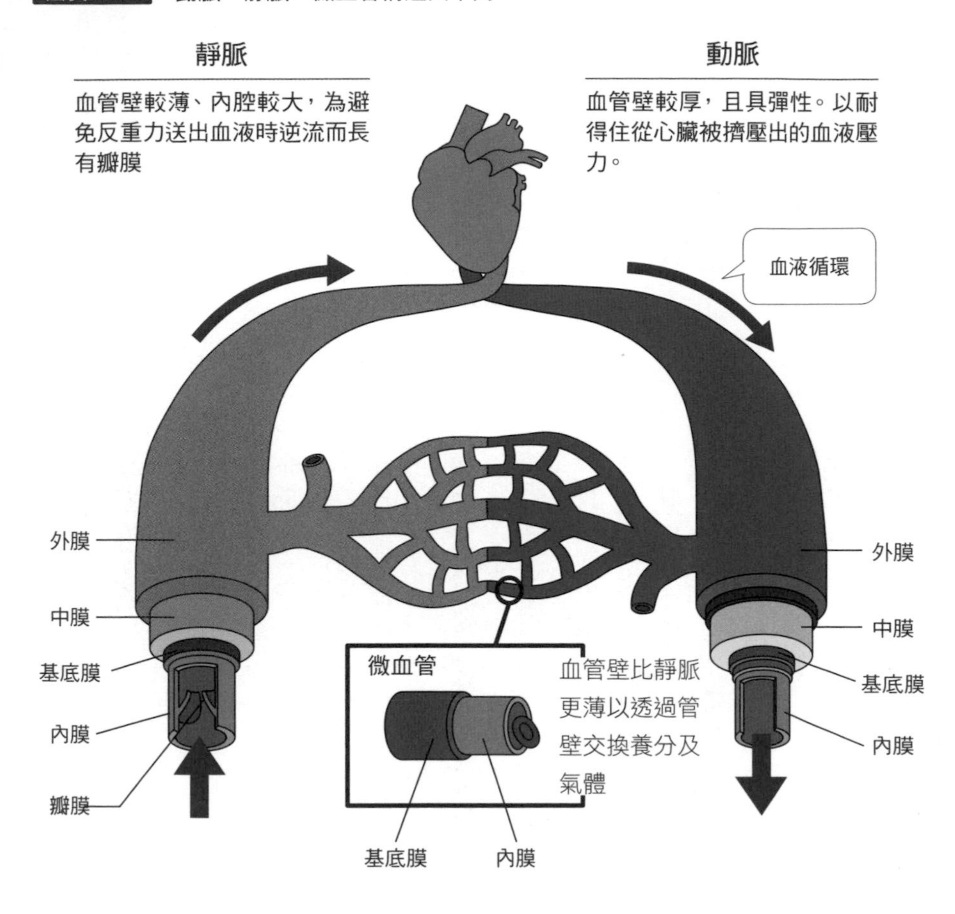

常見的血管疾病

■動脈疾患

發生於大動脈的疾病通稱

動脈負責把血液送往全身各處，所以一直承受著高壓，特別是大動脈的負荷最重，於是容易引發**大動脈瘤**及**主動脈剝離**等各種疾患。

因動脈硬化等而變硬的大動脈管壁，受到血壓衝擊所形成瘤狀物便是大動脈瘤。較常見的是**胸部大動脈瘤**及**胸腹部大動脈瘤**，而一旦周邊組織受到壓迫就會開始出現症狀。大動脈管壁的內層因而產生斷裂，就稱為**主動脈剝離**。裂開的地方會大量地流入血液形成「偽腔」，爾後血液流過時會在胸部或肩甲骨之間產生劇痛。

症狀

大動脈瘤一旦破裂便會伴隨劇痛，引發大量出血甚至因而至死。

而主動脈剝離的情況是動脈分枝部分堵塞，血流受阻，據其堵塞的部位發生**腦中風**（P94）、**心臟病**、**腰痛**、**手腳麻痺**疾病或症狀等等。

治療

大動脈瘤若還停留在瘤較小且無症狀時，可透過服藥加以治療並持續追踪觀察。可是，不管是大動脈瘤或主動脈剝離，一旦有破裂的危險性，就得考慮動手術置換人工血管或從鼠蹊部血管插入導管，在血管內放置主動脈支架。

■末梢動脈疾患（PAD）

四肢皆出現症狀

動脈硬化（P116）導致手或腳的動脈血流惡化的一種疾病。

症狀

手腳發麻、皮膚溫度下降、膚色蒼白等初期症狀較不易外顯，一旦到了中期，只要稍為走點路就肌肉痛甚至走不動，但稍事休息過後卻又能恢復正常，亦即**間歇性跛行**便相當明顯。一旦太晚發現就只能開刀解決，所以一定要早期發現以遏止惡化。

治療

服用抗血小板藥或血管擴張藥以改善血液循環，有時動動**繞道手術**令阻塞的血管另覓出路，或導管手術都是不錯的選項。而當疼痛消失後，也可以跑步機作為運動療法。

■深部靜脈血栓（經濟艙症候群）

初期是腳部水腫

長時間不動腳且一直保持相同姿勢，造成下肢或骨盤內等深處的靜脈產生**血栓**的一種疾病。血栓會透過血管隨著血液堆積在肺部，這就是**肺梗塞**，會出現**胸痛**、**呼吸困難**、不省人事等症狀，陷入危險的狀態。

症狀

初期是腳會泛紅、發腫甚至疼痛，一旦惡化便出現**水腫**或**發紺**（皮膚變白色或紫紅色）。

治療

服用抗凝固藥物，重症的話則動手術去除血栓。

預防

由於此病好發於術後安靜時，一旦有狀況時，不妨用腳指反覆地玩剪刀石頭布，上下動動腳踝或腳尖或按摩一下腿肚子等，讓腳好好動一動。

圖表 3-28 引發末梢動脈疾患的動脈硬化及其血管狀態

正常	動脈硬化	
	狹窄	閉塞
血管未出現障礙，血液暢行於血管。	內膜堆積了膽固醇等使得血管變窄。	內膜因堆積了膽固醇等使得血管變窄。

圖表 3-29 末梢動脈疾患的惡化

末梢動脈疾患會讓患者走路時腳部肌肉疼痛。一旦置之不理，就算不動時腳也會發疼，不幸再惡化的話，則腳部組織便壞死、發黑。

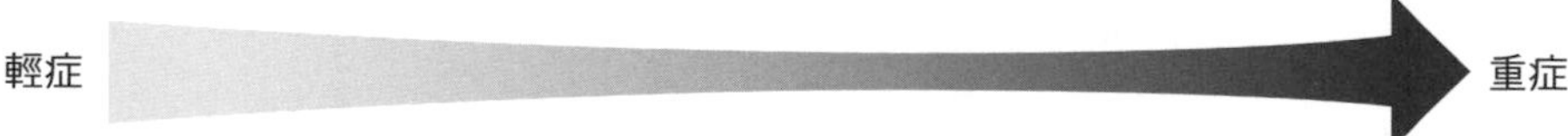

無症狀

大部分沒有自覺症狀，但有時會發麻或手腳發冷。

間歇性跛行

走路時腳就痛甚至沒辦法走。但稍為休息一下後卻又能走了。

間歇性跛行

不動時腳也會痛。

潰瘍・壞疽

皮肉潰爛、組織壞死。

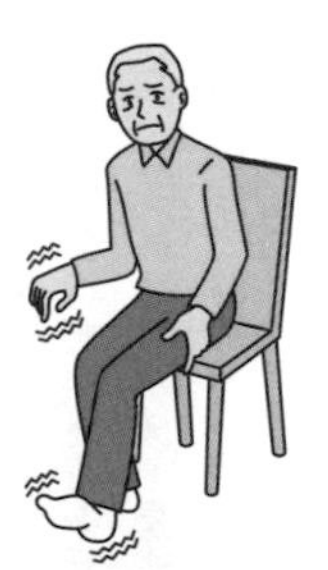

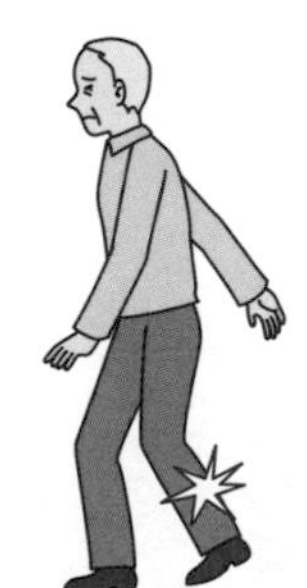

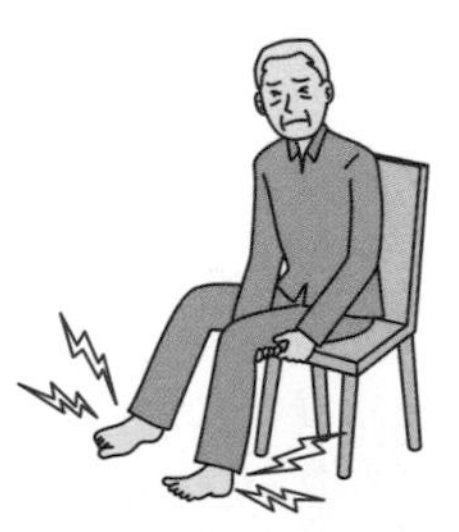

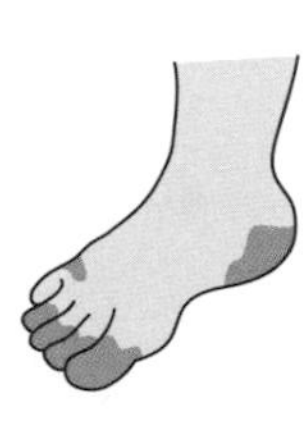

呼吸系統

認識呼吸系統

呼吸系統負責把全身都需要的氧氣從嘴巴吸取進來，進行所謂的外呼吸。呼吸系統由呼吸道、肺及周圍的肌肉等組成，是維持生命運作上相當重要的器官。

吸取身體必需的氧氣

呼吸系統是負責把空氣從嘴巴吸進來，把二氧化碳排出體外，進行所謂的外呼吸的器官。由**鼻腔**以及**口腔**、**咽喉**、**喉頭腔**、**氣管**、**支氣管**等組成的上下呼吸道、肺以及牽動肺部的**橫膈膜**等共同組成。

人體呼吸時，肺部會漲大，空氣由鼻腔或口腔吸入體內。而事實上，肺是無法自行膨漲的。吸氣時，位於肺部底下的肌肉亦即橫膈膜會下降，肋骨上升，讓胸腔變大以吸取空氣。相對於此，吐氣時，橫膈膜會上升，肋骨下降好讓胸變小以幫助排出空氣。

空氣一旦一路到達支氣管最末端的肺泡，就會透過肺泡的微血管交換氧氣和二氧化碳，而腦部的呼吸中樞會感知血液中的氧氣和二氧化碳的濃度以調整氣體交換。

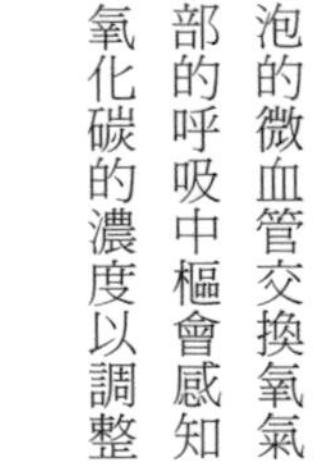

肌力下滑造成機能衰退

由於肌力會隨著老化走下坡，所以由肌肉組成的橫隔膜，或讓肋骨動作的**肋間肌**的功能也同樣無法自外於此。另外，隨著年齡的增加，我們的背會愈來愈彎，同樣也讓橫膈膜的功能愈來愈受阻。且由於牽動肺部肌肉功能衰退的關係，呼吸也變得不如以往順暢。

此外，呼吸中樞的感度變得遲頓，肺泡也失去其以往的柔軟性，造成氣體交換的效率大大降低。結果，**肺活量**（用力吸氣後盡力呼出的氣體總量，能夠反映一次呼吸時的最大通氣能力）或**第1秒用力吐氣量**（FEV1，在用力吸氣的狀態下用力吐氣時最初1秒內呼出空氣的量）都會減少。再者，老年人吐氣的力量變弱，就算吸入等量的空氣卻無法完全吐完，於是肺裡殘留的空氣量愈來愈多，如此一來，呼吸變淺，氣體交換的效率大打折扣，血液中的氧氣濃度（P88）便大不如從前。

肺活量雖然多一點、少一點也不會對日常生活產生多大的影響，但在運動等需要消耗大量氧氣時便容易缺氧，生

圖表 3-30 呼吸系統的構造

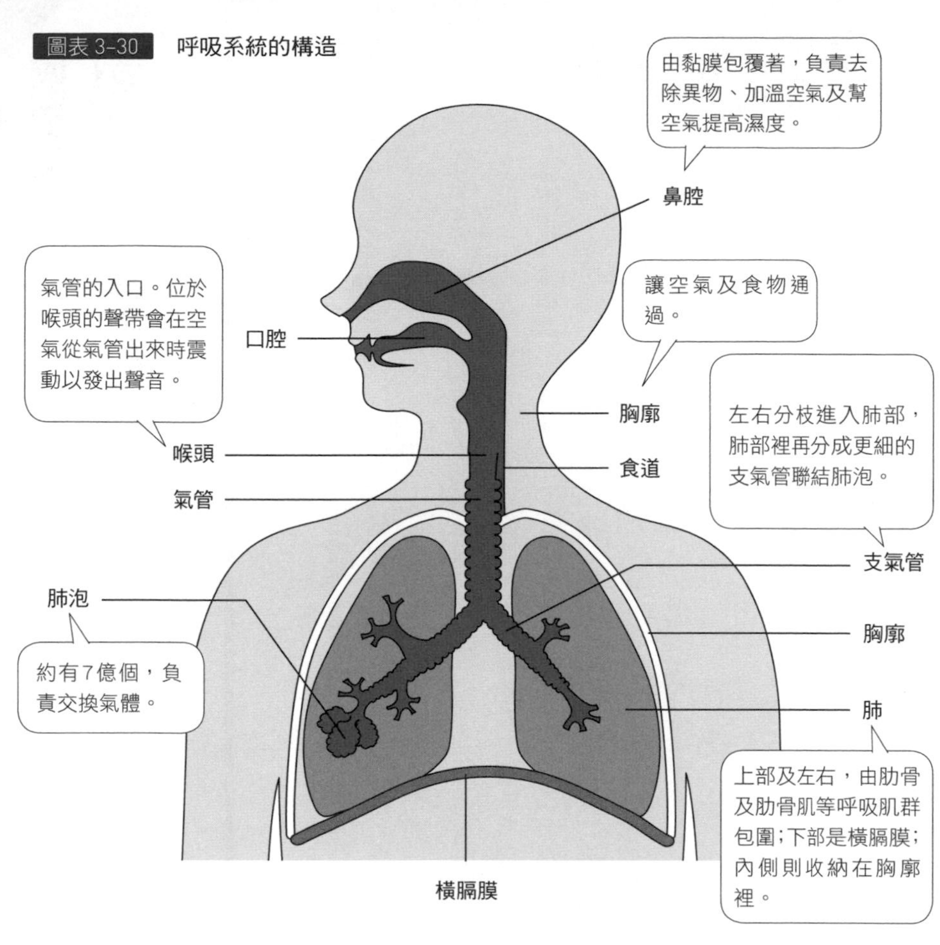

COLUMN

何謂纖維化？

構成內臟等的組織之中，結締組織異常增生、變硬就稱為纖維化。一旦細胞因此受損，稱為纖維芽細胞的細胞便會集合、增生並製造膠原等物質以修補受損的部分。但是，一旦這項功能發揮過頭，組織就會變硬，反而又無法正常發揮功能。

病時也會更不舒服。

呼吸系統

氣管・支氣管

呼吸道除了是空氣通道之外，也是和外部環境的接點，同時更是異物或病原體的侵入口。呼吸道為保護身體不受破壞而設有許多防禦機制。

病原入侵人體最初的關口

我們把鼻腔、副鼻腔、口腔到咽頭、喉頭、氣管、支氣管合稱為**呼吸道**。當中，鼻腔到咽頭稱為上呼吸道，喉頭以下則叫作下呼吸道。

呼吸道除了是空氣通道之外也是和外部環境的接點。因此，它也扮演著排除外來的異物或病原體等的角色。

呼吸道的表面由**黏膜**及細小的**纖毛**覆蓋著，黏膜可抓取異物或病原體，纖毛則像輸送帶般地將異物或病原體排出體外。

另外，**咳（咳嗽）**也是把異物或病原體排山體外的一種機制。位於咽頭及氣管黏膜表面細胞上、名喚**咳受體**的一種蛋白質一旦偵測到異物，便立刻傳達給腦部的咳嗽中樞，於是對**橫膈膜**及**肋間肌**等和呼吸運動有關的肌肉下達：「咳嗽，把異物咳出來！」的指令，於是身體才開始咳嗽並把異物排出體外的。這是屬於無意識中發生的反射運動，叫作咳反射。

氣管老化會引發感染

呼吸道黏膜上的纖毛功能及咳反射都會隨老化變得遲頓。於是，將異物或病原體排出體外的功能不如以往，故容易引發感冒等呼吸器官感染。尤因誤嚥引發的誤嚥性肺炎病例日益增多，也是和喉嚨的咽頭蓋機能變差有關。

好發於老年人的疾病

■ 感冒

鼻子或喉嚨感染病毒

感冒，也稱為**急性上呼吸道炎**，屬於呼吸道中的上呼吸道發炎的一種疾病。因病毒或細菌讓鼻子、喉嚨的黏膜發炎而發病。據說引發感冒的病原體大

圖表 3-31　引起咳嗽反射的機制

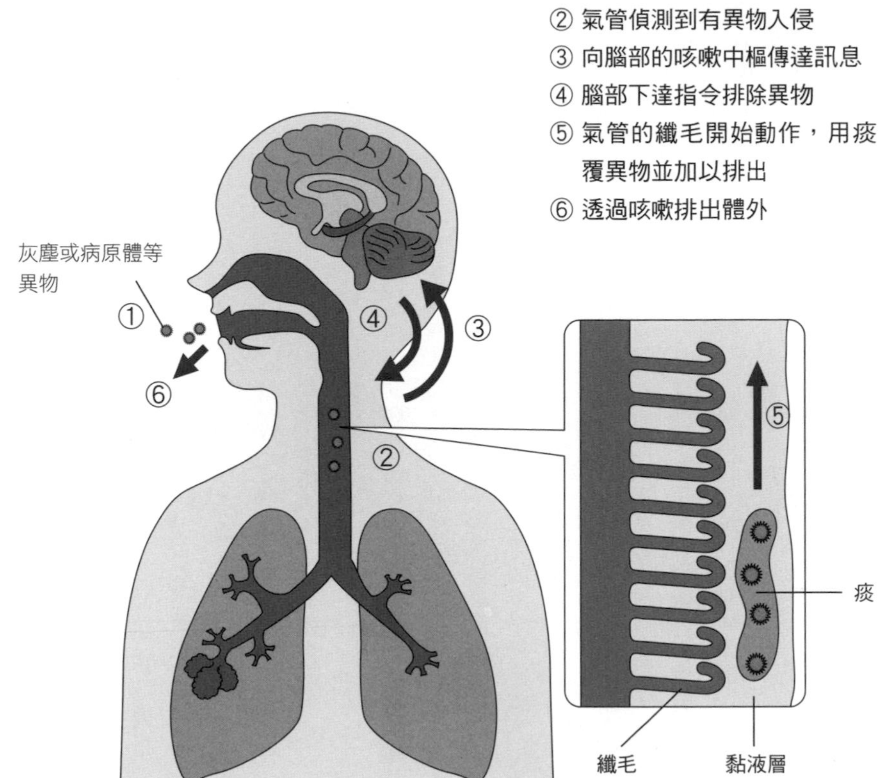

約超過200種。

症狀

根據引起發炎的部位不同，症狀也是千奇百怪；若是鼻黏膜發炎，那就會出現流鼻水、鼻塞等症狀，流鼻水當然是為了把沾在黏膜上的病原體流出體外；若是喉嚨黏膜發炎則會出現**咳嗽**、**聲音沙啞**、**喉嚨痛**、**咳痰**等症狀，而一旦病原體開始增生，便進一步地出現發燒、頭痛、全身無力、想吐、腹痛等全身症狀。

治療

感冒其實並沒有特效藥。最重要的就是好好休息、充分攝取營養以提高身體免疫力才能慢慢改善。也可配合症狀服用退燒鎮痛藥、抗組織胺、止咳藥、去痰藥等等。另外，為了優化呼吸道的纖毛運動、促進咳嗽反射，經常保濕或補充水分便顯得更加重要。

抗細菌藥對於細菌引發的感冒是有效的。雖實際上細菌性感冒仍屬罕見，但後來病情加重，甚至重症化的例子仍時有所聞，所以還是須經常開藥。

健康的人一旦獲得對病原體的免疫力後便會自然痊癒，但老年人對於病原體的抵抗力本來就弱，故很容易病情加重，甚至因此感染其他的病原體，最後釀成肺炎等併發症。感冒為萬病之源，真是一點也沒錯！

預防

病原體都是在身體狀況不佳、體力下滑時趁機傳染的。所以時時留意身體、把形同病原體入口的鼻子、嘴巴及喉嚨保護好便顯得十分重要。另外，優化呼吸道的纖毛運動，須保持一定濕度，以讓咳反射得以順暢發揮功能，時時補充水分更是不容忽視。

■流行性感冒

特徵是高燒、肌肉．關節疼痛

流行性感冒是因感染流感病毒而引發呼吸道感染的一種疾病。特徵是發病時會出現38℃以上的**高燒**、**關節疼痛**、**肌肉疼痛**等症狀。老年人等身體的免疫力較低的人一旦發病就很容易重症化，所以得特別當心！

主要的感染途徑是**飛沫傳染**（P234），已感染的人咳嗽或打噴嚏時飛濺出來的小小唾沫（水滴）沾黏在嘴巴或鼻子黏膜裡進而傳染給另外一個人。受感染後1～3天開始發病。

症狀

除了會出現像一般感冒般咳嗽、流鼻水等上呼吸道發炎的症狀外，最大特徵是還會伴隨**高燒**、**頭痛**、**倦怠感**、**肌肉疼痛**、**關節疼痛**等全身症狀。相較於一般感冒其症狀更強，老年人或呼吸系統、循環系統、腎臟、代謝系統有慢性疾患的人更加嚴重的風險便大大增加。另外，除了流感病毒外，也容易引發二次性細菌感染，得特別當心。

治療

流行性感冒的症狀猛烈、感染力強，所以當出現高燒的情況時，建議採集一些鼻水，以進一步檢驗是否感染流行性感冒。若確診是流感的話，院方都會開抗病毒藥供患者服用。

預防

空氣較為乾燥的冬天到初春，都是流行性感冒的高峰期。日本國立感染症研究所都會預測該年流感何時開始肆虐，並製作疫苗加以因應。65歲以上的老年人均列為預防接種的對象，藉由預防接種，就算受到感染也可以預防病情加重，所以一定要多加建議、敦促老年人積極前往接種。

圖表 3-32 感冒、流感及肺炎的差異

	感冒	流感	肺炎
原因	各種病毒，但偶爾是細菌作怪	流感病毒	葡萄球菌、肺炎球菌等細菌、流感或麻疹等病毒、黴漿菌、真菌等等
發病時期	一整年	12 月到 4 月間流行	一整年
發燒	大部分到 38℃左右	38℃以上	老年人大多出現微燒
其他症狀	流鼻水、鼻塞、咳嗽、喉嚨痛等	頭痛、四肢無力、關節疼痛等等	咳嗽、有痰、食慾不振、拉肚子等等
發病到痊癒	感染後 5～6 天開始發病，1 週左右痊癒	感染後 1～3 天開始發病，發病後 3～4 天退燒，約 10 天左右痊癒	慢慢惡化，2～3 週痊癒。老年人有時病情會拖很久
治療	視症狀服用消炎止痛、止咳、化痰等藥品	發病初期服用抗病毒藥物	抗生素
預防	勤洗手、漱口。好好管理身體健康	65 歲以上老年人可定期預防接種。雖預防接種無法完全預防感染，卻能預防病情加重	就肺炎球菌導致的肺炎而言，65 歲開始每 5 年便可定期接受肺炎球菌疫苗的預防接種

■支氣管氣喘

有時成人才會發病

反覆出現呼吸困難就是**支氣管氣喘**。原因是呼吸道產生慢性發炎，除了過敏原外，像感冒等的病毒、細菌感染、壓力、寒氣、激烈運動、藥劑等，呼吸道受到刺激時發炎就更加嚴重，呼吸道因此變得極端狹窄，於是引發呼吸困難。

有些患者是在孩童時期發病後隨著成長而漸漸自行痊癒；有些則是一路糾纏到長大成人；甚至有人是到了老年後又再度復發；而成人後才發病的病例也是時有所聞。

症狀

發病時，每一次的呼吸都會發出「咻咻～、喀喀～」等雜音（**喘鳴**）。伴隨咳嗽、喀痰，無法完全吐氣導致無法完全吸氣，於是呼吸起來顯得困難重重、痛苦難當。由於患者躺著時呼吸很不舒服，所以自然而然地就會坐起來，也就是採用**起座呼吸**的姿勢呼吸或**縮嘴式呼吸法**的方式（Ｐ139）呼吸。

記得要一一確認老年人們有沒有反覆出現發作性的咳嗽或呼吸困難？會不會因為一點小原因就發作？支氣管的黏膜有沒有慢性發炎等等。另外，也要確認有沒有罹患**慢性阻塞性肺病**（ＣＯＰＤ、Ｐ138）等等其症狀和氣喘類似的病症。

老年人極容易因支氣管氣喘而疲勞、感到不舒服、心悸、睡不好、集中力下降等等，而這些症狀在心臟病或ＣＯＰＤ也會外顯出來。

治療

用類固醇吸劑或服用支氣管擴張藥等加以治療。支氣管擴張藥也可配合其他藥品使用，視藥效持續耐心地服用直到病情好轉。

要小心日常生活中灰塵、煙、吹太多冷氣等情況，盡量減少刺激或壓力方為上策。由於一點點呼吸道發炎就有可能引發呼吸困難，所以當老年人出現感冒症狀時請立即通報醫師或護理師並進一步就診。

預防

老年人氣喘很容易受到忽視。當老年人呼吸看似痛苦、咳嗽或咳痰拖很久，時請立即諮詢醫師或護理師。另外，感冒會讓病情不斷惡化，所以一定要好好加以預防。

肺 呼吸系統

肺，是呼吸系統的中樞。負責利用肺泡交換通過呼吸道而來、空氣裡的氧氣以及自心臟送來、靜脈裡的二氧化碳

進行交換氣體

肺，左右各一個，中間挾著心臟。右肺分成上葉．中葉．下葉3部分，左肺分成上葉和下葉2部分。

肺部裡有好幾個葡萄串般的組織，名喚**肺泡**，它們聯結著分枝無數的支氣管末端。肺泡的周圍密密麻麻地包覆著無數條微血管。肺泡負責吸收氧氣以及交換血液中的二氧化碳和氧氣，而氣體交換就在肺泡和微血管之間進行著。

圖表 3-33　肺泡及外呼吸的機制

肺裡的肺泡由無數條微血管包覆著，肺泡和微血管之間日夜進行著氧氣及二氧化碳的交換動作。

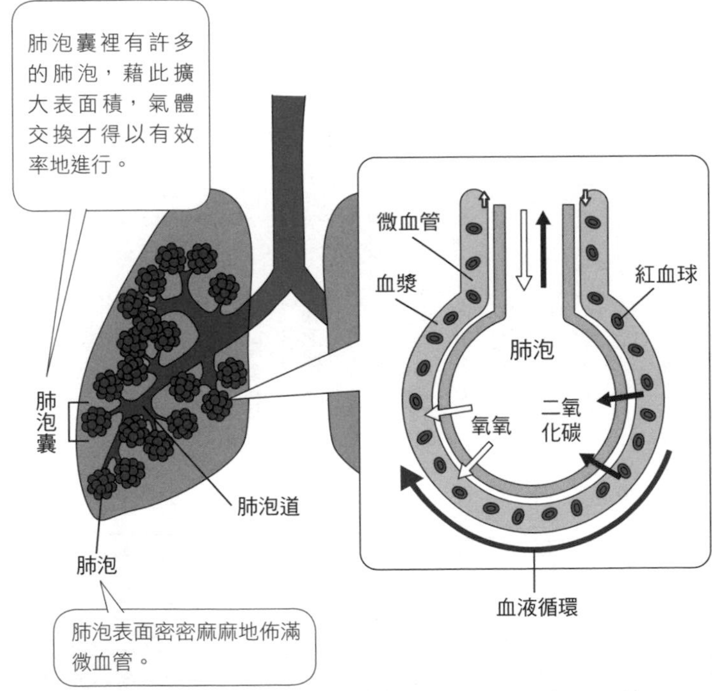

老年人常見的肺病

肺炎

老年人易罹患誤嚥性肺炎，得小心

此病症因病毒、黴漿菌、肺炎球菌等細菌、真菌等感染肺部而引發。老年人大多是是因為口腔內的細菌侵入肺部而引發的誤嚥性肺炎。誤嚥可分成隱性誤嚥及顯性誤嚥2種，前者是老年人睡覺時不知不覺間誤嚥唾液進入肺裡，後者則是吃飯時誤嚥食物或胃、食道的內容物逆流進入到氣管裡；相較之下，隱性誤嚥較好發於老年人。

肺炎占日本人死因第4名，死者中約達90%都是65歲以上的老年人，所以這疾病實在不容忽視。

症狀

發燒、咳嗽、咯痰等肺炎的症狀在老年人身上均屬於經典症狀，然病情沒有伴隨自覺症狀卻悄悄惡化的情況也不在少數。老年人體內的水分原本就偏少，所以很容易脫水，加上痰少，所以通常很難察覺。另一方面，老年人也容易出現食慾不振或腹瀉等消化系統的症狀，這也可視為特徵。有時脫水或血液中的氧氣不足甚至會導致意識不清。

治療

老年人大多同時服用多種藥物，不妨考慮藥物種類、搭配性、藥效難以發揮的耐性菌同時進行藥物療法。

老年人很可能因肺炎急劇惡化而導致重症，所以幾乎都是住院接受治療。尤其是其本身又帶有糖尿病（P202）、心臟病、肺氣腫等疾病時就更容易重症化，當然也就更難痊癒，所以應當特別留意這一類的老年人。

預防

肺炎球菌引發的肺炎可接種疫苗加以預防。由於感冒惡化也會釀成肺炎，所以絕對不能對感冒掉以輕心。

為防止隱性誤嚥發生，最重要的是用餐時務必把上身挺直並細嚼慢嚥（可促使唾液分泌），餐後2小時也依然要盡量保持上身挺直的姿勢且多喝水。另外，確實做好口腔清潔的工作，常保口腔清潔也是預防的重要環節之一。

間質性肺病

肺泡壞死、表面積縮小

肺泡及肺泡之間隔著一層薄薄的組織壁（間質），當這層組織壁發炎，間質就會變硬、變厚並進一步纖維化。雖原因大多是膠原病（P196）、藥物、長期吸入石棉等，但也有病例至今仍原因不明，老化、吸煙、環境、體質等都有可能是成因。此病較好發於年長男性。

另外，這種病會慢慢惡化，好幾年下來慢慢地侵蝕身體健康，這正是可怕之處。有時還會因感冒等感染而急劇重症化，一旦嚴重起來，輕者呼吸衰竭，重者致死，所以最重要的還是早期發現、早期治療。

圖表 3-34 口腔清潔

口腔清潔的準備

- **準備必需的物品**
  衛生手套、洗臉器、彎盆、軟刷、清潔紗布、牙刷、齒縫用牙刷、牙線等等。
- **跟老年人提醒要開始清潔口腔**
  幫他們按摩嘴巴周圍、請他們上下動動肩膀、轉轉頭以讓身體放輕鬆。
- **請老年人採取坐姿**
  要讓老年人保持收下巴的姿勢以防止誤嚥。如無法採用坐姿，半坐姿或側臥姿也可以。

口腔黏膜的清潔

- **進行動作前就先請老年人漱漱口**
- **用沾水的軟刷或紗布擦拭口腔**
  雙頰內側、嘴唇內側、上顎、牙齦周圍都要擦拭。
- **動作中途可休息一下，再擦拭完整個口腔**
  長時間張開嘴巴會造成老年人的負擔，不妨中間休息幾次，效率反而更好。

刷牙、刷舌頭

- **用牙刷去除牙齒表面及牙縫間的牙斑**
  拿牙刷要像拿鉛筆，輕輕地、慢慢地刷動，小心別傷到口腔。
- **用齒縫用牙刷或牙線去除齒縫間的牙斑**
- **用柔軟的牙刷刷舌頭**
  牙刷抵住舌頭，從裡面向外面輕輕地、撫摸般地刷動。牙刷注意別伸得太裡面。

漱口

- **最後請老年人漱漱口。**

【牙刷的拿法】

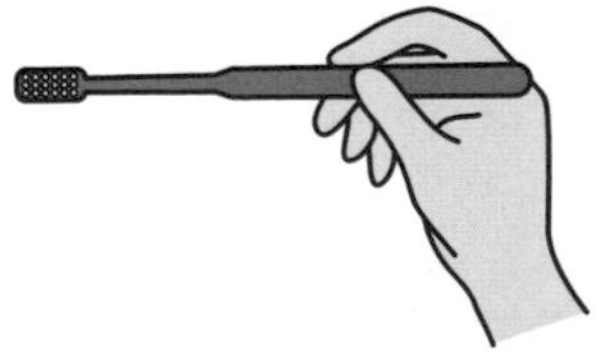

【牙刷的刷法】

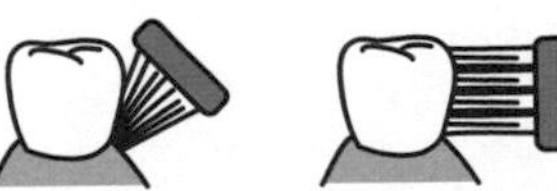

症狀

間質一旦纖維化，氧氣便不易通過，血液裡的氧氣不足的情況下，上氣不接下氣、乾咳等症狀便一一浮現。進一步惡化的話，肺便完全纖維化，再也無法膨脹，肺活量隨之下降，於是引發呼吸困難。

治療

若能進一步地找出環境因素或肇因物質，就加以去除並盡可能敬而遠之。治療上都是使用類固醇、免疫抑制劑等等。若是血液中的氧氣不足影響到日常生活的話，建議備用氧氣桶。

預防

透過X光健康檢查雖然也發現得到，但幾乎都是因為患者上氣不接下氣、咳嗽等自覺症狀而察覺。當上氣不接下氣、咳嗽等症狀持續不斷時，請立即諮詢醫師或護理師。

■慢性阻塞性肺病（COPD）

肺部慢性病

我們把肺泡壞死導致的**肺氣腫**，以及支氣管發炎或纖維化導致支氣管變細的**慢性支氣管炎**，通稱為**慢性阻塞性肺病**（COPD），意指支氣管或肺泡有慢性發炎，氣體交換上產生了障礙。

最大的成因就是**抽煙**。香煙裡的尼古丁、焦油、一氧化碳等有害物質一再地傷害支氣管及肺部導致發炎。此外，佈滿有害物質的工作環境、吸入大氣污染物質等也都可能是發病的原因。

這種病需要長期療養且會隨著年齡增長而慢慢惡化。當治療不完善，呼吸的痛苦就多加一倍，最後演變成足不出戶甚至纏綿病榻，所以強烈建議醫師、護理師、物理治療師、營養師、藥劑師、醫療社會工作者等組成小組以幫助患者進行復健，並在身體及生活管理上多下點功夫。

症狀

肺部原本分成無數個名喚肺泡的小空間，但慢性阻塞性肺病的病患由於其肺泡壁遭到破壞，於是小隔局一個一個地消失，整個變成一個大空間。進行**氣體交換的表面積變小，效率變得奇差無比**。因此，患者稍為動一下就上氣不接下氣、咳嗽甚至咳痰。一旦病情加重，就算病患不動也會喘不過氣甚或開始感到心悸。若不加以治療而演變成重症，最後呼吸會痛苦到連話都說不出來，引發呼吸困難、意識模糊，甚至致死。

治療

COPD是可以尋求治療以防止惡化並抑制症狀的。接受治療時，首當其衝地是得要**戒煙**，二手煙當然也不能抽。所應用的藥品多是去痰劑、類固醇吸劑等等。氣喘過於劇烈時建議採用居家氧氣療法，亦即在家接氧氣桶吸氧氣。重症的肺氣腫也可以動手術以切除部分肺臟。

另外，練習**縮口呼吸**等呼吸法同時也要配合運動。COPD患者容易感

圖表 3-35　正常的肺泡及 COPD 的肺泡

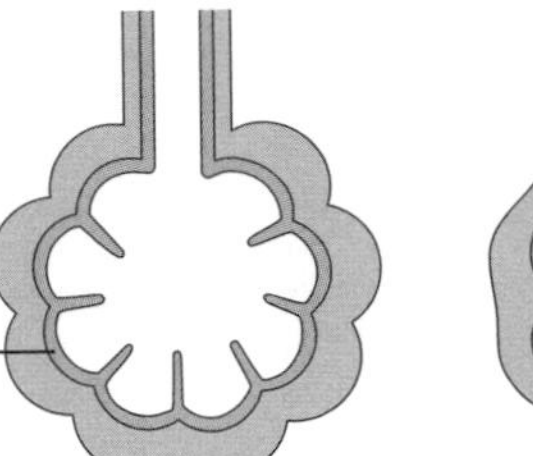

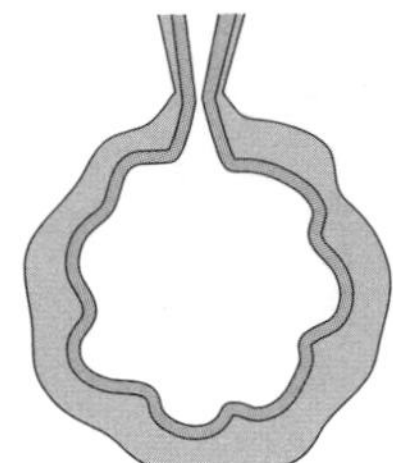

正常的肺泡囊

原本分成無數個名喚肺泡的小空間以進行氣體交換。

肺泡壁

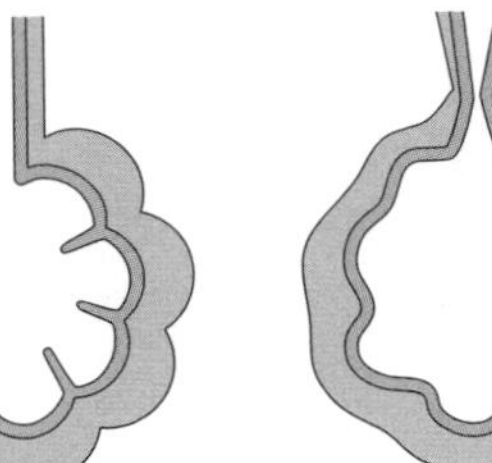

COPD 的肺泡囊

肺泡壁遭到破壞，無數個小空間合而為一，能交換氣體的表面積變小，效率奇差。

圖表 3-36　縮口呼吸

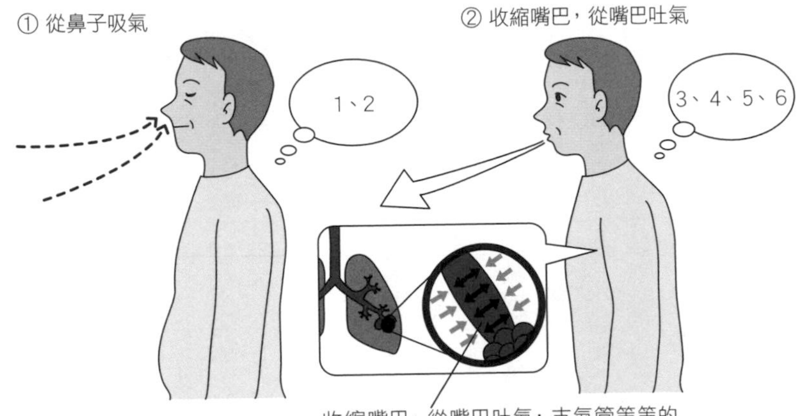

收縮嘴巴，從嘴巴吐氣，支氣管等等的空氣通道便得以膨脹。

染肺炎、感冒、流感，且一旦被感染便容易重症化，所以最重要的是一定得特別注意管理身體狀況並攝取充分的營養。

持續上氣不接下氣時，切勿歸究於感冒或年老體衰，請一定要諮詢醫師或護理師。COPD一旦置之不理便極容易轉變成癌症，也就是「癌化」，故定期檢查便顯得十分重要。

■肺結核

初期症狀類似感冒

結核菌感染到肺部造成發炎，這就是肺結核。這種病是透過吸入結核感染者的噴嚏飛沫或藉此噴濺開來、飄散在空氣裡的結核菌而傳染。但並非被傳染就一定會發病，會發病的只有感染者的10%～20%而已。

由於結核菌屬弱毒性，就算受感染，若自身體力尚存就不會發病。感染過結核的人其殘留在身體裡的結核菌活性化後又再次發病，亦即所謂的「二次結核」，好發於老年人身上。

一般認為，結核病除了好發於老年人外，**糖尿病**、癌症患者、老煙槍、正服用免疫抑制劑的人都較為容易發病。近來，老年人機構等地方也傳出集體感染，患者正持續增加中。

症狀

全身無力、長期處於37℃左右的微燒並開始大量夜間盜汗，雖有時會同時出現咳嗽、咯痰、食慾不振、體重減輕等情形，但也有人初期一點症狀也沒有。一旦重症化，甚至會引發胸痛或呼吸困難。

結核菌也會侵犯肺以外的臟器，像**結核性髓膜炎**、**結核性淋巴節炎**、**結核性心膜炎**、**結核性腹膜炎**等等，且各個部位都會出現特有症狀。

治療

搭配3～4種對付結核菌相當有效的抗菌藥物，也就是**多劑併用療法**持續6～9個月左右。為了確認藥品、早期發覺副作用，除了要進行隔離外，還要住院接受治療。當咳嗽或發燒等症狀消失，咳痰檢查連續3次都呈現陰性時，便可判斷結核菌已從痰中排出，接下來開始改成定期到醫院就診即可。

三餐要營養均衡，別過勞或睡眠不足，過作息正常的生活。室內空氣要常保清新。只要能早期發現並使用適當的藥物加以治療的話，痊癒並非夢事。

預防

一旦體力下滑，光只是和患結核病的人同處一室都有可能被傳染，得十分小心。為防止感染擴散，早期發現仍是不二法門。曾患肺結核的人只要咳嗽不止就有可能是結核作祟，應立即諮詢醫師或護理師。就算是沒患過結核病的人，只要其咳嗽或咳痰持續2週以上就應諮詢醫師或護理師。

圖表 3-37 合併呼吸法的運動範例

要提高心肺機能，最重要的是全身都要均衡地做些稍偏劇烈的運動。COPD 患者建議先諮詢過醫師後再從事運動。另外，一旦中斷運動便會失去效果，所以千萬別三天打漁、兩天曬網哦！

柔軟、伸展

- 坐在椅子上，雙肩向上提再放鬆。
- 轉頭運動。
- 挺直膝蓋躺臥，慢慢將雙膝向左右方交互倒下。

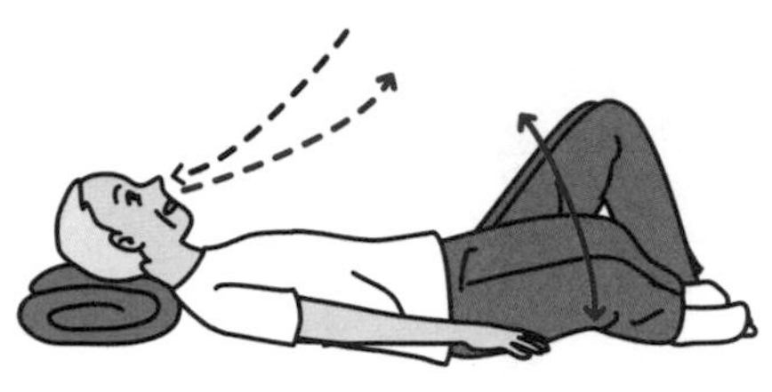

耐力訓練

- 步行訓練（在吸氣、吐氣的同時走 4 步，吸氣的同時走 2 步，反覆整套動作）。
- 上下樓梯（在吸氣、吐氣的同時爬 4 階，吸氣的同時爬 2 階，反覆整套動作）。

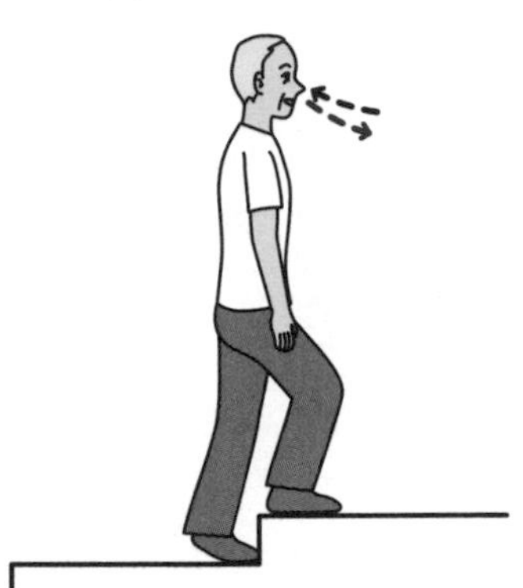

肌力訓練

【上肢】

- 挺直膝蓋躺臥，手拿啞鈴手臂向上舉。
- 挺直膝蓋躺臥，手拿啞鈴雙臂伸直向兩旁打開，保持伸直的姿勢再往回舉，手臂最後和身體呈現垂直。

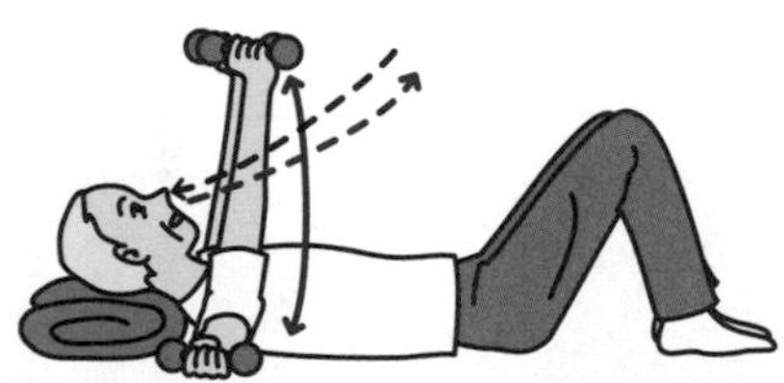

【下肢】

- 坐在椅子上，一次往上舉一隻腳並盡量伸直。
- 坐在椅子上，一次往上抬一隻腳的膝蓋。
- 挺直膝蓋躺臥，一次往上舉一隻腳。

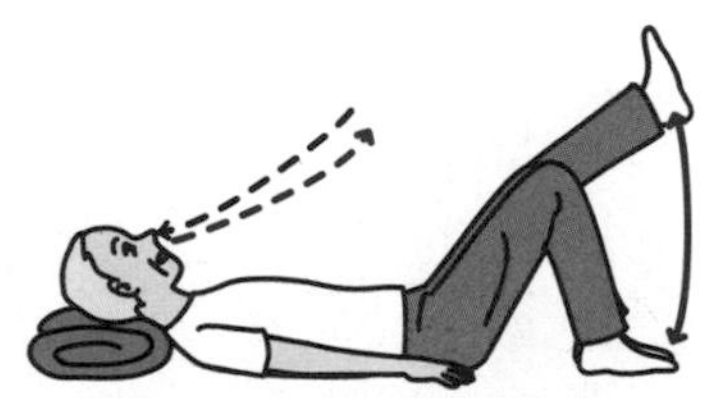

口腔

唾液減少、牙齦萎縮等都會讓口腔問題接踵而至。常保口腔內部清潔、力求咀嚼能力良好，在在地影響著身心健康。

負責吃東西及溝通

嘴唇到咽喉入口，這整個空間稱為口腔。口腔裡有牙齒、牙齦、舌頭及製造唾液的唾液腺等等。此外，口腔也聯結著眼睛及耳朵。嘴巴，在呼吸的時候是空氣的入口，但其最重要的功能事實上是吃東西，負責吸收必要的營養物質以供製造身體、活動身體、調整狀況時使用。另外，除了吃東西之外，嘴巴也負責說話及做表情等等工作，扮演著經營人類生活上不可或缺的溝通角色。

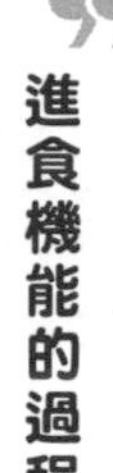

進食機能的過程

進食，言簡意賅地說就是吃東西，意指從看到食物之後到咀嚼、吞下的一連串動作。這個過程看似簡單其實複雜，首先，必需對於食物有所認知，在這一點上，視覺或嗅覺在進食上就肩負著極為重要的任務。另外，腦部也得發揮重要的功能，那就是下達指令，叫身體把食物「放進嘴裡」。

當食物送達嘴邊，接著就是品味、嚼碎。掌管味覺的是舌頭，舌頭表面有種組織名喚味蕾，負責感受味道。味蕾下方有味覺細胞，味覺細胞會進一步地感知食物裡形成味道的物質，透過味覺神經傳達給腦部，於是才能食之有味。

我們稱咬這動作為「咀嚼」。咀嚼不只具有促進唾液分泌、優化食物營養吸收等進食上的效果，更可進一步地帶給腦部或身體刺激、預防腦部老化及提高運動機能等等。動動下顎，腦部的血液循環因此更為順暢，連帶食慾也變好了，如此這般，**咀嚼**這動作對腦部及精神層面都影響甚鉅。

和咀嚼息息相關的是牙齒及舌頭。牙齒藉由嘴巴周圍或臉部各種肌肉動作來咬碎食物。而身為肌肉組織的舌頭則不僅負責感受味道，它也可以適當地變形以調整食物的位置以防止它們跑到喉嚨深處之類的。

唾液透過咀嚼分泌地更多，和食物

圖表 3-37　口腔的構造

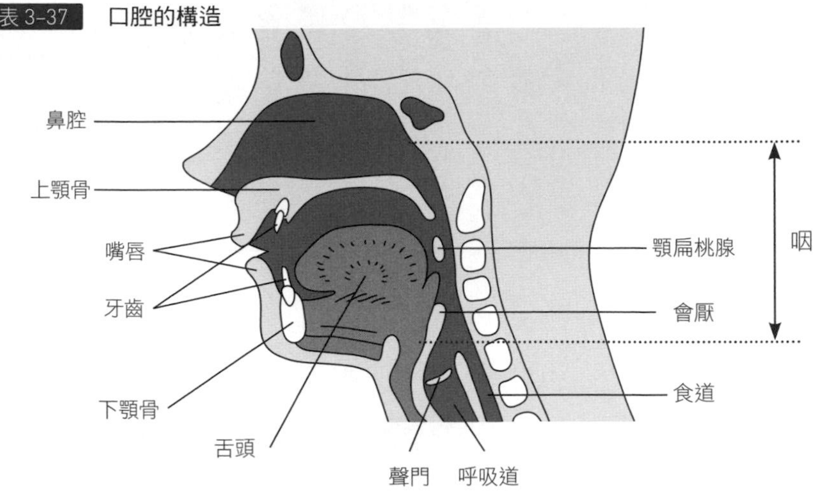

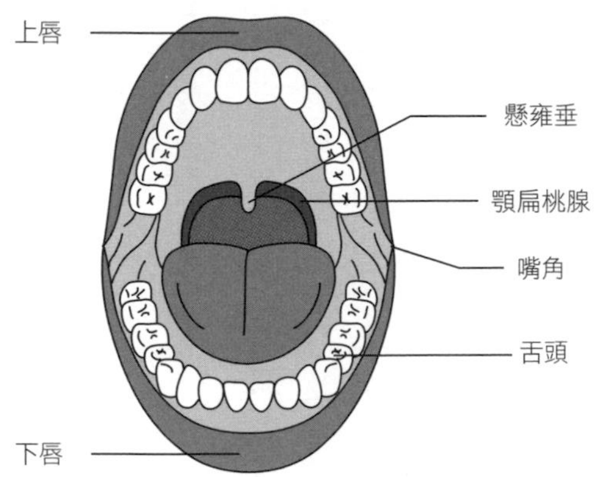

嘴巴是進行呼吸、用餐、說話等日常生活的動作時不可或缺的要角。好好調整口腔狀態將有助提升 QOL。

充分混合後形成食塊（食物經咬碎後形成像肉丸子般的塊狀，比較容易吞嚥）。

變成食塊的食物經過咽喉、食道後送往胃部。這整套動作流程稱為吞嚥。變成食塊的食物在舌頭運動之下被誘導至咽喉，通過食道後送往胃部。咽喉在呼吸器官上扮演著重要角色，但在吞嚥上更是不可或缺。

肌力衰退及乾燥會因老化而更加嚴重

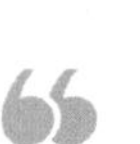

嘴巴周圍有許多肌肉組織，肌力會隨著老化而衰退，所以咬合的力量也就跟著走下坡。

整個嘴巴很乾，引發一種慢性的、怪怪的感覺甚至不舒服感，這種狀態正是**口乾症（口腔乾燥症）**。由於唾液分泌量會隨著老化而減少，所以這種疾病是好發於老年人。一旦患上口乾症，輕者講話困難、乾乾的食物不易吞嚥、舌頭龜裂，重者口腔開始疼痛、食不知味，連假牙經過調整後都還裝不上去等等，會讓人十分困擾。

另外，唾液具有保護黏膜、洗去嘴裡的污垢、抑制細菌增生等等功能，因此，一旦口乾症找上門，口臭就跟著來，蛀牙一顆接一顆，諸如此類，可謂症狀百出。

常見的口腔疾病

■口內炎

老年人有時會因假牙造成口內炎

口內炎是嘴唇、雙頰、舌頭、牙齦等**口腔內黏膜**上的發炎症狀。**潰瘍性口內炎**屬於一種外圍紅紅的、中央有小小的白色潰瘍，通常長在雙頰、嘴唇內側、舌頭、牙齦等部位上；一般認為成因是疲勞、壓力、體力或免疫力下降、睡眠不足、營養不良等等。

症狀

若是因為病毒或細菌增生而引發的口內炎，我們稱為**病毒性口內炎**。主要成因是念珠菌，屬於單純皰疹或黴菌（真菌）的一種。皰疹性口內炎光是蹭到東西都會痛不欲生，念珠菌型口內炎會在嘴裡形成像白色苔狀的斑點。

假牙性口內炎則主要是由假牙所引發的口內炎。假牙不合，持續壓迫嘴巴黏膜或一直磨擦，甚或對假牙本身的過敏反應、食物殘渣卡住等等都是可能的成因。剛開始是發炎，接下來就開始變紅、潰瘍。假牙一旦蹭到潰瘍，那可是會痛到沒辦法吃東西的。

治療

10天左右便會自然痊癒。如果拖超過一個月都不見好轉且反覆一直長就得懷疑是其他疾病造成，請立即諮詢醫師或護理師。

預防

由於原因主要是口腔內的病毒或細菌在作怪，當然最重要的莫過於常保口腔清潔，這樣才能有效預防。仔細清潔口腔（P137）、增加唾液量及抑制細菌繁殖便顯得格外重要。

要促進唾液分泌，吃東西時就得細嚼慢嚥並經常補充水分。再者，按摩一下耳前到下顎的唾液分泌腺也很有效果。另外，老年經常服用的降血壓劑、抗憂鬱藥、鎮靜劑、安眠藥、利尿劑等都含有抑制唾液分泌的作用，所以有服

圖表 3-39 唾液腺按摩及預防口乾

唾液的分泌腺有耳下腺、顎下腺及舌下腺3種。用整根手指輕輕地按壓便可感受到唾液正在分泌！

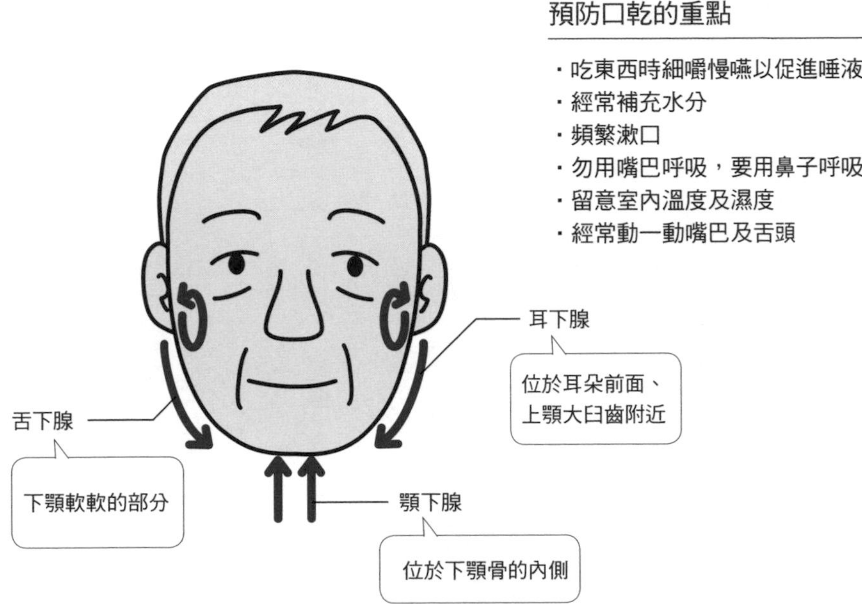

用上述藥物的患者得特別留意。

■吞嚥障礙

無法順暢吞嚥而噎到

食物送進嘴裡直到吞嚥的一連串進食動作中，如果發生無法順利咀嚼、無法順利吞嚥、食物之類的東西跑進氣管或肺裡的情況時，就稱為**吞嚥障礙**。

口內炎、牙周病（P150）、**咽喉炎、扁桃炎、咽喉部腫瘤、食道炎**等疾病或**食慾不振、咽喉怪怪的、憂鬱症**（P100）、**藥物副作用、假牙不適合**等都會造成吞嚥障礙。

症狀

會出現飲食時噎到、無法咀嚼食物、吞嚥不下、咳不停、得花較長時間吞嚥、吞嚥後聲音變得沉重不清晰、餐後呼吸變得困難、原因不明的發燒、沒有精神等症狀。另外，黏性較少的飲料也變得難以入口，間接地提高了誤嚥性肺炎（P136）的風險。

對策

出現症狀時，請立即諮詢醫師或護理師，好好地進行口腔清潔（P137）或練習吞嚥復健。

預防

最重要的是常保口腔內部清潔，以及增加唾液分泌量。

用餐時，碰到乾燥食品可加點水滋潤一下，而纖維較多的食品就切細一點或弄稠一點，不妨在調理方法上多下點功夫。而老年人很容易嗆到水或茶，請特別留意。另外，用餐時姿勢要坐正，餐後30分鐘內都盡量坐著不要動。

■味覺障礙

有時會釀成營養失調

味蕾因老化而減少、唾液較少的關係造成味覺變得遲頓。口內炎、牙周病、喉嚨的疾病、假牙不合、內臟疾病、抽煙、壓力等都是可能的成因。

要製造出新的味蕾，**亞鉛**便不可或缺。亞鉛一旦不足，有時就會引發味覺障礙。降血壓藥、消化性潰瘍治療藥、抗憂鬱藥、抗菌藥、抗癌藥等有些含有包覆亞鉛排出體外的作用，因此引發的味覺障礙都稱為**藥劑性味覺障礙**。

亞鉛不足所導致的味覺障礙，會讓患者覺得每道菜都很淡，不管吃什麼都覺得味如嚼蠟，甚至有時還感到嘴巴苦苦的，自覺症狀相當明顯。藥劑性味覺障礙大約在用藥後2～6週便開始出現症狀。由於老年人常在吃藥，如果發生吃藥後的味覺障礙時，請立即諮詢醫師或護理師。

治療

服用亞鉛劑期待促進味蕾細胞。亞鉛劑內服有時也應用在藥劑性味覺障礙以外的味覺障礙上。口乾舌燥、唾液分泌不足時，可依症狀的程度給予患者人工唾液或維他命等藥品。亞鉛劑雖無即效性，但似乎很多人持續服用後結果都痊癒了。如果藥品本身是罪魁禍首，那麼請遵照醫師指示停止或減少用藥。

預防

注意營養均衡以免造成亞鉛不足，或也可做做口腔體操以優化唾液分泌。

口腔・牙齒

牙齒

牙齒及牙齦的主要功能在於吃東西時的咀嚼動作。年紀愈大，讓牙齒動作的肌肉反而愈來愈弱，咬合力量不如以往，細菌伺機繁殖，於是牙齒及牙齦愈來愈不中用。

由牙齒、牙齦及支撐它們骨骼構造而成

牙齒在進食上扮演著極為重要的角色。負責咬碎食物、加以磨碎並將其塑造成可供吞嚥的形狀。

牙齒可分成負責切斷食物的門牙、尖端突出的犬齒以及呈現臼狀的臼齒。人類出生後3～9個月左右開始長乳牙。乳牙共有20根，幼兒期時會轉換成恒齒，而恒齒共有32根。

牙齒構造中的牙根深埋在上顎骨、下顎骨中稱為海綿骨的柔軟部分裡，狀態極為安定。突出於牙齒表面的部分稱為齒冠，這部分全用珐琅質包覆著。齒冠是全身最硬的組織。牙齒中央有血管

圖表 3-40　唾液腺按摩及預防口乾

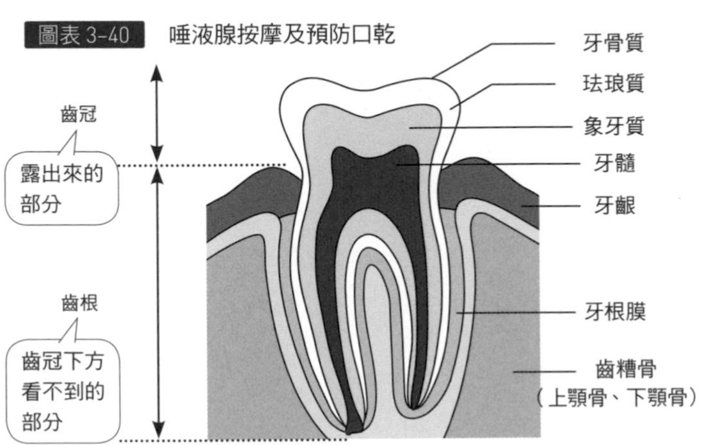

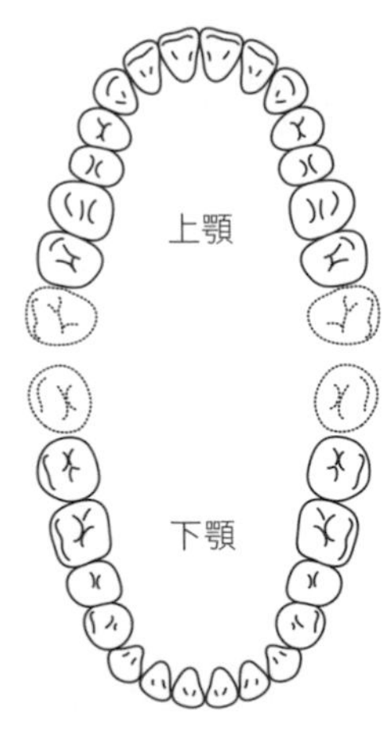

牙齒不只負責咀嚼，發音、臉部表情等也都跟它息息相關。牙齒可粗分成門牙、犬齒、臼齒；牙齒在人類一生當中會更換1次，一旦恒齒脱落，就不會再長。

流通的部分是牙髓。牙齒本身屬於一種叫作象牙質的組織，它比 琅質稍為軟一點，一旦琺琅質消失了，象牙質也將不復存在。

牙齒周圍是由牙齦、牙根膜、牙骨質、齒糟骨等4個部分所構成的牙周組織。牙周組織既堅固又有彈性，可分散咀嚼時的力量，讓動作更為順暢。

牙齒及牙齦都會老化

牙齒會隨著老化而慢慢地磨損，趨於平坦，但倒是不會破損。牙齒及支撐牙齒的牙周組織會隨著老化而改變。牙齒及牙齦的接縫處會磨損，牙齦萎縮，最後整個露出來。另外，老化也會讓唾液的分泌量減少，於是嘴裡的細菌大量繁殖，很容易造成牙齦發炎。

老年人常叨念說感覺牙齒浮浮的，這是牙周組織產生異變所導致，不過像磨牙、過於用力咬牙切齒、牙周組織發炎等情形也都會讓人產生牙齒浮浮的感覺。而似乎這種感覺在身體抵抗力及免疫力下降時尤其明顯。

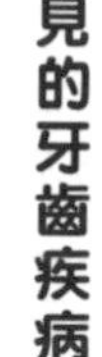

常見的牙齒疾病

■蛀牙

細菌侵蝕牙齒

嘴巴裡的細菌增生進而溶蝕牙齒，這就是**蛀牙（齲齒）**。黏在牙齒表面的食物殘渣成為細菌的營養來源，細菌陣營軍糧豐沛底下便舉兵進攻，形成細菌塊壘，也就是**齒垢（牙斑）**。一旦如此，細菌所製造的酸便開始一點一滴地溶蝕牙齒表面，蛀牙正慢慢形成。

老化會磨損牙齒的琺瑯質、讓牙齦萎縮，所以許多　老年人其牙根都是裸露出來的。另外，唾液減少，口腔內的自淨能力下滑，這更是老年人容易遭受蛀牙攻擊的成因。口腔清潔不到位、口腔內部無法常保清潔、經常吃甜食等生活習慣一旦養成，就等於更加助長細菌氣焰了。

症狀

若蛀牙只侵蝕到琺瑯質的部分，事實上還不會感到疼痛。一旦攻城掠地到了象牙質，就會開始對冷熱敏感，甚至覺得有點痛。情況嚴重到牙髓的部分時，那可會令人痛不欲生。最後整個齒冠消失不見，整顆牙只剩牙根，情況演變至此，等於宣告神經已死，所以也不會有任何感覺，但牙髓卻會發炎、化膿、發腫並飄出惡臭。

治療

蛀牙還不算太糟糕時，只要做好口腔清潔（P137）的工作，事實上是可以治癒的，但一旦嚴重起來，不然就削掉蛀牙的部分，不然就得拔牙。而光是少掉1顆牙，其旁邊的牙齒便會開始東倒西歪，進而在咬合上產生障礙，所以盡早處理是相當重要的。

圖表 3-41 常見的牙齒疾病及其症狀

蛀牙

輕度 → 重度

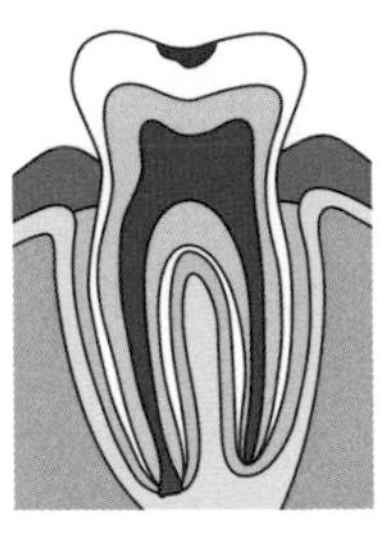

琺瑯質出現孔洞。這時尚無自覺症狀。

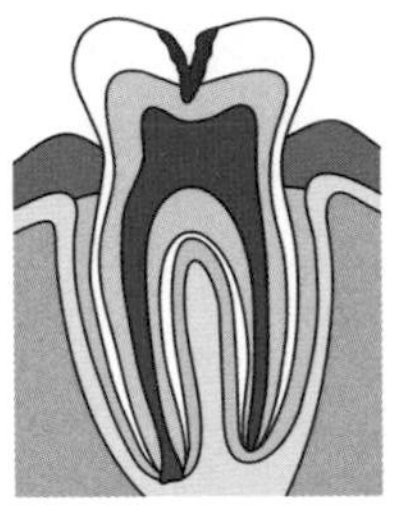

蛀牙侵蝕到象牙質，開始對甜食或冷熱產生敏感。

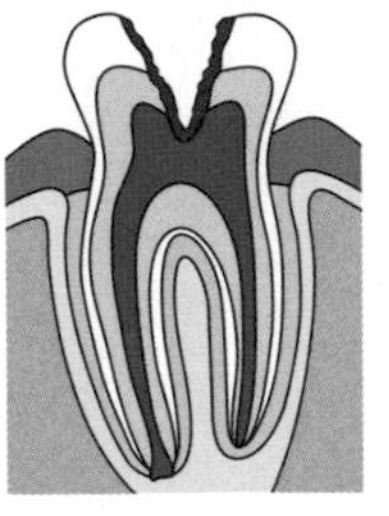

蛀牙到達神經便開始伴隨劇痛。

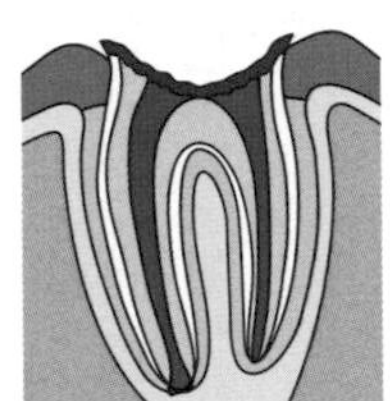

更進一步惡化，齒冠部崩壞，神經壞死。

牙周病

正常	輕度 → 重度		
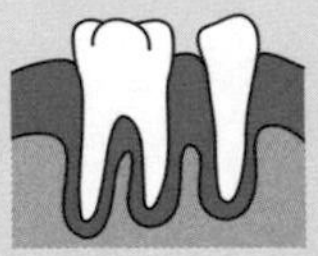	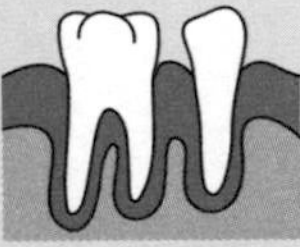	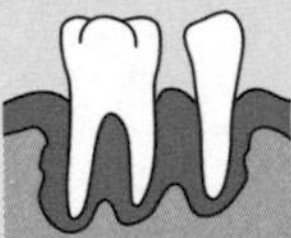	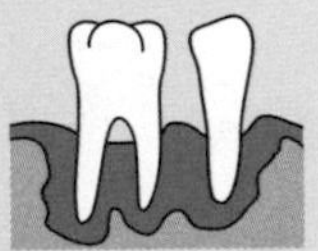
牙齦緊實，牙齒及牙齦間並沒有縫隙。	牙齦發炎、紅腫，刷牙時會流血。	牙齦發炎慢性化，齒槽骨溶出。產生牙齒浮浮的感覺。	齒槽骨溶解，無法再支撐牙根，牙根因此整個露出。

預防

最重要的莫過於做好口腔清潔工作。另外，貼氟貼布或去除牙結石也都很有效果。

■牙周病

細菌引起牙齦發炎

牙垢形成，其中的細菌（牙周病菌）增生以致牙齦發炎，即是**牙齦炎**，會出現發紅、腫痛等症狀。牙齦炎的發炎情形若擴散到牙周組織就變成**牙周炎**，牙周炎一日惡化，細菌的毒素便會無情地侵蝕支撐牙齒的骨骼及顎骨。

一旦罹患牙周病，牙周病菌入侵肺部的風險便大增，於是更容易引發**誤嚥性肺炎**（P136）。另外，部分的牙周病菌也會從**口腔內的傷口進入血液**裡，去**破壞血管壁或影響血小板功能**，讓身體容易產生**血栓**，故**心肌梗塞**、**腦梗塞**（P94）的風險也跟著升高。

症狀

牙齦出血、齒牙動搖等都是牙周病嚴重時所出現的症狀。牙周病初期倒是幾乎沒有什麼自覺症狀。早上起床時嘴巴覺得黏黏的、牙齦紅腫、口臭、齒縫間容易卡食物殘渣、覺得牙齒刺刺癢癢的、覺得牙齒浮浮的、牙齒看似長長了時請諮詢牙醫師。

治療

治療牙周病基本就是刷牙。且要用正確的方式進行才可以。牙結石就請牙醫師幫忙去除。嚴重的牙周病可先進行麻醉後，打開牙齦再取出牙結石，有時還得拔牙。

抽煙的人都容易患上牙周病。另外，糖尿病患者當中的7～8成都有牙周炎或牙周病，所以治療牙周病也可以順便改善糖尿病。

預防

基本上就是好好地刷牙、不屯積牙垢。牙結石是無法自己去除的，所以要定期地跑牙科診所請牙醫師幫忙。

■假牙造成的麻煩

保養假牙很重要

假牙周圍很容易堆積食物殘渣。因腦血管疾病等而產生麻痺的人，更容易堆積在麻痺側。不合的假牙別置之不理，須好好加以調整再使用。另外，假牙切勿一直裝著，每餐過後，請好好刷洗假牙及牙齦兩側以常保口腔清潔。記得每2～3天就浸泡1次假牙清潔劑。晚上要拿掉假牙讓牙齦好好休息。

圖表 3-42 保養假牙

每天保養

- 水桶裝滿水後置於下方，盡量別摔到假牙，流水以清水或溫水清洗，勿用熱水。
- 用假牙專用的牙刷，一顆一顆地刷。尤其金屬部分因容易堆積污垢，得仔細洗乾淨。
- 就寢時放入裝水的專用盒擺好。

使用假牙清潔劑保養

- 容器裡先裝可蓋過假牙的水量，再放入假牙清潔劑加以浸泡。遵照假牙清潔劑的使用方法每週清洗 1～2 次。
- 洗淨後拿出來用清水沖洗。

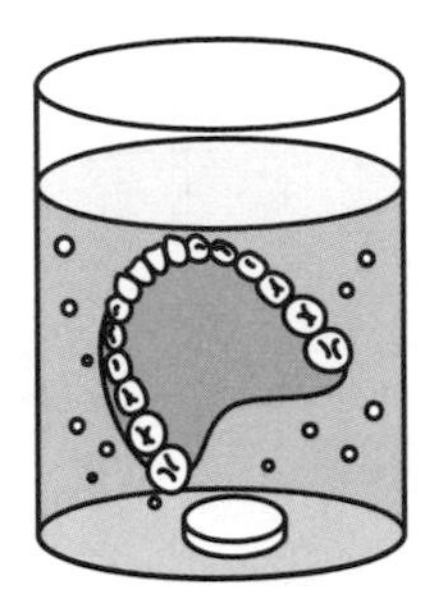

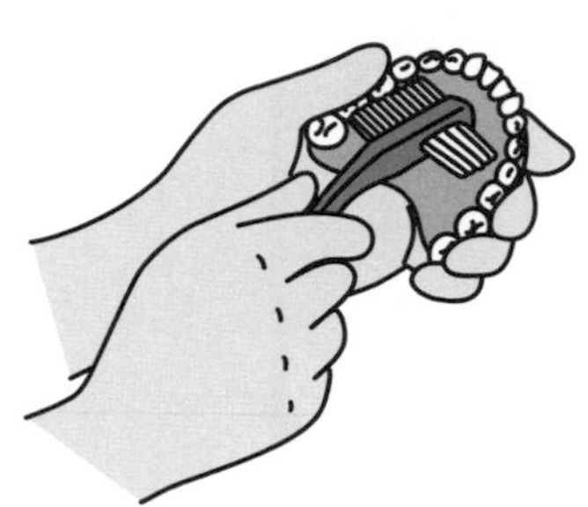

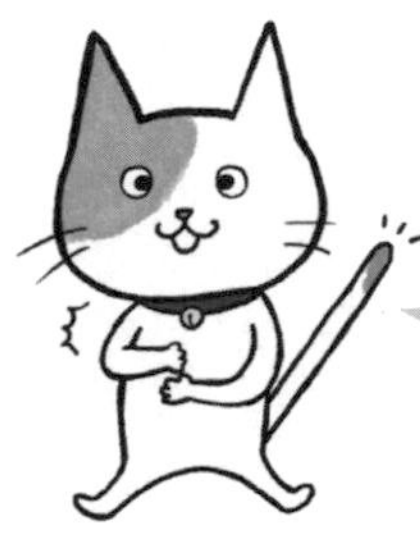

COLUMN

老化及牙齒顆數

牙齒的總數若去掉智齒不算，共有 28 顆。若嘴裡保有 20 顆以上的牙齒，便可好好地咀嚼大部分的食物。約 60 歲開始，嘴裡牙齒殘留數平均有 20 顆、75 歲以上大約只剩 10 顆。另外，失去牙齒的大部分原因都是蛀牙及牙周病。

消化系統

認識消化系統

從嘴巴一路到肛門、呈現管狀的消化系統負責攝取、吸收營養並把不需要的殘渣化為糞便排出體外。消化器官是屬於就算老化也不太會有明顯變化的器官。

由食物通過的黏膜以及肌肉形成的管子

消化系統是指嘴巴、喉嚨、食道、胃、小腸、大腸、直腸、肛門一路串連起來的一條全長約9公尺的管子。負責分泌消化液的胰臟、肝臟、膽囊等都包含在消化系統裡。

變成食塊（P143）的食物經過咽喉、食道後進入胃部。食物當中的澱粉、蛋白質、脂肪會藉由胃液、膽汁、胰液、腸液等分解成可吸收葡萄糖、氨基酸、脂肪酸及甘油。這些主要由小腸負責吸收。大腸負責吸收水分及電解質（P14），並進一步把無法消化的食物殘渣轉化成糞便。

消化器官和腦部關係匪淺，當壓力或疲勞開始作祟時，消化酵素的分泌或腸胃的動作便跟著不順暢，最後反而腸胃疾病又影響到心情及日常生活，形成惡性循環。反覆出現肚子痛、便秘、拉肚子等症狀的**過敏性腸症候群**及**機能性腸胃炎**等具慢性及反覆性的疾病便是最好的例子。另外，消化系統還有另一項功能，它可以發揮作用不讓病原體等異物侵入體內。

消化功能本身不太會老化

消化器官本身並不會受老化的影響。但是，食物入口的口腔功能（P142）卻會衰退、食慾下滑，而年紀愈大，咀嚼能力愈差，咳反射（P130）變得遲頓，食物飲料或唾液容易不小心跑進氣管裡引發誤嚥。另外，肝細胞減少造成流往肝臟的血流量減少，分解酒精或藥物的能力也跟著衰退。老年人大多長期服用多種藥物，因此造成藥物副作用的情況更是屢見不鮮。且腸道蠕動及腹肌孱弱更常引發便秘。直腸裡堆積著糞便但排便反射（P158）卻衰退的話，黃金先生就更不容易露臉了，於是造成慢性便秘。

圖表 3-43 消化系統的構造

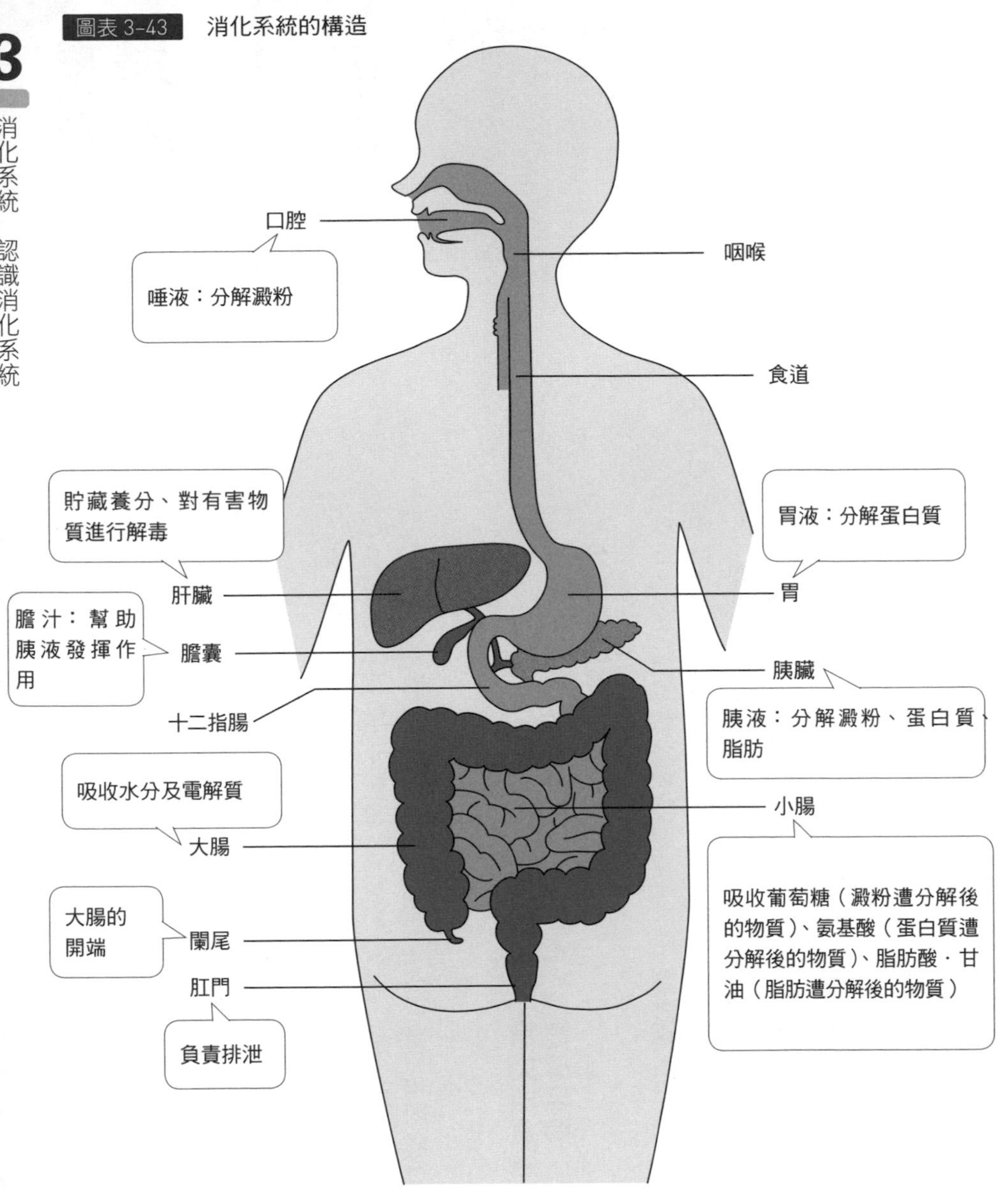

澱粉、蛋白質、脂肪會藉由胃液、膽汁、胰液、腸液等分解成可吸收葡萄糖、氨基酸、脂肪酸及甘油。這些營養成分當中的葡萄糖及氨基酸，主要透過小腸的微血管吸收；脂肪酸及甘油則是小腸的淋巴管負責接收。消化系統另外也擔任生產賀爾蒙或血液凝固因子等重責大任，而和免疫相關的角色它也有參與其中。

消化系統

食道・胃

食道擔任把食物送往胃部的工作，同時也負責把關不讓食物逆流。老化造成的胃部形狀或消化液分泌產生變化，而變化也容易釀成疾病。

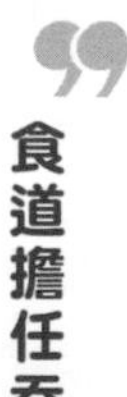

食道擔任吞嚥的工作

食道是一條長約25公分、連接著喉嚨和胃部的管子，由靠近喉嚨處能隨自己意志動作的**橫紋肌**，以及其他身體無法控制的**平滑肌**所構成（P18），平滑肌會因應橫紋肌的動作而動作，把食物順利運送到胃部。

食道的上下兩端屬於括約肌。位於咽喉及食道連接處的**上部食道括約肌**，在吞嚥時為防止食物逆流以及空氣進入胃部會即時地關閉。而位於食道及胃部連接處的**下部食道括約肌**，則只在吞嚥時舒張好讓食物通過並送往胃部。

和食物及呼吸入口直接聯結的食道，極易受到外來的刺激或細菌等攻擊，特徵是既不耐酸又不耐鹼。一般認為，吃太多太燙的食物會傷害食道黏膜並誘發癌症。

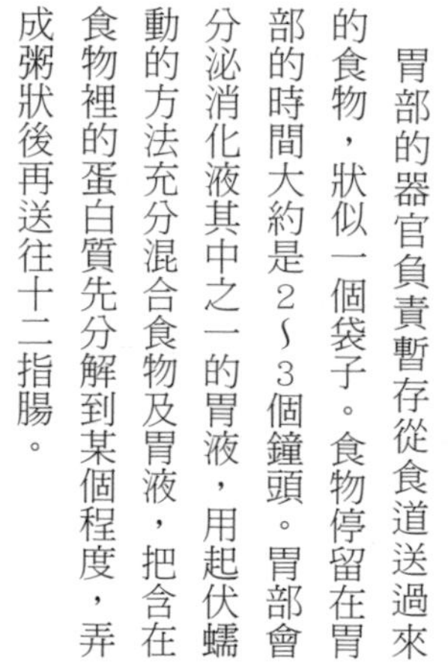

胃會分泌胃液來分解蛋白質

胃部的器官負責暫存從食道送過來的食物，狀似一個袋子。食物停留在胃部的時間大約是2～3個鐘頭。胃部會分泌消化液其中之一的胃液，用起伏蠕動的方法充分混合食物及胃液，把含在食物裡的蛋白質先分解到某個程度，弄成粥狀後再送往十二指腸。

胃部利用具強酸性的胃液防堵細菌繁殖同時，也用具鹼性的胃黏液自我保護。隨著年齡增長，胃液的分泌會減少或過多，也因此容易引發胃炎。

常見的食道及胃部疾病

■胃食道逆流

胃酸讓食道發炎

緊閉著的下部食道括約肌，應該是要在吞嚥時才舒張開來，一旦一直敞開大門，胃酸便逆流至食道，食道的黏膜便開始發炎，這就是胃食道逆流。

肥胖、氣喘、穿腹部太緊的服裝、

圖表 3-44 食道的構造及其功能

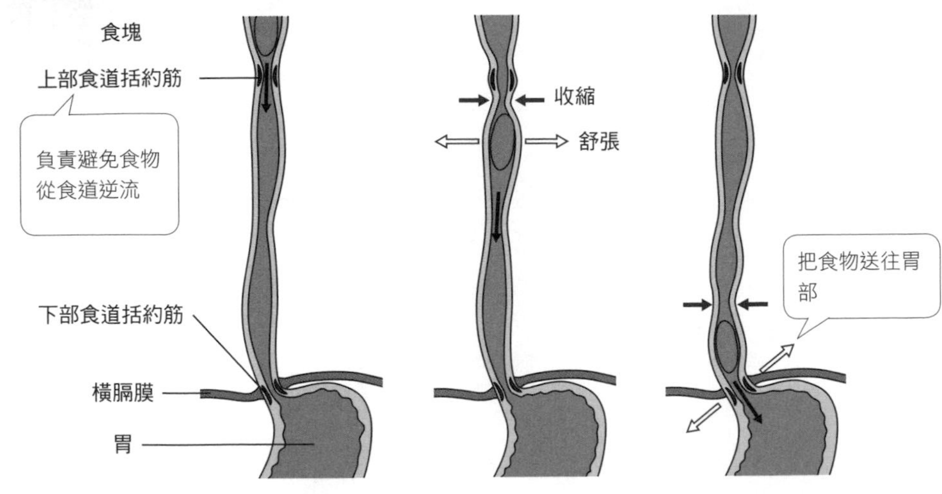

【胃食道逆流】

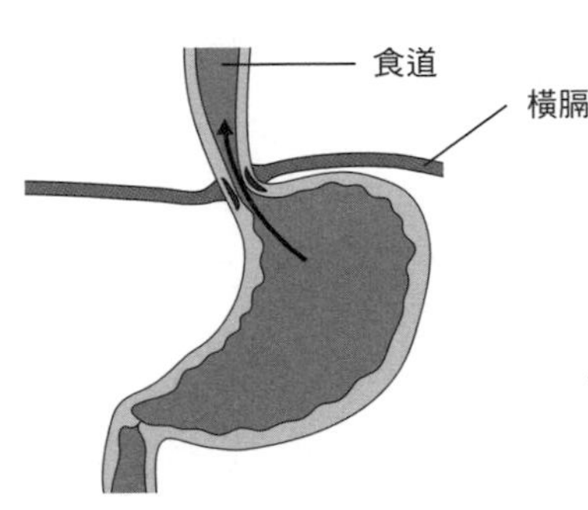

胃液逆流至食道，胃液的強酸性讓食道內壁發炎

駝背、姿勢不良、吃完東西立刻躺下來等等習慣都會讓腹部受到壓迫，當然也都算是成因之一。除此之外，老年人的下部食道括約肌較為鬆弛，部分胃部跑到橫膈膜上，造成食道破洞，亦即橫膈裂孔疝氣，難怪胃食道逆流這麼常見。

症狀

通常會出現**火燒心、消化不良、打嗝、胃酸上升感、想吐、胸痛、心窩痛、咳嗽不止、喉嚨怪怪的、聲音沙啞**等等症狀。

治療

服用可抑制胃酸或可保護食道黏膜的藥品。重症者有時就得動橫膈裂孔疝氣的手術，火燒心或打嗝嚴重，時請盡早諮詢醫師或護理師。

預防

為防止其惡化或復發，姿勢及餐點都得多留意。留意腹部別勒得太緊、盡量保持挺背的姿勢、別吃完東西後馬上躺下來、脂肪或蛋白質含量豐富的食品要忌口且要對刺激性物品敬而遠之。

■胃炎

分成急性與慢性2種

屬於一種胃黏膜發炎的疾病。分成突然症狀惡化的**急性胃炎**，以及症狀拖一個月以上的**慢性胃炎**２種。成因主要是攝取過多的酒精、藥品、幽門螺桿菌等因細菌而感染成感冒、食物中毒、過敏等等，而壓力似乎也有關聯。一旦壓力久久不紓發，控制胃部功能的**自律神經**（Ｐ104）就失調，造成分泌過多的胃酸，胃黏膜保護作用尚且來不及發揮，最後造成胃酸傷害到胃黏膜，無怪乎引發胃炎。

症狀

常見的症狀有**消化不良**、**胃痛**、**火燒心**、**想吐**、**食慾不振**等等，但沒有出現特定症狀的卻也大有人在。一旦胃炎進一步惡化，身體便開始**浮腫**（Ｐ274）、**出血**、**糜爛**、**潰瘍**（Ｐ187）。

如果是幽門螺桿菌引發的胃炎，發炎情況一旦遲遲未獲改善便會演變成**萎縮性胃炎**，有報告指出**萎縮性胃炎**和胃癌（Ｐ216）脫不了關係，故只要有擔心的症狀，請立即諮詢醫師或護理師。

治療

通常服用可抑制胃酸分泌的藥品或可修復胃黏膜的藥物等等。若是幽門螺桿菌出祟，一般都採取除菌療法，連續服用７天抗菌藥及抑制胃酸分泌藥即可。

預防

生活習慣大大地影響著慢性胃炎的惡化與否。只要維持作息正常的飲食生活、避免偏食、充分睡眠、別給自己過多壓力，胃炎自然不會找上你。

圖表3-45　胃部的構造

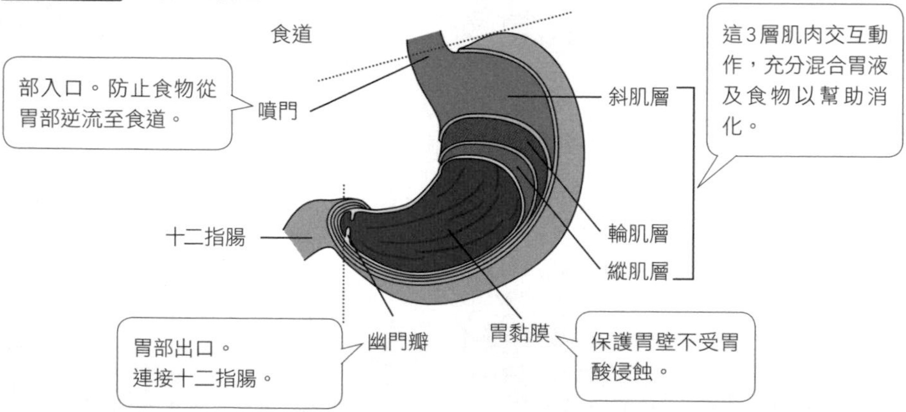

食道
賁門
部入口。防止食物從胃部逆流至食道。
斜肌層
輪肌層
縱肌層
這3層肌肉交互動作，充分混合胃液及食物以幫助消化。
十二指腸
幽門瓣
胃部出口。連接十二指腸。
胃黏膜
保護胃壁不受胃酸侵蝕。

消化系統

小腸・大腸

接續胃部的十二指腸、小腸、大腸都呈現管狀，一路直到肛門，負責消化食物、吸收必需的營養及水分。另外，把不需要的東西轉化成糞便從肛門排出體外。

十二指腸負責分解食物、小腸專管吸收

先在胃部消化過的食物一旦進入十二指腸，十二指腸便開始分泌各種賀爾蒙（P201）。十二指腸的中段有聯結膽囊的膽管，以及聯結胰臟的胰管開口處，在十二指腸分泌的賀爾蒙刺激膽囊及胰臟，膽汁及胰液便流入十二指腸。這時十二指腸會把食物、膽汁及胰液充分混合以促進吸收再送往小腸。

小腸的黏膜表面分佈著無數的縐褶，稱為**絨毛**，絨毛的表面還有更細的微絨毛。小腸黏膜分泌的**消化酵素**可以把食物分解成**氨基酸**、**葡萄糖**、**脂肪酸**等可供身體吸收的最終形態，而透過小

圖表 3-46　小腸及大腸的構造

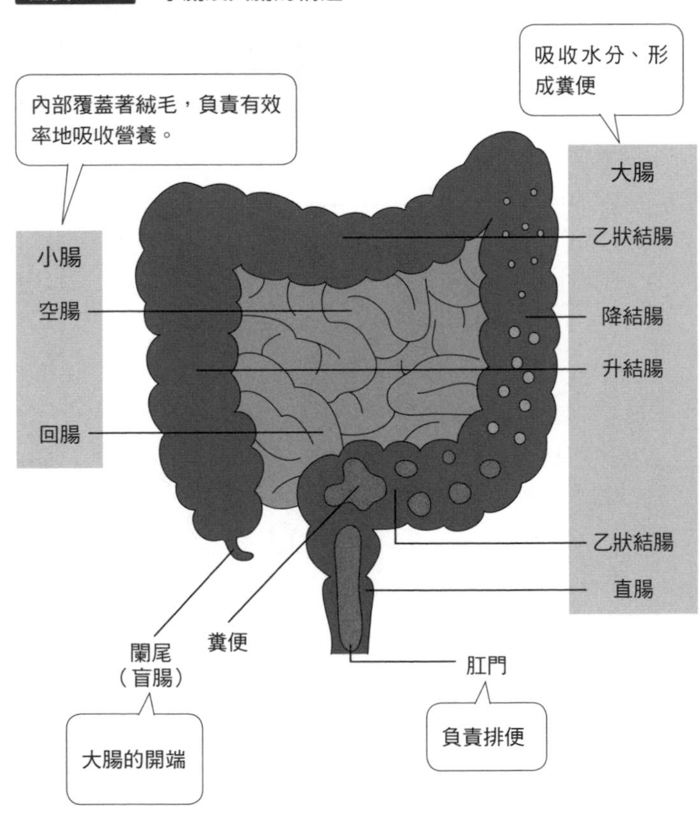

腸收縮及舒張等動作以移動食物同時，其黏膜表面的縐褶負責吸收養分。假如把小腸內側全給翻開，其表面積竟然幾乎等同一個網球場，就是如此大的一張黏膜才能毫無遺露地幫我們吸收營養。

大腸負責吸收水分

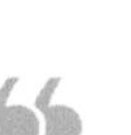

大腸是一條全長約1.6公尺的管子，從盲腸開始算，由升結腸、橫結腸、降結腸、乙狀結腸、直腸所構成。大腸最主要的角色就是吸收水分及形成糞便。

從小腸送過來的、已被吸收營養的食物，會進一步地透過大腸腸管壁的血管，進行吸收水分及鹽分的工作。腸管分泌黏液以潤化糞便的同時，再藉著前進後退動作及整體蠕動將「東西」移動到直腸去。

另外，大腸也有防禦細菌的功能。大腸裡有多達1000種細菌，這些細菌負責避免腐敗物質出現。

排便這檔事是當食物進入到胃部時，便化成刺激並將訊息傳給腦部的排便中樞，於是開始產生便意（排便反射）。

常見的十二指腸、小腸、大腸的疾病

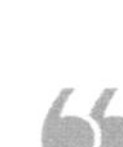

■十二指腸潰瘍

有時是慢性胃炎所引發

是一種十二指腸的黏膜產生潰瘍的疾病。和胃潰瘍一樣，成因都是**壓力**或**感染螺桿菌**造成**黏膜防禦功能**及**胃酸攻擊失衡**，最後走向發病一途。十二指腸腸壁比胃壁薄，所以潰瘍一旦產生，便更容易深度惡化。大部分的十二指腸潰瘍都導因於**螺桿菌**。

症狀 空腹時腹痛、進食後疼痛感便緩解。潰瘍一旦出血時，甚至會引發吐血或便血。

治療 服用抑制胃酸分泌的藥物，若是螺桿菌作祟，則進行除菌療法。出現狹窄、穿孔、大出血等情況時，就得開刀切除患部。

■腸阻塞（Ileus）

有時會伴隨劇烈腹痛及想吐

「東西」堵在腸管中途，無法通過的狀態。可分成因便秘、癌症、結石、異物、沾黏等而堵塞的**阻塞性腸阻塞**；因藥物副作用或便秘等造成腸子不動，「東西」便跟著不動的麻痺性腸阻塞；腸管沾黏造成腸子被綁住般的**絞扼性腸阻塞**；腸管扭曲造成的**扭轉性腸阻塞**等等。由於絞扼性腸阻塞及扭轉性腸阻塞會導致腸管的血液循環惡化，其危險性是細胞會因此壞死。

老年人中患有便秘或動過腹部手術的人，更容易因沾黏而造成腸阻塞。

症狀

便秘等造成的阻塞性腸阻塞最大特徵，是反反覆覆、間歇性的肚子痛。而絞扼性腸阻塞則多是持續性的劇痛，一旦腸管出現破洞，出血在所難免，引發休克症狀也不是不可能。

治療

絞扼性腸阻塞及扭轉性腸阻塞一定得動緊急手術。其他的腸阻塞則可進行斷食或打點滴，若腸管擴張過大，就必需從鼻子伸進一根長長的管子，把逆流的腸內穢物吸乾淨以降低腸管壓力，若還不見改善，下一步便是動手術。

脫腸

腹部疝氣

部分腸管從腹壁（包覆著裝胃、腸等腹部內臟的腹腔的膜壁）跑出來稱為脫腸。腹股溝疝氣好發於男性，在大腿根部或陰囊產生疝氣。大腿疝氣大多靠近足部，好發於女性。

症狀

產生疝氣的地方會膨脹起來。有時只有在使勁用力時才會出現疝氣。不會痛，膨脹處還可以按壓回去，不嚴重時膨脹情況甚至不明顯。

若按壓膨脹處卻還無法恢復原狀，則有可能是部分腸子已卡進疝氣裡，也就是嵌頓型疝氣，或腸子被疝氣綁住，亦即絞扼型疝氣在作祟。一般都會伴隨劇烈腹痛，但有些老年人卻毫無痛感，只出現腹脹、食慾衰退、嘔吐、便秘、拉肚子、微燒等症狀。

治療

要預防嵌頓或絞扼型疝氣，適時地動刀進行腸管歸位手術勢必無可避免。因嵌頓或絞扼型疝氣會阻隔血液流往腸子造成腸管細胞壞死，危險性極高，所以堪稱緊急手術。

便秘

好發於老年人

糞便不易排出甚至到了排不出的狀態。可分成疾病或術後沾黏等所引發的**氣質性便秘**，以及大腸運動機能衰退引發的**功能性便秘**2種。大部分老年人的便秘屬於**功能性便秘**，其中又可分成腸子蠕動孱弱導致糞便停滯腸內所引發的**弛緩型便秘**，以及不易感到便意而引發的**直腸型便秘**2種。

症狀

糞便呈顆粒狀，還有殘便感。有時還會伴隨腹部膨脹感及食慾衰退等症狀。一旦糞便停滯的時間過長，水分便立刻被腸子吸收於是變得更硬，排便就更加困難。由於直腸有隨著年齡增加而變粗的趨勢，所以一旦糞便在直腸附近變得又大又硬，那排便就難如登天了。

治療

要是3～4天排便一次都不覺得痛苦，那大概就可以確診為便秘了。若就算每天都排便，卻仍然有殘便感及腹脹感而感到不舒服，那也表示便秘找上門。通常服用能軟化糞便的瀉藥或活化腸子動作的藥品加以因應，另外按摩腹

圖表 3-47　好發於老年人的便秘型態及照護重點

	弛緩型便秘	直腸型便秘
特徵	腸子蠕動孱弱導致糞便停滯腸內。	不易感到便意，如廁的次數減少，糞便堆積在直腸附近。
對策	‧盡可能作息正常地用餐。用餐時要多攝取一些水分、水溶性食物纖維及不溶性食物纖維。 水溶性食物纖維：昆布、裙帶菜、蒟蒻、牛蒡、水果等 不溶性食物纖維：穀類、蔬菜、豆類等 ‧適度運動。另外，按摩下腹部或做點扭轉軀幹的動作以刺激腸子。 ‧按時如廁，如果沒有動靜，隔些時間再跑一躺。 ‧盡量避免使用刺激過強且容易成習慣的市售瀉藥，最好前往醫院請院方開藥。	‧小心別攝取過多水溶性食物纖維。 ‧自己不容易注意到便秘，所以得掌握好排便狀況。 ‧用瀉藥或浣腸來幫助排便的話，直腸感覺會愈趨遲頓，所以還是得控制用法。

部之類的也很有效果。

預防

用餐量一旦過少，腸子的蠕動便會衰退。一天三餐要規律，記得多多攝取**食物纖維**及**水分**。而為了避免肌力衰退，適度的運動勢不可少。起床時喝杯涼開水或牛奶、進行下腹部按摩法（P249）、扭轉軀幹運動等都可以刺激腸子蠕動，很值得推薦。切勿在排便時長時間力拚黃金先生，苦戰3分鐘尚未告捷就休兵，等過一會兒再繼續。

感染性腸胃炎

特別要小心諾羅病毒

屬於病毒或細菌感染引發的腸胃炎，肇因的病原體有諾羅病毒、輪狀病毒、腺病毒、病原性大腸菌、沙門氏菌、曲狀桿菌等等。受污染的手接觸到嘴巴、吃到受污染的食品等就會因此「中獎」。特別是諾羅病毒易於每年秋天到隔年初春肆虐，到處都傳出報告說

圖表 3-48 諾羅病毒的感染途徑及特徵

感染途徑

經口感染…吃到受污染的食品而感染。

接觸感染…接觸到受污染的食品、糞便、嘔吐物再透過手部感染。

飛沫感染…吸入從嘔吐物等噴濺開來的東西而感染。

空氣感染…吸入嘔吐物或瀉便處理不當，飄到空氣中的殘留病毒進而感染。

感染特徵

- 就算只有 100 個左右極少量仍會感染（一般病毒感染需要 1,000～3,000 個）。
- 感染後 24～48 小時內便發病。
- 不只會劇烈拉肚子，還會伴隨嘔吐。
- 諾羅病毒不耐熱，85℃加熱超過 1 分鐘便可使其不活化。
- 病毒在空氣中仍具有感染能力，若用接觸過嘔吐物或病毒東西的手去拿東。西吃，則大多會二次感染。
- 酒精除菌劑無效，建議用氯系漂白劑或熱水進行消毒。

暴發集體感染。老年人甚至可能因此致命，所以得特別小心。

症狀

一般會出現想吐、嘔吐、拉肚子、發燒、肚子痛等症狀。老年人很容易因上述症狀而引發**脫水**（P208），請盡早報告醫師或護理師。

治療

一般採取因應症狀的對症療法加以治療。當不再嘔吐時便可以攝取少量的水，再慢慢吃一些好消化的餐點。

預防

預防的基本法便是勤洗手，要用肥皂及流水仔細清洗乾淨。患者嘔吐時記得要仔細漱口，洗臉台或洗手台要立刻清洗並用氯系漂白劑消毒。處理患者糞便及嘔吐物時，切勿徒手接觸，記得要戴衛生口罩或手套。擦拭時用紙巾等來進行，裝入塑膠袋裡密封後丟棄。就算症狀痊癒，諾羅病毒卻依然會隨著糞便排出好幾天，所以這時更不可以掉以輕心，得徹底做好洗手工作以防止感染。

痔瘡

深受其苦的人意外地多

可分成**直腸**或**肛門**的血液循環惡化，部分血管腫起來的痔核；硬的便便傷到肛門附近形成肛裂；細菌感染而化膿的肛瘺等等。

症狀

老年人最常見的是痔核，排便時會伴隨疼痛及出血。出血都是鮮血且量多。痔瘺好發於男性，不會感到疼痛；肛裂則好發於女性，排便時或排便後會有陣痛感。

治療

不嚴重的痔核可透過緩瀉劑、抗發炎栓劑或軟膏加以治療。若無法使用藥物治療時，也可在痔上注射硬化劑或綁上橡皮筋動手術加以切除。

圖表 3-49　痔瘡的預防

① 排便時不用蠻力
促使便意產生後再去上廁所，盡量縮短使勁用力的時間。

② 清洗乾淨
肛門周圍用熱水清洗或用濕紙巾、清潔綿紙等輕輕擦拭。

③ 適度運動
改變體態或靠適度運動、入浴等來優化肛門周圍或屁股的血液循環。

④ 酒或刺激物要忌口
酒或刺激物會對排泄造成負擔，所以得忌口。

消化系統
肝臟

肝臟是營養的貯藏室

肝臟位於右邊肋骨裡面，重量約1.3公斤，是全身最大的臟器。貯存於肝臟的血液占全身整體10％以上，血流堪稱豐沛。肝臟的再生能力相當優越，就算切除70％左右，過了半年依然功能能完全恢復。肝臟出現問題直到演變成重症的過程中都不太會顯現症狀，所以也被稱為「**沈默的臟器**」。

提到肝臟的功能，莫過於產生有助於脂肪消化吸收的**膽汁**及**代謝**。肝臟會把糖分、脂質、維他命、礦物質等加工成可供身體使用的形態並將其分配到必需的地方。此外，也負責把身體利用過

肝臟是一種就算產生麻煩，或甚已到重症都很難顯現症狀的臟器，可說是忍耐指數破表的好工人。負責將營養加工，以成為可供身體使用的代謝能量。

圖表 3-50　肝臟的構造

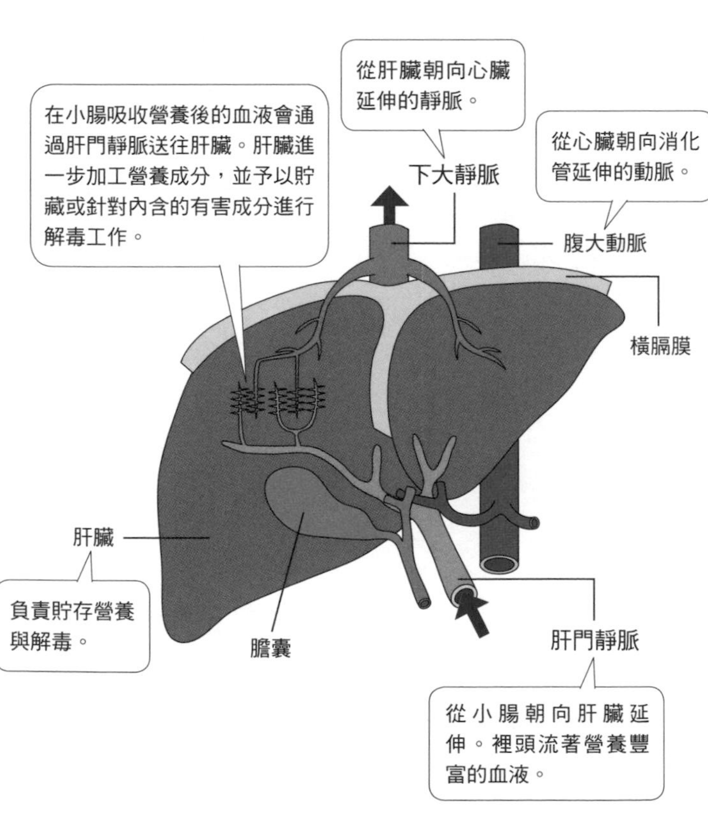

後的廢棄物變成容易溶於水的形態，再將其溶於膽汁裡排泄出去。其一小部分會在小腸再次被吸收，再次回到肝臟且再回收利用。

常見的肝臟疾病

■病毒性肝炎

主要是B型肝炎及C型肝炎

肝臟發炎，亦即肝炎會長期惡化，一點一滴地傷害肝臟，從慢性肝炎演變成**肝硬化**、**肝功能衰竭**甚至**肝癌**（P216）。從肝炎演變至肝硬化的過程中大多很難發覺，主要原因莫過於**病毒**、**酒精**、**肥胖**。

病毒性肝炎可分成A、B、C、D、E型肝炎等等，日本幾乎都是B型及C型肝炎的天下。可透過抽血檢查確認有無受到感染。

症狀 因感染B型肝炎病毒而引發的B型肝炎，若是成人感染，通常會以急性肝炎的形態發病，大多可以治癒。

因感染C型肝炎病毒而引發的C型肝炎並不會出現自覺症狀，高達3成左右的人會自然痊癒。剩餘7成的人則在無症狀的情況下慢性化，最後演變成肝硬化、肝癌的病例仍時有所聞。

治療 依肝功能衰退程度服用養護肝細胞藥物。另外有一種療法是調節免疫系統‧發炎症狀，也就是所謂**干擾素**（Interferon）**療法**。如果是細菌引起的話，也可服用抗病毒藥物予以治療。

■酒精性肝炎

一日重症便會致命

主要原因就是酒喝太多。酒精會溶化脂肪、讓蛋白質變質並傷害細胞。就算代謝出來變成乙醛，也仍然會導致肝臟纖維化（P129）。

症狀 有喝酒習慣的人，在大量喝酒後便容易發病，產生食慾不振、四肢無力、發燒等症狀。此時肝臟腫大、右上腹部會發疼，同時也出現黃膽，尿液呈茶褐色。

預防 能喝多少酒得拿捏，餐點要注意營養均衡，熱量攝取也得剛剛好。配合適度的運動，充足的睡眠，作息要規律等等，得重新一一審視自己的生活習慣。

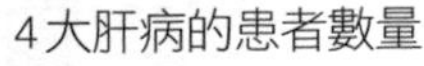

圖表 3-51 脂肪肝所引發的非酒精性脂肪肝炎（NASH）

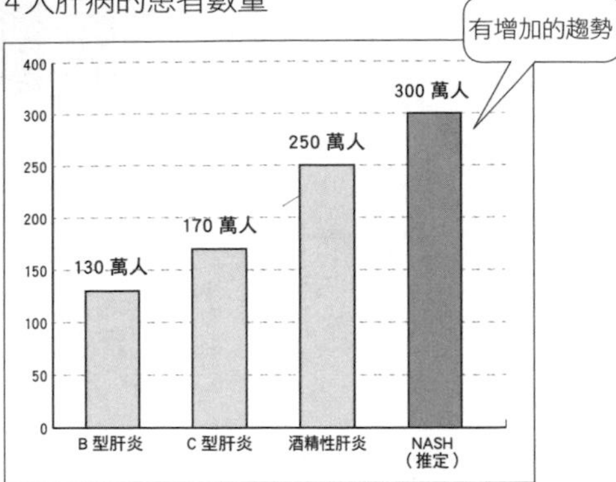

何謂NASH？

好發於沒有喝酒習慣的人，其脂肪肝成為所形成的根本原因，近來有增加的趨勢。肥胖、糖尿病、高脂血症等造成脂肪堆積在肝臟裡，最後演變成脂肪肝。於是乎，腸內細菌所釋放出來的內毒素闖過肝門靜脈進入肝臟，脂肪肝發炎，最終發病。NASH 幾乎沒有自覺症狀，一旦持續發炎便會走向肝硬化一途。

預防NASH的用餐重點

① 掌握適當的熱量

避免攝取過多熱量。
適當的熱量攝取量
＝標準體重（kg）×25～35（kcal）
※ 肥胖的人 ×25～30
※ 標準體重＝身高（m）× 身高（m）×22

② 均衡的三餐

盡量維持三菜一湯，均衡攝取碳水化合物（白飯、麵包、麵類等）以及蛋白質（肉、魚、蛋、乳製品、豆類等）。

③ 控油

特別是動物性脂肪要節制。另外，零嘴、速食品大多過於油膩，一定得節制。

④ 蔬菜多吃點、水果要適量

容易攝取不足的蔬菜得盡量多吃點。水果由於糖分含量多，小心別吃太多。

⑤ 果汁

市售的果汁或清涼飲品、紅茶、咖啡裡大多含有大量糖分，小心別喝太多。

COLUMN

急性肝炎

肝功能障礙突然惡化稱為急性肝炎。主要原因直指肝炎病毒。直到症狀出現的潛伏期大約 3～8 週，幾乎沒有自覺症狀。前兆有發燒、喉嚨痛、頭痛等類似感冒症狀及黃膽（眼白、皮膚發黃）。

消化系統

膽囊・胰臟

膽囊・胰臟和肝臟一樣都會受到酒精或用餐方式的影響而容易發炎、結晶化甚至因此生病。預防仍然十分重要。

膽囊・胰臟製造消化液分泌至十二指腸

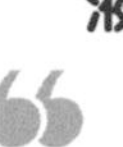

膽囊可說是一個負責貯存膽汁的袋子。膽汁在肝臟製造出來後便從膽管送往膽囊。膽汁具有消化脂肪的功能，一旦含有脂肪的食物被送進十二指腸，胰泌素、膽囊收縮素等賀爾蒙（P201）便開始分泌，膽囊受到上述賀爾蒙刺激後，濃縮膽汁並送往十二指腸。

胰臟負責製造可消化蛋白質、脂質、糖分等所有三大營養素的胰液，並將其分泌至十二指腸。胰液屬鹼性，和屬酸性的胃液中和後便有保護腸內黏膜的功能。另外，胰臟還會分泌出胰島素、胰高血糖素等賀爾蒙以控制血糖。

常見的膽囊・胰臟疾病

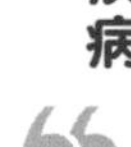

膽囊炎・膽管炎

膽結石為主要成因

屬於一種膽囊、膽管發炎的疾病，好發於有膽結石的人身上。膽結石的生成和肥胖、吃太多、飲食生活失衡等息息關係，待膽汁成分凝固後，便形成膽結石。

症狀

雖大部分都沒有症狀，但膽結石一旦堵塞膽管通道，心窩或右側腹便會產生劇痛。大部分症狀是每隔數分鐘～數十分鐘便有陣痛襲來，有時還會伴隨背部疼痛、肌肉僵硬、肩頸痠痛、大量冒汗、吐出黃色的膽汁及出現黃膽等情況。一旦引發細菌感染就會開始發燒進而急劇惡化，請立即諮詢醫師或護理師。老年人有時不會出現明顯的症狀，得十分小心。

胰臟炎

分成急性與慢性2種

胰液沒有外流，逕自消化的情況稱為胰臟炎。好發於長期持續大量飲酒的人，而膽結石有時也會成為導火線。

症狀

圖表 3-52 膽囊及胰臟的構造

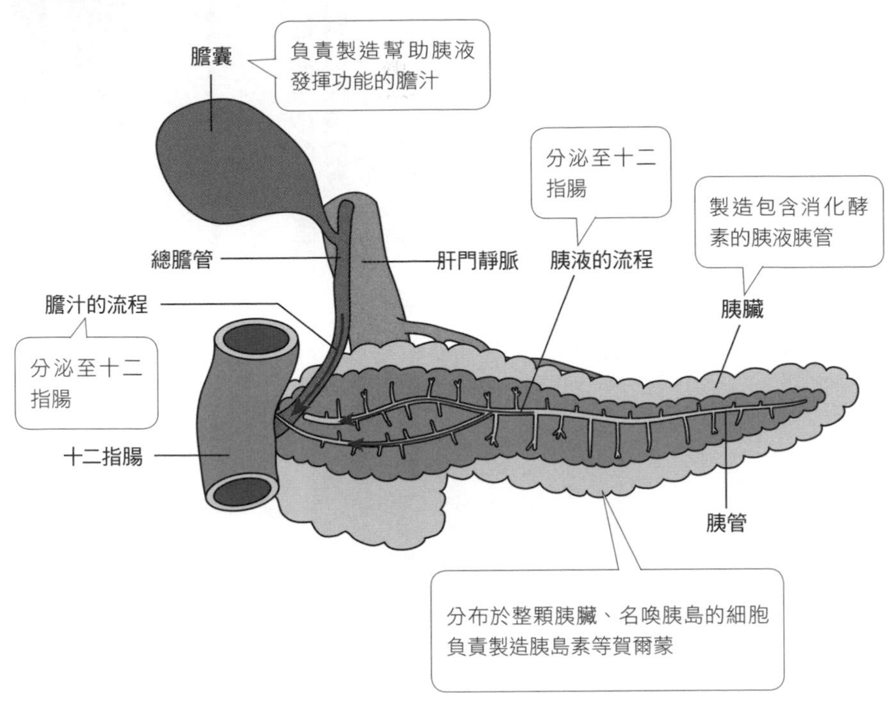

急性胰臟炎會出現腹部的疼痛、噁心、嘔吐、背部疼痛、發燒、發冷、食慾不振等症狀，一旦演變成重症甚至會意識不清進而休克。

慢性胰臟炎則是長期慢慢惡化，反覆出現腹部悶痛、背部疼痛等症狀。細胞一旦壞死，胰臟便開始硬化，有時還會出現胰臟結石。胰臟由於會製造胰島素，所以有時也會發生從胰臟炎演變成糖尿病的病例。

治療

急性胰臟炎發病時，需保持安靜並服用可抑製胰液分泌的藥物，或可以補充消化酵素的藥物。至於慢性胰臟炎，可以服用相同藥物以抑制惡化，若有胰臟結石則需開刀切除。小心別吃太多或攝取過量脂肪，會促進胰液分泌的刺激物盡量敬而遠之。

泌尿系統

認識泌尿系統

泌尿系統的器官負責過濾血液中的廢棄物以及製造、排泄尿液。不僅如此，它也擔任維持體內循環平衡的重要角色。

從血液中的廢棄物製造尿液的器官

泌尿系統是腎臟、尿管、膀胱、尿道等器官的總稱。從身體排出的廢棄物可謂各種各樣，其中水溶性的廢棄物會和尿液一起排出體外，這就是泌尿系統的主要工作。腎臟左右各一顆，且各自有尿管聯結至膀胱，它負責過濾血液中的廢棄物以製造尿液。製造好的尿液會通過尿管送達膀胱，暫時貯存後從尿道排出體外。

一顆腎臟約有１００萬個名喚腎元的組織。腎元由稱為絲球體的微血管集合，以及將其包覆起來的鮑氏囊、腎小管構成。絲球體負責過濾血液，分成需要的物質及廢棄物後轉化成原尿。原尿在腎小管會再次過濾後製造出尿液。尿管會蠕動，把尿液送往膀胱。

腎臟不只負責製造尿液，它同時也幫助我們維持電解質，及血壓等體內環境的平衡。

要讓腎臟的過濾功能更加順暢，血液流動就得保持一定，一旦血流不佳，腎臟察覺後便開始調整血壓。其他方面，它也有幫助製造紅血球的功能，更有助於活化可提高鈣吸收的維他命Ｄ，在維持生命運作上扮演相當重要的角色。

腎小管在過濾原尿時，會讓體內的電解質持衡，且使血液保持弱鹼性。

膀胱是位於恥骨後面、狀似袋子的器官。最多大約可貯存一公升的尿量。尿液在進入膀胱時，膀胱黏膜為防止尿液逆流至尿管，其皺褶會開始發揮作用。

尿道是一條把尿液從膀胱排出體外的管子，男性約長16公分、女性約長4公分。男性尿道同時也是射精時的通道，剛好經過前列腺正下方（Ｐ211）。

老化讓必需的水分也被排出

腎臟的過濾功能會隨著老化而衰退。要將必需的水分及電解質再次回收變得困難，所以必需的水分或鹽分就很容易被排出體外。因此，就更容易陷入脫水的情況。

控制排尿功能也跟著衰退，各種排

圖表 3-53　泌尿系統的構造

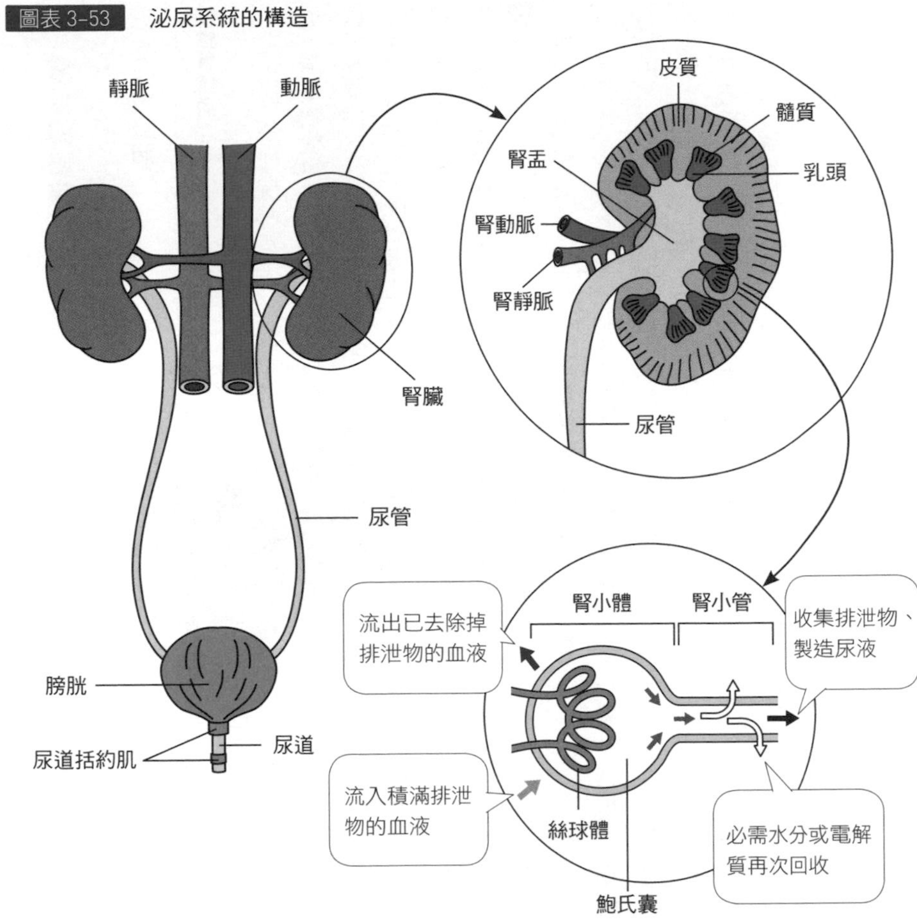

尿困難接踵而至。由於貯存在膀胱裡的尿量減少，所以愈來愈常跑廁所，也就是**頻尿**。膀胱的肌肉孱弱，擠出尿液的力量不夠，無法把膀胱完全擠乾淨，所以也經常產生殘尿感。

尿道括約肌肌力衰退也造成老年人無法憋尿，於是開始**尿失禁**。而女性除了尿道較短以外，因停經而女性賀爾蒙減少，也致使尿道內層變薄，這也有所影響。男性則深受膀胱都快爆炸卻還排不出尿，也就是**尿滯留**所苦，這是因為老化造成**前列腺肥大進而壓迫到尿管**，阻礙尿液的通過。

常見的泌尿系統疾病

■慢性腎臟病

慢性腎臟病

老化或某種疾病造成腎臟功能衰退，廢棄物變得排泄不出去。可能是成因的疾病中，最常見的就是糖尿病。另外像感染鏈球菌後引發的腎炎、膠原病、慢性絲球體腎炎、伴隨高血壓的腎硬化等也都會造成腎臟功能衰退。

症狀

會有一點倦怠感、有一點微燒等等，初期幾乎都沒有自覺症狀。但隨著腎功能衰退便開始出現姿位性低血壓、高血壓（P116）、水腫、心律不整、氣喘、呼吸困難、噁心、嘔吐、食慾不振、貧血、容易出血、集中力衰退、抑鬱、容易骨折、皮膚搔癢（P184）、皮膚色素沉澱等症狀。

症狀若再進一步惡化，最後製造不出尿液，這狀態就叫作**腎功能衰竭**。而一旦到腎功能衰竭的地步，就得借助醫療機器代替腎臟去除血液中的廢棄物、採取必要的物質以調整血液裡的成分，這種**人工透析治療**，即俗稱的**洗腎**。

治療

治療時，若有病況就對症下藥加以治療。而慢性腎臟病的基本療法通常採用**藥物療法**及**飲食療法**。另外，也會使用像有助於腎臟功能及減輕其負擔的降血壓藥、可幫助吸收廢棄物等並加以排出的藥物、可調節體液量或負離子的藥物、可改善貧血的藥物、幫助排尿消除水腫的利尿劑等等。

餐點方面，得在醫師的指導下控制蛋白質、鹽分、水分的攝取。我們無法完全恢復腎功能，但卻可以透過藥物療法及飲食療法來延後腎功能衰退，且除此以外，要小心控制血壓以避免慢性病找上門，並適當運動讓自己不過胖。

預防

若已罹患會導致腎功能衰退的疾病就該定期接受檢查。老年人由於容易從脫水演變至腎功能衰退，得十分小心。另外，也要小心別吃到惡質藥品，反而更傷腎。

■膀胱過動症

頻尿原因榜首

膀胱在尿液積存之前便開始收縮，突然催生尿意，這就是**膀胱過動症**。原因至今尚且不明，但有可能是因為老化、壓力、膀胱對於積存的尿量過於敏感、自律神經紊亂等等情況所導致。

症狀

常跑廁所（頻尿）、愈來愈難憋尿（尿意迫切感）。老年人有時會忍不住而尿出來（尿失禁）。

治療

建議可服用一些抗膽鹼藥等以防止膀胱異常收縮，或吃一些可舒緩平滑肌的平滑肌鬆弛劑等。同時，不妨訓練自

圖表 3-54 泌尿系統的構造

正常的尿液呈現清澈的、淡黃色或小麥色。有時尿液顏色改變代表有意想不到的疾病正找上門。正常的尿液經過一段時間後仍會變濁，所以要趁排泄後立刻進行觀察。

紅色	尿道感染、前列腺出血	尿液裡混雜著血液（血尿）。就算看起來不太紅，但有血液混雜其中，所以仍得小心。
色淡	腎功能衰退	尿液裡水分的量愈多其顏色愈淡、愈少顏色愈濃。甚至就算水分攝取量多、排泄量少也仍會產生。
色濃	脫水、肝臟或膽道障礙	就算水分攝取量少也仍會產生。
混濁	尿道感染	細菌會入侵排尿後混濁的尿液。
橙色	並非疾病	有時開始吃維他命B2等維他命時尿液會呈現明亮的橙色。這並非疾病。

已能以分為單位慢慢忍耐尿意，藉以延長跑廁所的間隔。另外，做做骨盤底肌體操，也就是反覆收縮、擴張肛門及陰道的動作來鍛練孱弱的骨盤底肌也很有效果。

預防

別攝取過多水分，若擔心漏尿，不妨穿防漏襯墊或成人尿布會比較安心。排尿和QOL息息相關，若無法好好排尿，會變得不愛外出，甚至最後把自己關在家裡，足不出戶。一一檢視原因同時因應當事人的情況是相當必要的。

■尿失禁

尿液不經過控制自行排出

顧名思義，就是尿液不經過控制自行排出。因此，尿失禁已被定義為會影響生活的疾病。其原因和症狀因尿失禁的型態而異。

治療 除針對引發尿失禁的疾病予以治療外，如果是**腹壓性尿失禁**，建議做運動來鍛鍊骨盤底肌群。機能性尿失禁者，則誘導排尿，重新審視衣服選擇及如廁環境，在不傷他們自尊心下加以因應。

■尿道感染

有急性膀胱炎等等

因細菌感染造成急性膀胱炎等就叫作尿道感染。大部分都是細菌沿著尿道口入侵，從腎臟直達膀胱，順著尿路往上爬造成發炎最後發病。若是在尿路中途發炎就是**急性胱膀炎**，在腎臟的入口發炎就是**急性腎盂腎炎**。而有時是從急性膀胱炎惡化成**腎盂腎炎**。

尿道較短的女性、有前列腺問題的男性，以及有裝導尿管的人其尿路遭細菌感染的風險都比較高。

症狀 根據發炎的部位不同，其症狀也各異。急性膀胱炎會出現排尿時**疼痛**、**頻尿**以及**尿濁**等三大症狀。有時也會伴隨殘尿感、血尿、尿意迫切感、尿失禁等情況。但其中也有只出現下腹部疼痛的病例。這時可服用抗生素或抗菌藥，避免喝酒或刺激物等，並充分攝取水分加以靜養便可治癒。

急性腎盂腎炎則會出現突然發燒、腰痛、強烈發冷等症狀。有時甚至是40℃左右的高燒，且就算暫時退燒也仍會反覆發燒，這可謂最大特徵。

預防 通常，若是細菌從尿道口入侵所造成的發病，一般都是用排尿的方式預防，但患者一旦因脫水而尿量減少時便無法藉此沖洗細菌，或因疲勞、發冷、感冒等造成對感染的抵抗力下滑，發病便在所難免。排便時若從後面往前擦拭，細菌便有可能從尿道口入侵進而引發尿道感染，所以記得排便時一定要從前面往後面擦拭，這點很重要。

圖表 3-55 尿失禁的類型及其症狀

	特徵	注意事項
腹壓性尿失禁	・好發於女性。 ・做打噴嚏、咳嗽、上下樓梯等在腹部用力的動作時便會漏尿。	・要勤跑廁所。若要咳嗽或打噴嚏時可用手按壓尿道口附近。 ・也可動手術加以治療。
迫切性尿失禁	・好發於老年人。 ・突然間尿意猛烈，來不及跑廁所，於是漏尿。 ・擔心漏尿，容易因此變得頻尿。	・選擇容易穿脫的衣物等，想辦法讓上廁所更加方便。 ・寫排尿日誌，養成固定時間上廁所的習慣。 ・有必要的話可服藥加以治療。
溢流性尿失禁	・好發於男性。 ・無法順暢排尿，總是一點一滴地徐徐流出。 ・因前列腺肥大等造成有殘尿感，有時會大量漏尿。	・設法調整出最方便排的姿勢及環境。 ・置之不理會引起發燒、腎功能衰退等情況，得當心。
機能性尿失禁	雖排尿功能正常，但不熟悉廁所在何處，或本身就感受不到尿意等等，導因於運動障礙及失智症造成漏尿。	抓準排尿的節奏，在漏尿之前便及早到位或固定時間上廁所。

COLUMN

慢性膀胱炎、慢性腎盂腎炎

慢性膀胱炎、慢性腎盂腎炎的原因和急性膀胱炎、腎盂腎炎一樣都是細菌感染。和急性不同的是，慢性尿道感染都是已罹患其他疾病的人較容易發病。像前列腺肥大、前列腺癌、膀胱癌、膀胱下垂、膀胱瘤等就會造成慢性膀胱炎；而慢性腎盂腎炎則是有水腎症、尿路結石、腎盂尿管癌等的病患較容易發病。

雖可透過抗生素或抗菌藥加以治療，但這種疾病復發的可能性高，很難根治，可謂相當棘手。由於反覆治療的過程中也等於加強細菌的抗藥性，所以有時藥物治療也並非上策。

有些病例的發病症狀很輕甚至毫無症狀，腎功能在無預警的狀況下慢慢衰退，最後導致急性腎盂腎炎，得十分小心。

認識運動器官系統

運動系統包含骨骼、關節以及附隨的肌肉。長期消耗及老化造成功能衰退，運動起來不如以往靈活外，甚至有時還是臥床不起的成因。

支撐身體、使其動作的器官

所謂運動器官，就是和運動相關的器官，包含骨骼、關節以及附隨的肌肉。

骨骼負責支撐身體、保護內臟，而骨髓則會製造血液。骨骼的成分有膠質、鈣質、磷等等的礦物質以及水分（P12）。海棉般的海棉骨周圍，是硬硬的皮質骨，有神經及血液通過的骨膜將其包覆著。骨骼也可謂是鈣質的貯藏室，血液中的鈣質一旦不足，便從骨骼那裡補充過來。

骨骼經常反覆新陳代謝，一直重覆著舊骨骼遭破壞、也就是骨吸收以及新骨骼再生、也就是骨形成的動作（Remodeling 機能）。骨折後仍能修復就是拜這機能所賜。

骨骼和骨骼的接縫處，亦即關節，事實上是包覆在名喚關節包的袋子裡的。相對的骨面就是關節軟骨，由於關節軟骨裡面並沒有血管，所以無法像骨骼一般進行修復。

讓骨骼動作的肌肉稱為**骨骼肌**。其幾乎都附著在骨骼上以安定關節、保持一定姿勢。又分成有耐力的紅肌及具爆發力的白肌2種。

肌肉會讓身體發熱，故一旦肌肉減少，體溫便跟著下降。另外，肌肉收縮需要電解質幫忙，所以體液中的電解質一旦失衡，肌肉便會產生抽筋現象。

老化造成骨骼及肌肉雙重減少

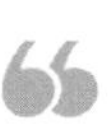

老化造成骨吸收比骨形成更快，於是**骨密度**下滑，是故老年人容易骨折。特別因女性賀爾蒙（P201）具有**抑制骨吸收**的作用，所以女性在停經後其骨密度急遽下滑。尤其是大腿骨上端、橈骨或尺骨、脊椎骨等部位特別容易骨密度下滑，無怪乎骨折顯得稀鬆平常。

一般來說，人一旦老了，身高就會縮水，這也是因為脊椎骨的骨密度下滑造成骨骼內縮、原本扮演緩衝墊角色的椎間盤的體液流失、變薄所導致。再者，背部肌力衰退也讓老年人容易變成頭部向前傾的駝背姿勢，所以身高看起

圖表 3-56 身體主要骨骼及其構造

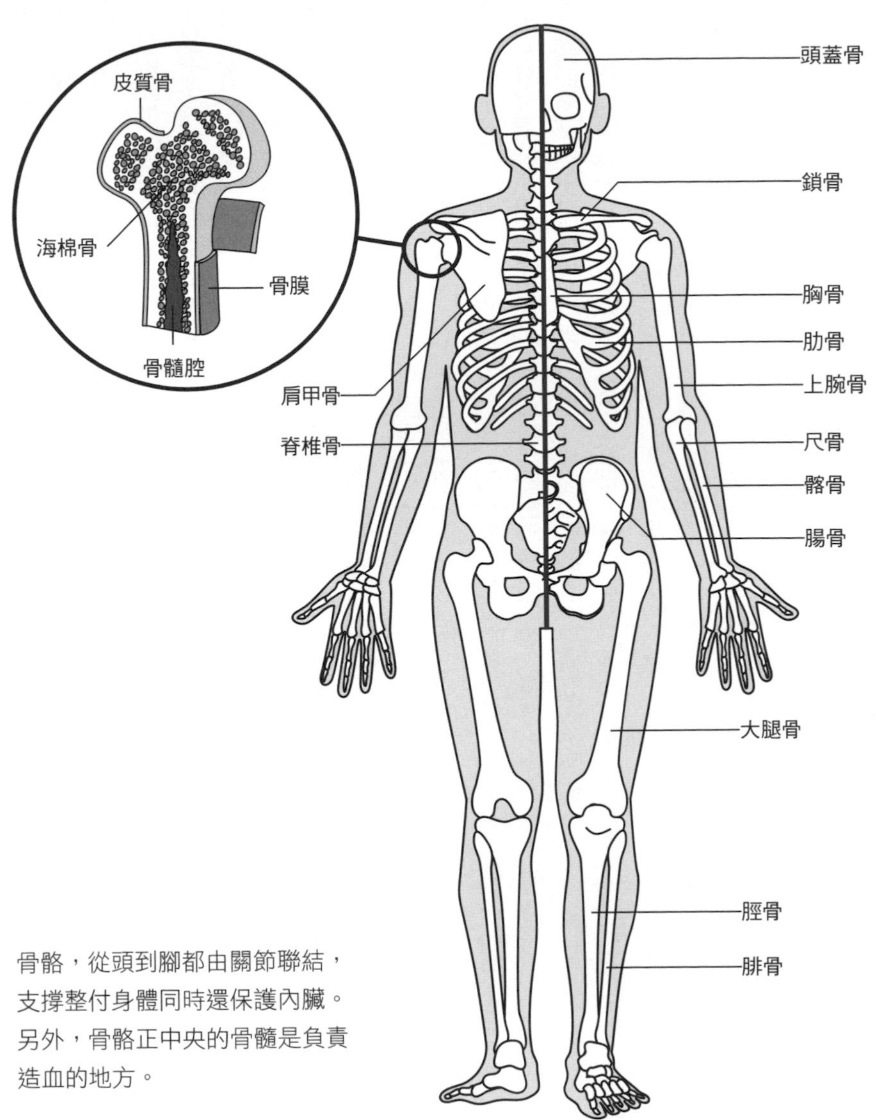

骨骼，從頭到腳都由關節聯結，支撐整付身體同時還保護內臟。另外，骨骼正中央的骨髓是負責造血的地方。

來也會比實際上更矮一點。還有，駝背也會壓迫到喉嚨，也容易導致吞嚥障礙或呼吸困難等症狀。

關節軟骨因長期的消耗變薄，關節表面潤滑度變差造成互相磨損，於是開始疼痛甚至引發關節變型。聯結各個關節的韌帶以及聯結肌肉和骨骼的肌腱的彈性也會慢慢變差，於是關節開始變硬。

肌肉量在10歲到29歲間到達顛峰，之後便漸漸走下坡。肌力跟著衰退、肌肉發硬緊繃，等於提高了跌倒及骨折的風險。肌力一旦衰退便無法保護關節，也等於助長關節變型。雖肌肉一旦不用便立刻萎縮，但只要愈動它就愈肥大。骨骼也可以藉由運動來維持它的量。近來，甚至有報告指出，肌肉的衰退也和腦部衰退有所關聯。為避免肌力、骨量下降，養成運動的習慣才是最重要的。

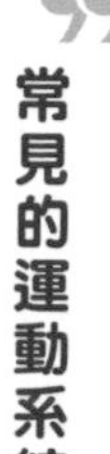

常見的運動系統疾病

■骨質疏鬆症

骨骼出現很多空隙，容易骨折

意指骨量減少、骨折的危險性大增的狀態。可抑制骨吸收的雌激素（P210）在女性停經期裡會急劇減少，這也是為什麼骨質疏鬆症較好發於女性的主要原因。而偏食等所造成的鈣質、維他命、蛋白質不足或肝臟、腎臟功能衰退造成的鈣質吸收問題、遺傳、極端減重、抽煙、喝酒、過分攝取咖啡因、塩分、糖分、壓力過大、運動不足、長期使用類固醇等也都有影響。

症狀

幾乎沒有自覺症狀。有時是因為突然骨折才發現。有人會開始駝背、身高縮水。

治療

服用骨吸收抑制劑、骨形成促進劑、可促進骨形成的維他命D或K加以治療。充分攝取鈣質、維他命D、維他命K、蛋白質、爬爬樓梯、走走路等等，最重要的是要養成運動習慣。

對策

骨骼當中的鈣質、膠質、磷等慢慢減少，造成骨骼愈來愈脆，是故老年人容易骨折。特別是胸腰椎、肩關節、手關節、大腿骨頸部（大腿骨骼中接近腳和身體連接的部位）都是極容易骨折的地方。骨折有可能造成臥床不起，不得不小心。

預防

骨形成的Remodeling機能（P174）一旦開始衰退便無法挽回，所以最重要的事莫過於預防。首先要多攝取一些牛奶、小魚、大豆製品、黃綠色蔬菜等富含鈣質的食品，另外，運動可促進鈣質吸收，帶給骨骼負荷，相當有效果。而多多曬太陽以幫助體內製造維他命D也很重要。

圖表 3-57　身體主要的骨骼及其構造

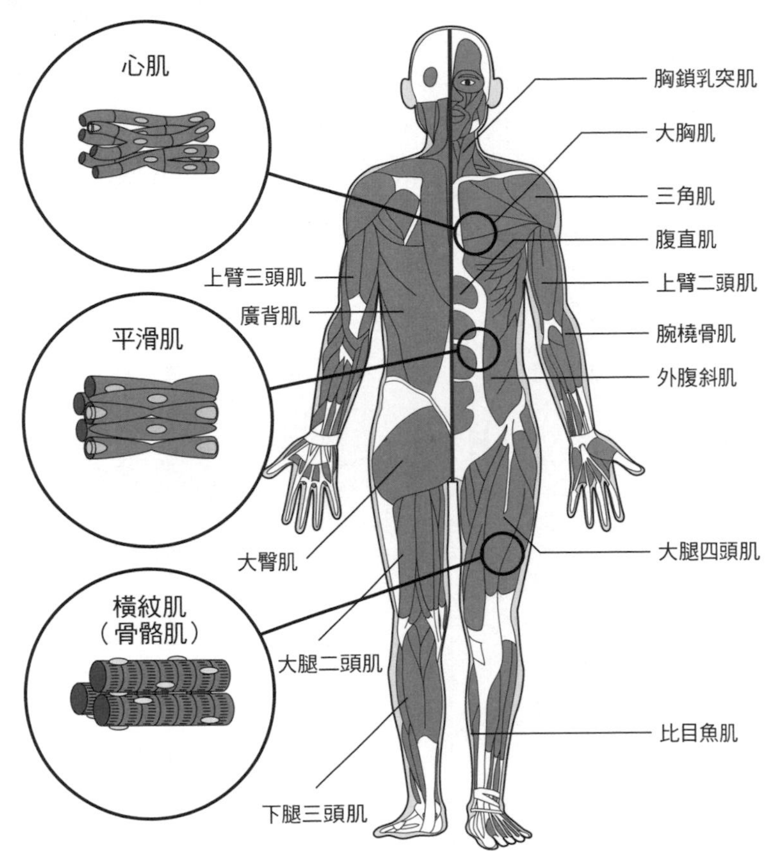

身體的肌肉根據構造及功能不同分成心肌、平滑肌及橫紋肌 3 種。心肌是位於心臟的肌肉，一輩子都在鼓動心臟。平滑肌是構成內臟及血管壁的肌肉，而橫紋肌則是構成手或腳部的肌肉、腹肌、背肌等等。能隨自我意識控制的隨意肌只有 紋肌能勝任，心肌和平滑肌屬於不隨意肌。

骨折

纏綿病榻的原因之一

骨骼承受不住超過某些強度的力道，骨骼因此產生裂痕或呈現折斷的狀態。由於老年人骨量較少，只要一點點力道就容易骨折，又因骨折是臥床不起的成因之一，真的得十分小心。光是跌倒撞到手臂、沒站穩撞到肩膀、滑跤跌坐等等都有可能釀成骨折。

症狀

患部或某些地方用力就會痛或整條神經發麻。骨折部位有時會引發內出血甚至變形。如果出現急遽的腫脹或貧血症狀，請盡快通報醫師或護理師。若造成骨折的力道不算大，或骨頭上的肌肉較為孱弱等，都會讓老年人骨折所引發的痛感症狀較為輕微，這是最大特徵。

治療

矯正骨頭、打石膏或用繃帶等固定4～10週左右。複雜性骨折的話就得進行整骨，動手術打鋼釘等等加以治療。

老年人由於骨骼的再生能力較差，痊癒通常得花更多時間。且為預防體力衰退或失智症趁機發病，請盡早開始進行復健。

預防

把家裡的高低起伏的地方全都拿掉、加裝扶手、家具配置得考慮到動線等等，設法讓老年人跌倒的機會降到最低。另外，為提高肌力，多走走路或多做點體操之類的是很重要的。

變形性關節炎

關節軟骨磨損

骨骼間扮演緩衝墊角色的關節軟骨，因磨損造成骨頭與骨頭的縫隙變窄，關節包發炎，這就是**變形性關節炎**。支撐著體重、承受著極大力道的膝蓋，以及股關節間的軟骨消耗尤其嚴重，因而導致膝蓋發病的稱為變形性膝關節炎，在股關節發病的則稱作**變形性股關節炎**。女性由於天生的股關節形狀，因而更容易罹患先天性股關節脫臼、臼蓋形成不全，且變形性股關節炎也較好發於女性。

症狀

人一旦超過40～50歲，就開始有人感到膝關節或股關節等會痛。變形性膝關節炎的患者站起來時會感到疼痛。一旦惡化，連走路都會痛，上下樓梯或跪坐都會極端不舒服。有時也會伴隨關節內積水、動膝蓋時會有聲音、O型腿等症狀。

變形性股關節炎的患者在邁步、站立、走路時都會感到疼痛。嚴重起來，連靜養時都會痛、跪坐、盤腿坐、剪腳指甲、站著穿襪子、上蹲式廁所時都會覺得有障礙。一旦惡化便開始拖著腳走路，也就是跛行，有時左右腳的長度也開始出現落差。

圖表 3-58　關節的構造

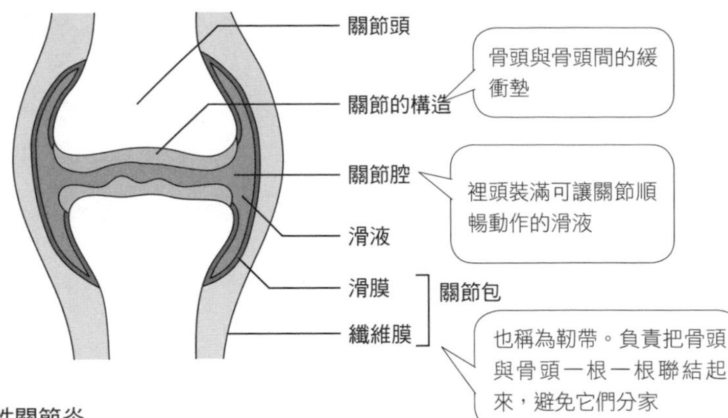

圖表 3-59　變型性關節炎

初期～中度

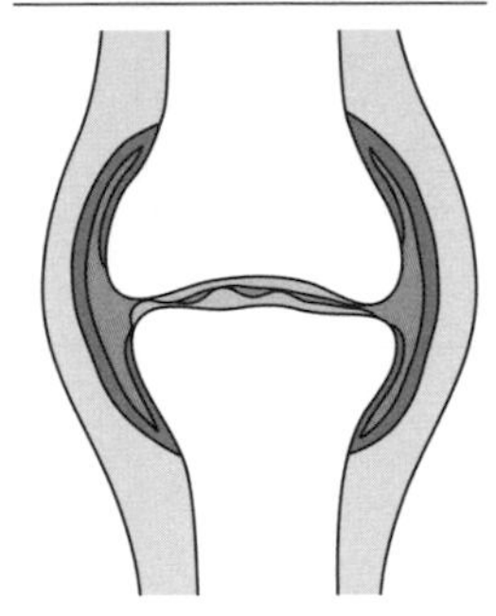

關節軟骨磨損，感覺膝蓋怪怪的，或站起來時覺得痛。一旦惡化，爬坡或上下樓梯都會痛苦萬分。

重度

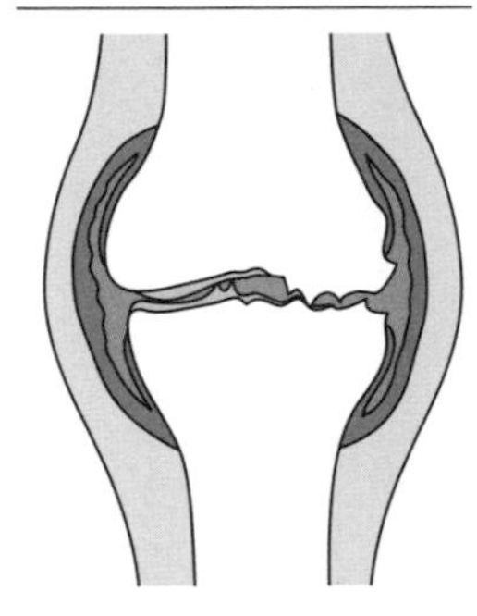

骨頭與骨頭開始互相蹉撞，已經無法像一般人一樣走路。膝蓋也無法完全伸展。

COLUMN

脊椎壓迫骨折

壓迫性骨折是指支撐柱狀脊椎的圓筒型椎體，受到壓迫變成楔形的一種骨折形態。罹患骨質疏鬆症的老年人只要拿點東西、彎下腰、踩空樓梯等動作都很容易引發壓迫性骨折。此時會持續悶痛、起立或長時間步行便疼痛加劇。壓迫性骨折拖的時間很長，一旦發展成好幾個部位淪陷，身高便會縮水數公分、駝背，甚至站都站不直。就算骨折也要盡早在短時間開始動作，避免其功能及骨密度衰退。

治療

目前沒有療法可以恢復已磨損的軟骨，只能緩解疼痛及症狀並遏止惡化。通常都使用消炎止痛的內服藥、藥膏、貼布以輔助治療。有時也會在關節注射類固醇或透明質酸。疼痛或變形嚴重時，最後的選項是進行變形關節的整形手術或開刀置換人工關節。

預防

初期階段便遏止其惡化是很重要的。若因疼痛就不動反而會造成肌力衰退，關節的負擔加劇，變形更加嚴重，更加疼痛。一旦關節僵硬、無法彎曲伸直、影響步行，ＡＤＬ（Ｐ30）便明顯下降。

建議做一些適當的運動，擴大關節的可動區域。運動會啟動能抑制發炎的基因機制，也可抑制疼痛及避免軟骨遭到破壞。若站立感到不舒服時，不妨躺下來或坐著做一些訓練、伸展操以鍛練關節周圍的肌肉。

姆指外翻

有時會痛到無法走路

腳姆指根部關節往內側突出，造成腳姆指指尖反而向腳食指彎曲，整隻腳開始呈現く字型。中高年人的姆指外翻都和肥胖或肌力衰退有關。

症狀

腳姆指關節突出來的部分，會擠壓到鞋子而引起發炎、疼痛。嚴重起來有時連鞋都沒辦法穿。

治療

腳姆指外翻一旦置之不理便會惡化，這時只能在姆指和食指間裝設腳姆指外翻器具。筆者也建議每天用雙腳腳指玩剪刀、石頭、布以訓練張開腳指，或做做**姆指外翻體操**，也就是在雙腳的姆指上綁橡膠繃帶練習腳尖開闔動作。

變形加劇、疼痛難耐、走路困難重重時不妨考慮動手術。最為一般的手術是把中足骨切開加以矯正的方法。透過腰椎麻醉或局部麻醉進行，大概1個鐘頭便可完成。雖隔天開始就可以下床走路，但若要能穿之前穿的鞋子，就得花上2個月左右。

預防

盡量選擇腳姆指根部緊實、腳尖寬鬆的鞋款。另外，請記得做姆指外翻體操。不幸罹患姆指外翻，支撐身體的腳部便使不上力，且一旦重症化還容易跌倒。還有，走路的速度也會變慢等等，諸如此類，運動機能全都開始衰退。請盡早諮詢醫師或護理師。

圖表 3-60 姆指外翻體操範例

動動腳指的運動

光腳坐著，腳往前蹬直。左右的腳指開始各自玩剪刀、石頭、布，這對鍛鍊腳指有很大功效。

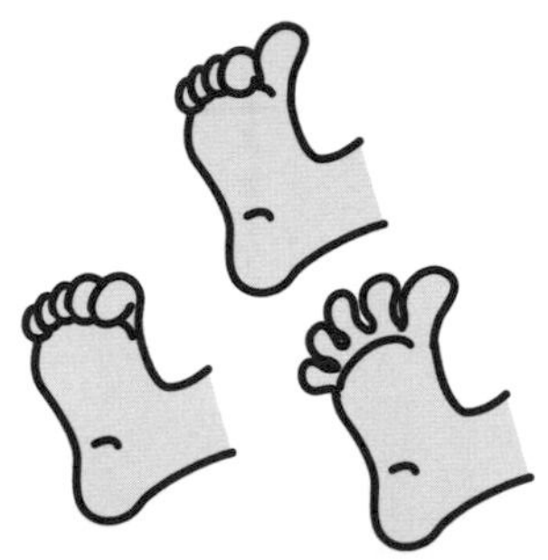

用腳尖站立

光腳站在地板上，提起腳跟用腳尖站立。不妨扶著椅背或扶手等等來做會更安全。

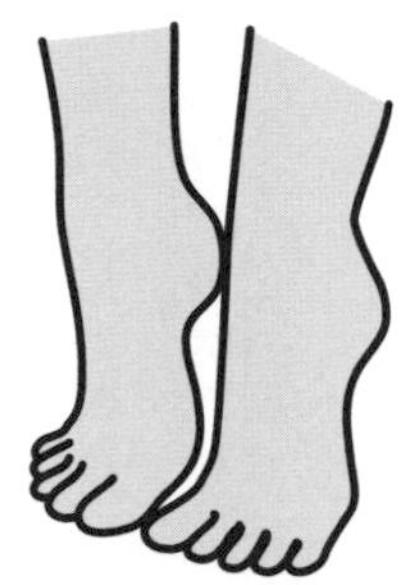

用腳指捲毛巾運動

光腳坐下來，腳底鋪上毛巾。用單邊所有腳指把毛巾捲攏、把毛巾挾上來。完畢後換另一隻腳重覆動作，交替進行。

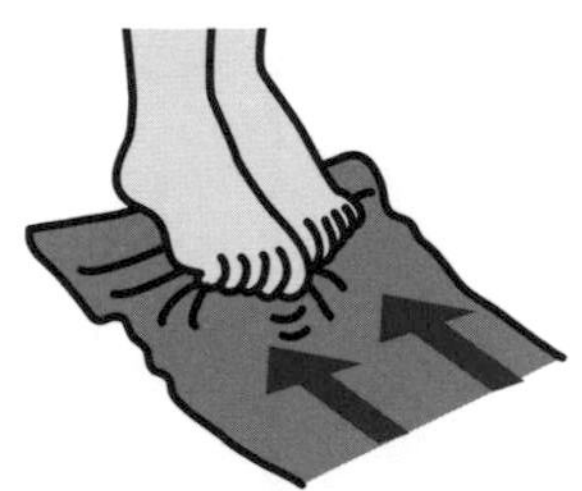

橡膠繃帶運動

光腳坐下來，雙腳蹬直。靠攏腳跟，在雙腳的姆指上綁上較鬆弛的橡膠繃帶。腳跟保持靠攏，腳尖往外側拉橡膠繃帶。

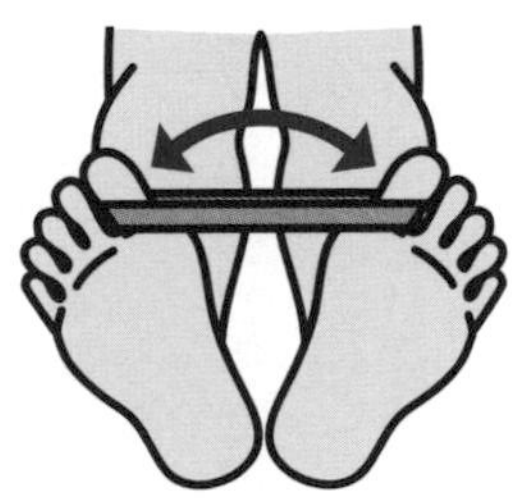

外皮系統

皮膚

皮膚是包覆身體、避免身體受到外部刺激的器官。除了隨著年齡的增加，皮膚的屏障機能跟著衰退外，皺紋、斑點、鬆弛等現象也一一無情地外顯出來。

包覆身體的厚度僅數公釐的屏障

包覆身體表面的皮膚乃由**表皮**、**真皮**、**皮下組織**等3層構成，保護身體避免其受到外部刺激。表皮在身體最外側，負責防止異物入侵並保護皮膚內的神經及血管。表皮深層有表皮細胞，慢慢往上推擠以製造表面的角質層（角質化），扮演著保濕的角色。表皮的角質層會進行細胞分裂，約以28天為週期更新一次（Turnover）。老舊的角質層會變成污垢後剝落。

位於表皮基底的是黑色素細胞。皮膚一接觸到紫外線便開始製造黑色素以保護身體不受紫外線攻擊。表皮表面有汗腺及皮脂層等，負責排汗及分泌皮脂。這些組織可幫助身體調節體溫、滋潤皮膚及毛髮。

真皮是一層富含蛋白質、由膠原蛋白纖維構成的網目狀強壯組織。裡面包含著皮脂、汗分泌腺、毛髮周圍的毛囊，扮演從**血管輸送養分至真皮**的重要角色。由於有神經通過，所以也能感受痛感、觸感、溫度，並針對皮膚加以保溫、保濕。

皮下組織位於皮膚最內側，裡頭充滿脂肪細胞，是層很柔軟的組織。除了可緩和外來的刺激外，也負責聯結皮膚和其底下的器官，扮演貯存熱量的角色。

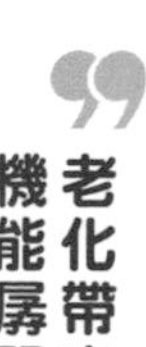

老化帶來乾燥、屏障機能孱弱

老化造成細胞分裂不再活躍，Turnover需要花更多時間，角質層也跟著變厚。於是乎，表皮開始變得平坦且帶光澤。以神經醯胺為主要成分的細胞間脂質減少也導致皮膚乾燥。另外，皮脂腺分泌的皮脂雖會製造出具屏障功能的皮脂膜，但由於老年人的皮脂不易形成，遂造成病原菌容易感染皮膚或接觸、壓迫而開始長斑疹。位於真皮的神經細胞數減少也讓老年人對於疼痛、溫度、壓力的感受度大不如從前，無怪乎容易受傷。

老化也容易引發**中暑**（P206）、**低體**

圖表 3-61 皮膚的構造

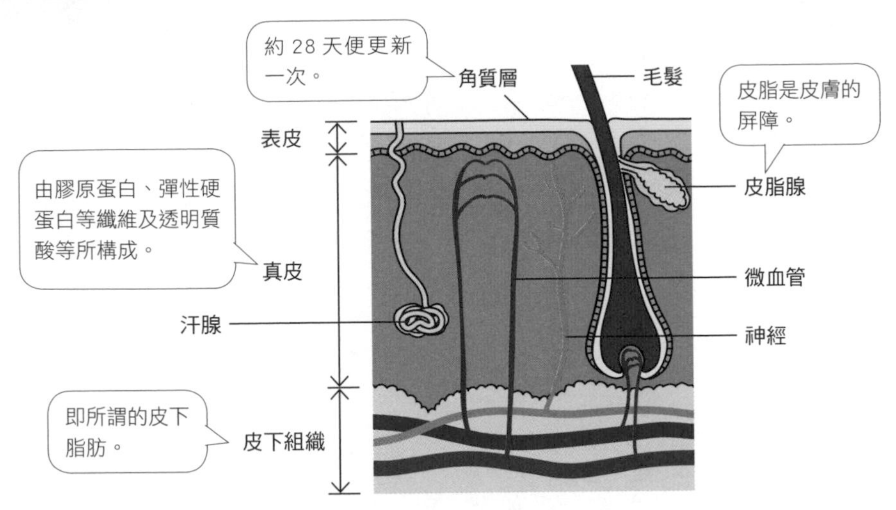

圖表 3-62 年輕人與老年人的皮膚差異

	表面	角質層	表皮	微血管	真皮
年輕人	表面由皮脂包覆、很滋潤	薄	厚	細	膠原蛋白量多、纖維充足
老年人	乾燥且龜裂	厚	薄	舒張	膠原蛋白量少、纖維配置紊亂

溫、脫水（P208）等病症，但這些都是因為汗腺減少、毛囊、皮脂腺萎縮造成皮脂分泌不足或體溫調節變得遲頓所導致。

皮膚外觀也會產生改變。表皮與真皮的結合變得鬆弛，脂肪組織減少便讓皺紋有機可乘。由於膠原蛋白纖維的修復需要花更多時間，於是失去彈性，鬆弛顯而易見。眉毛或上眼瞼一旦鬆弛便會影響到眼睛，視野也因此變窄。

暗沈、老人斑都是因為脂質酸化生成的黃色物質（脂褐質）在細胞內增生而外顯出來的東西。

■常見的皮膚疾病

老人性乾皮症、皮膚搔癢症因乾燥而發癢

老年人皮膚乾燥、粗粗糙糙的皮膚狀態稱為老人性乾皮症。導因於皮脂分泌減少造成**皮膚屏障機能衰退**之外，**微血管擴張**也讓感知癢感的神經變得敏感，就算是一點點的刺激都會覺得癢，這就是**皮膚搔癢症**。若加上濕度下降或洗澡過度等情況，皮膚乾燥就更加嚴重，且特別好發於空氣乾燥的冬天。

症狀

皮膚粗燥乾燥好像有層粉且還會發癢，有時甚至身體像有蟲在爬似地奇癢無比。像是皮脂較少的腰部周圍、大腿、小腿、背部等都是比較容易發癢的部位。有時還會長濕疹。

傍晚到夜間或血液循環較好的時候會癢得更嚴重。而在暖氣強的房間裡、剛洗完熱水澡，以及鑽進電毯裡身體暖和起來時也都會感到癢。

治療

首先得好好護膚。已患濕疹時可用類固醇等外用藥或止癢的內服藥等加以治療。盡量避免從發癢轉成皮膚炎。

不小心轉成皮膚炎且護膚過後依然不見好轉時，請立即諮詢醫師或護理師。一整年都發癢時就得懷疑可能是**糖尿病**（P202）、**肝病**、**腎臟病**、**甲狀腺**等疾病作祟。請立即諮詢醫師或護理師。

預防

最重要的是常保皮膚清潔。洗澡時熱水別過燙、清洗身體時先用手掌搓出香皂泡後再輕輕撫抹似地清洗。洗完澡後趁皮膚還很滋潤時就塗點保濕霜。貼身衣物挑選綿質品最為適合。另外，小心房間的暖氣別開太強、保持濕度。辣的食物或酒精類飲品可優化血行而增加癢度，所以也得忌口。

■濕疹、接觸性皮膚炎、脂漏性濕疹

皮膚產生各種發炎情形

老年人經常從老人性乾皮症、皮膚搔癢症轉而開始長濕疹。由於接觸性皮膚炎是因皮膚對於所接觸的東西過敏而引發，所以刺激性強的食物、植物、裝飾品、化粧品、衣物等都可能是誘發的成因。經常換尿布、穢物尿液、廢棄物等長期間接觸到肌膚、尿布纖維引起的肌膚發炎，故尿布疹也算是接觸性皮膚炎的一種。

脂漏性濕疹有可能和一種名喚真菌的黴菌有關。雖好發於對真菌尚無免疫力、皮脂較多的嬰兒頭皮上，但免疫力衰退的老年人也經常為此所苦。

症狀

濕疹有紅色一顆一顆的、粗粗糙糙的、水水的、像頭皮屑的等各式形狀。**接觸性皮膚炎**是接觸到過敏物的地方長出伴隨癢感的濕疹。一開始先出現紅斑，嚴重起來便發腫，有時還會出現小水疱之類的。一旦尿布濕氣太重，被名喚**念珠菌**的黴菌感染的話（念珠菌性皮膚炎），不僅尿布的接觸面，就連屁股

圖表 3-63 老年人護膚的注意事項

常保清潔

一週最少要洗澡 2 次。若要用香皂等東西，記得選用低刺激的商品且少量地起泡泡後再用。切勿搓刷，輕輕沖洗即可，且要沖乾淨。澡別泡太久。

保濕

由於皮膚在洗完澡後容易乾燥，記得立刻用點保濕。用手掌整體塗勻，切勿用擦的或用搓的。

及肛門周圍、胯襠、皮膚皺紋等全都會發炎、一片紅通通。

脂漏性濕疹是睫毛、鼻子、嘴巴周圍、頭皮等部位出現伴隨癢感、頭皮屑般的濕疹。一旦惡化便開始出現紅色濕疹，頭皮屑般的東西和皮脂混在一起，最後變硬有如魚鱗。

治療

清潔皮膚，衣物及寢具要勤加清洗。可視症狀服用抗組織胺藥物或類固醇塗藥。若是因**尿布疹**引發念珠菌性皮膚炎，建議使用**抗真菌塗藥**。癢得受不了時，得避免洗澡且盡量用低刺激性的香皂。脂漏性濕疹可用抗頭皮屑洗髮精以去除變硬的皮脂。

■藥疹

老年人容易產生藥物副作用

因藥物副作用而產生的濕疹稱為藥疹。不管什麼藥物都有可能產生藥疹，即使是已用慣的抗生素、消炎鎮痛劑、癲癇藥等都依然會引發藥疹。健檢時所使用的顯影劑也是成因之一。雖初次使用的藥物就有可能引發藥疹，但一直以來都用慣的藥，在身體狀況不佳時也可能會趁機出來搗亂一下。

症狀

藥疹不會在用藥後馬上出現，而是數天甚至2週左右後才現身。藥疹現身的方式很多，像是**蕁麻疹**（小紅斑或丘疹一顆接一顆連在一起出現）長滿身體各處、嘴唇或眼睛黏膜發炎、全身出現伴隨鱗屑的發紅、拚命長苔狀平坦的紅斑等等。不僅發生在皮膚症狀，有時也會伴隨淋巴節也會腫大、發燒、關節疼痛、臟器衰竭等情況。

對策

用藥、打點滴、注射過後若出現濕疹一定要報告醫師或護理師。尤其老年人大多同時吃好幾種藥，成因的藥品很難斷定，但一旦找到，就得立刻停止用藥。此時通常用抗組織胺藥物、抗過敏內服藥物、類固醇塗藥加以治療。雖皮膚症狀會漸漸消失，但當再服用成因藥物時，這難以對付的濕疹就又會在相同部位出現。另外，與醫生告知相關資訊以避免再引發症狀是相當重要的。

帶狀疱疹

長於身體單側，呈帶狀且會疼痛

過去曾罹患水疱瘡的水痘・帶狀疱疹病毒，潛伏在感覺神經的神經節裡，待免疫機能或體力衰退時便會活化並進一步發病。

症狀

剛開始會覺得身體的某處傳來刺痛，數天後，身體單側的神經節沿線便長出帶狀的疹子。這些疹子會慢慢地變成**水疱**，數天後開始潰爛甚至演變成潰瘍。10天左右開始結瘡痂，爾後慢慢痊癒。要是長在有神經通過的地方會伴隨疼痛，如長在三叉神經通過的地方且一旦併發腦炎、髓膜炎、脊髓炎的話便極有可能導致顏面麻痺甚至失明。

治療

當老年人說皮膚痛時，請盡早諮詢醫師或護理師。要遏止症狀惡化、讓皮膚或神經的損傷降到最低，請盡早服用抗病毒藥物，疼痛的部分則交給鎮痛藥解決。為避免水疱破裂進而引起感染，預防性地服用抗生素也是考慮選項。

冰鎮患部反而會加強痛感，所以要盡可能地**熱敷**。雖可以洗澡，但請注意別磨擦到疹子。

老年人的帶狀疱疹很容易重症化，須特別留意。另外，當皮膚症狀消失後卻仍然會痛，也就是伴隨帶狀疱疹後神經痛的情況也是屢見不鮮。

預防

帶狀疱疹的成因，通常是疲勞或壓力造成身體抵抗力衰退有以致之。切勿勉強自己，充分攝取營養及睡眠以提高身體免疫力才是明智之舉。

疥瘡

主要原因是疥蟎。小心別遭到感染

疥蟎（疥瘡蟲）寄生在皮膚的角質層裡造成發病。潛伏期約一個月左右。

症狀

手腳、手掌、指縫、手肘、腋下、

圖表 3-64　濕疹的種類

斑	沒有丘疹，只有顏色變化的疹子。有紅斑、紫斑、白斑等等。
結節	丘疹。更大一點的就稱為潰瘍。
水疱	即水泡。丘疹裡面有水且呈半球狀。
膿疱	丘疹裡面有膿且呈半球狀。
潰爛	部分表皮剝離，疹子泛紅潰爛。
潰瘍	比潰爛更深一點，發炎已達真皮甚至皮下組織。

肚臍周圍、大腿內側、陰部、腳踝等部位出現紅紅的疹子。母疥蟎會在皮膚下方挖掘產道並把卵下在裡面，所以會出現血腫抓痕般地發紅。疥蟎都在夜間活動，所以通常晚上癢得特別厲害，甚至讓人夜不成眠。

治療

使用具殺蟲效果的克羅米通（Crotamiton）、苯甲酸苄基、γ－BHC等內服藥或藥膏予以治療。**類固醇會讓症狀更加惡化，千萬用不得！**

成千上萬隻疥蟎寄生在表皮，進而重症化的話便叫作**挪威疥瘡（角化型疥瘡）**，此時需將病患加以隔離，透過熱消毒及噴殺蟲劑加以治療。而就算疥蟎都殺光了，疹子還是會持續一段時間。

預防

直接接觸就會遭到感染，照護時務必戴手套及穿圍裙。疥蟎在50℃環境下超過10分鐘便會死亡。能洗的衣物先用熱水煮超過10分鐘再洗。而無法日光消毒、沒辦法洗的東西，用完即丟。疥蟎會混雜在灰塵裡，建議用吸塵器將灰塵吸乾淨。此外，要勤洗手，餐具最好用熱水消毒。

■白癬

主要原因是黴菌。小心別遭到感染

一種名喚白癬菌的黴菌感染身體中較為陰濕的部位，像頭部、手、腳、指縫、指甲、陰部等而引發。根據受感的部位不同病名也各異，像頭部白癬、手部白癬、足癬（香港腳）、甲癬、胯下白癬等等。

症狀

發癢、伴隨疼痛的紅斑、小水疱、數個膿疱。部位不同，有些病例還會皮膚泛白泡脹、變厚變硬後角化。甲癬則是指甲顏色變白而濁且變厚。

治療

持續塗抹抗真菌藥一個月左右，皮膚洗乾淨並保持乾爽，衣物盡量挑綿製品，勤加更換。足癬、甲癬的話則需要常脫鞋，避免濕氣聚集。每天用香皂清洗，連小地方都別放過。由於白癬菌會傳染至皮膚彼此接觸的地方，所以像指縫這種地方就用布搓洗。房間也要勤加打掃，以避免濕度升高。

一旦停止塗藥便有可能復發，所以一定要在4～5個月的整個療程中持續塗藥，直到症狀消失、完全根治為止。

預防

患上白癬的人要盡量請他們使用自己專用的物品，舉凡指甲剪、浴墊、拖鞋等。白癬菌從附著皮膚直到感染只花24～48小時，只要趁這段時間趕緊進浴室洗乾淨就不會遭到感染。而糖尿病患者、有在服用類固醇的人都極容易受感染，得小心！

■褥瘡（壓瘡）

長時間受壓迫而潰爛

身體同一處受到一定以上的壓力時，皮膚組織的血液就會變差、皮膚泛紅、開始潰爛、甚至產生傷口的一種狀態。像因發麻或麻痺而感覺衰退、無法經常改變姿勢、皮膚失去彈性而產生皺紋或鬆弛、患有尿失禁或便失禁、正在穿尿布、皮膚泡汗而濕濕的、營養不良等原因一旦嚴重起來便會引發褥瘡。

症狀

皮膚變紅、長水疱。水疱破了之後，其中的液體或膿流出來便開始潰爛。惡化起來，潰爛部分的傷口會加深，最後連骨頭都露出來。由於褥瘡好發於容易受壓迫的部位，像仰躺、側躺、坐椅子等，其發病部位便大大不同。一旦變瘦、骨頭跑出來就更容易長褥瘡。有些疾病的症狀和褥瘡極為類似，須特別留意。

治療

褥瘡一旦重症化便很難對付，且不幸演變成併發症的話可是會危及性命，所以骨頭較明顯的地方的皮膚只要泛紅就盡早諮詢醫師或護理師，並著手開始給予適當的治療。

輕症者2～3週便會痊癒。雖主要靠塗藥加以治療，有時遇到壞掉的組織或已呈現袋狀的部分便會直接切除。

預防

圖表 3-65　容易長褥瘡的部位

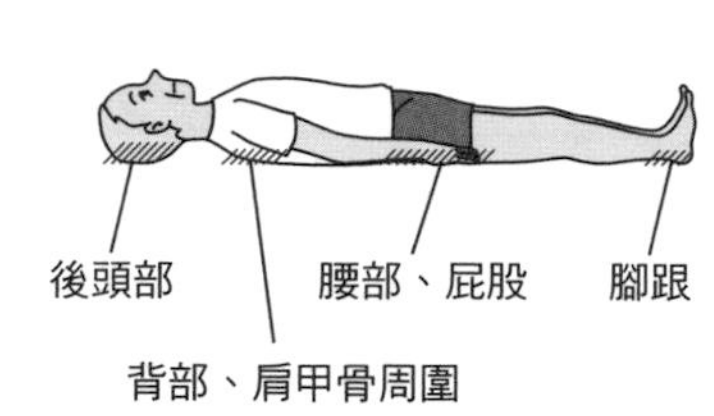

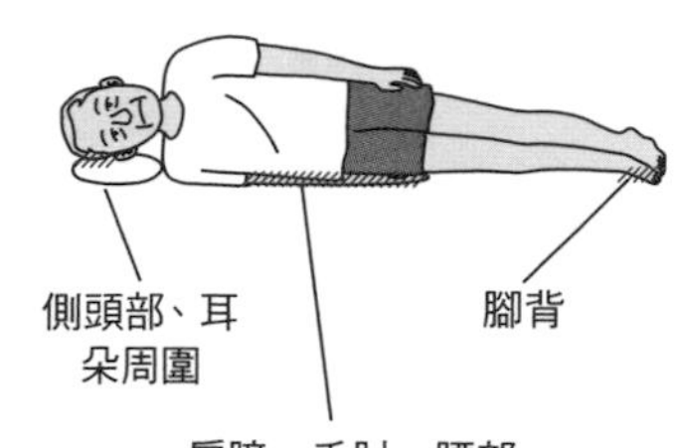

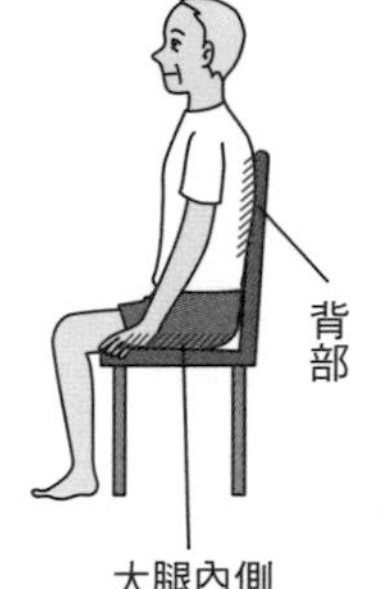

圖表 3-66　褥瘡的深度（NPUAP 分類）

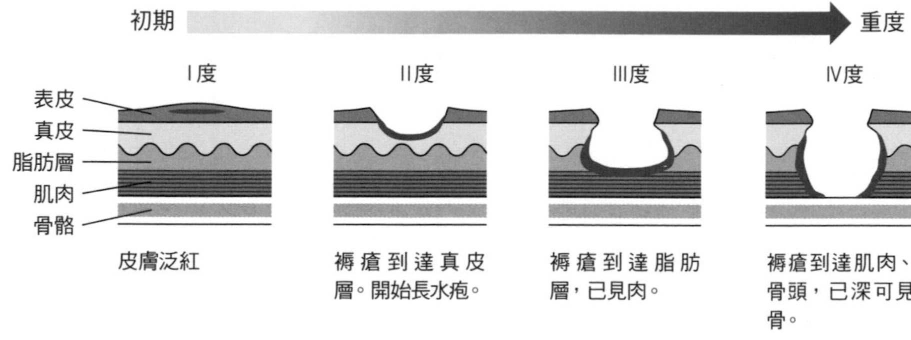

透過除壓按摩以減輕壓力。若老年人睡覺時不會翻身，就得幫他們**更換睡姿**，讓身體暫時和床墊分開再躺回去。寢具或睡衣的皺褶或不合穿等小細節也得留意。

皮膚常保清潔，塗點保濕霜。尿布挑選不會悶熱的材質並勤加更換。餐點營養要均衡，盡量調理成老年方便吞嚥的形狀。好好攝取營養就等於治療。

外皮系統

指甲・毛髮

指甲、毛髮是表皮細胞經過演變、角化後的表皮細胞。負責支撐身體並加以保護。和皮膚一樣都得護膚，經常予以保養。

指甲、毛髮都在保護身體

指甲、毛髮和表皮的角質層一樣，都是以一種名喚角蛋白的蛋白質為其主要成分，屬於外皮的一部分。指甲保護手及腳的指尖、讓指尖的細微作業更順暢並支撐著身體。毛髮則扮演保護皮膚表面、緩和外來的刺激、防止異物入侵或接觸、保溫以及防禦紫外線等角色。

老化造成皮脂減少，所以指甲、毛髮也和皮膚一樣跟著乾燥，失去光澤，指甲開始變形或顏色變得暗沉，乾乾的，且容易裂開。頭髮則因黑色素流失而開始長白頭髮，女性停經後便容易掉髮、變細而有稀疏之虞。

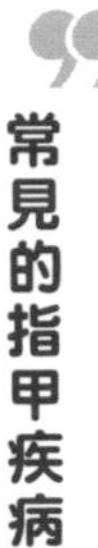

常見的指甲疾病

■捲甲

痛到沒辦法走路

指甲往內側彎曲。步行量一旦變少，地面施予的壓力讓指甲的彎曲力道更為強大，指甲就更容易彎曲。

身體變硬，彎腰吃力，就連老花眼都愈來愈嚴重，連帶地也讓剪指甲越來越困難，很輕易地就將捲甲置之不理。周遭的人不妨用**剪刀型或鉗子型的指甲剪**幫老年人們修整一下。指甲兩端別剪得圓圓的，而是直直剪整齊，再用指甲銼刀稍為銼一下加以修整即可。

症狀

指甲會漸漸地吃進皮膚裡而開始痛。老年人痛得走不穩時就容易跌倒，也等於提高了骨折的風險。

預防

指甲周圍的保濕也要做到位。建議用護手霜或身體乳液，塗抹一下指甲及其周圍。

圖表 3-67　指甲的構造及剪指甲的方法

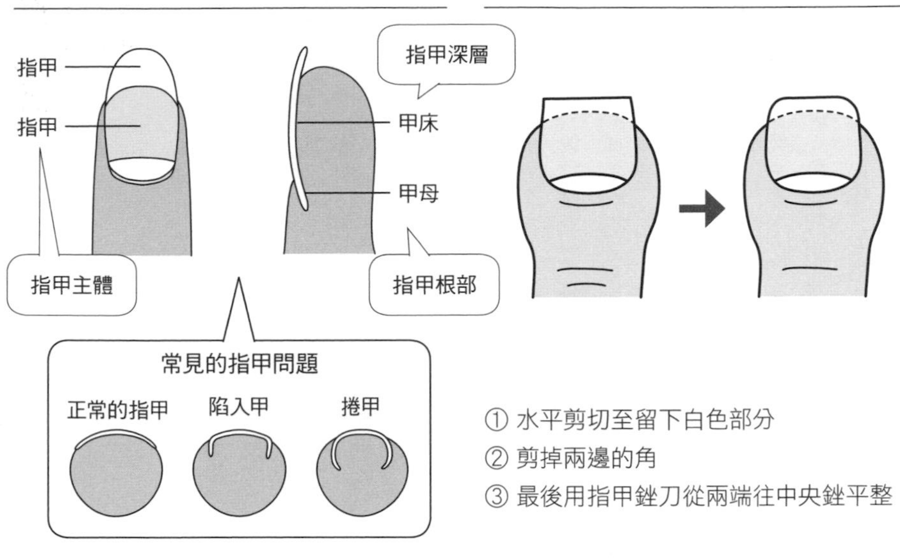

① 水平剪切至留下白色部分
② 剪掉兩邊的角
③ 最後用指甲銼刀從兩端往中央銼平整

圖表 3-68　毛髮的構造及其角色

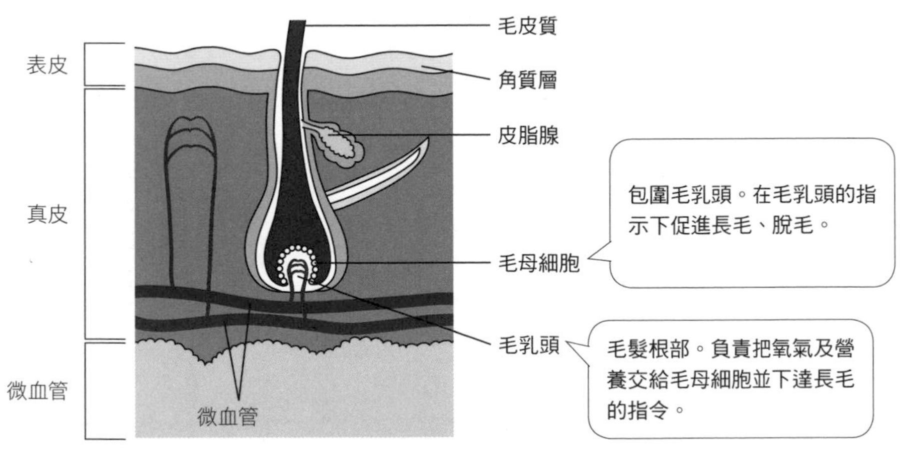

血液

血液由血漿、紅血球、白血球、血小板等血液細胞共同組成。隨著年齡增長，身體的水分跟著減少，另外，血液成分開始異常等等也是屢見不鮮。

把氧氣及養分送達全身各處

流經佈滿全身的血管、負責運送氧氣、養分、賀爾蒙、代謝產生的廢棄物等各種物質的血液（血液細胞）約占體重的8％。血液的成分有血漿、紅血球、白血球、血小板等細胞成分，其中約有55％是血漿，剩下的45％才是細胞成分。

負責運送物質的是呈現液體形態的血漿。血漿會通過微血管滲入細胞，將所需的氧氣及營養送達細胞，並回收二氧化碳或廢棄物。滲入微血管的血漿會轉化成體液（P12）。它也有調整體液的滲透壓或pH等體內環境的體內平衡功能（Homeostatic，亦稱恒定性，P13）。

另一方面，細胞成分的功能也會視細胞而不同。紅血球內含一種名喚血紅素的蛋白質，這也是血液之所以能運送氧氣及二氧化碳的最大功臣。白血球則負責把外來的細菌及毒素、體內異物團團包圍起來並排出體外。血小板具有使血液凝固的作用，只要身體出血，血小板就會聚集起來治療傷口。

細胞成分主要由骨髓製造。骨髓裡的造血幹細胞會視需要藉由分化成紅血球、白血球及血小板而經常製造出新細胞。繼而，細胞一旦壽終，就會在脾臟、肝臟、淋巴節（P195）等地方受到破壞。

血液循環全身，一經查證，就能發現身體各組織或臟器的狀態或異常。

老化導致細胞成分不易製造

骨髓的容積會隨著老化而變小，所製造出的細胞成分跟著減少同時，機能也走向衰退一途。紅血球一旦減少變容易患上貧血；白血球一旦減少，身體對於感染的抵抗力便變差；血小板一旦減少，身體便無法修復血管的小破洞，造成血液滲漏，瘀青一處接一處，血液量減少，最後導致貧血。

常見的血液疾病

圖表 3-69　血液的成分及其構造

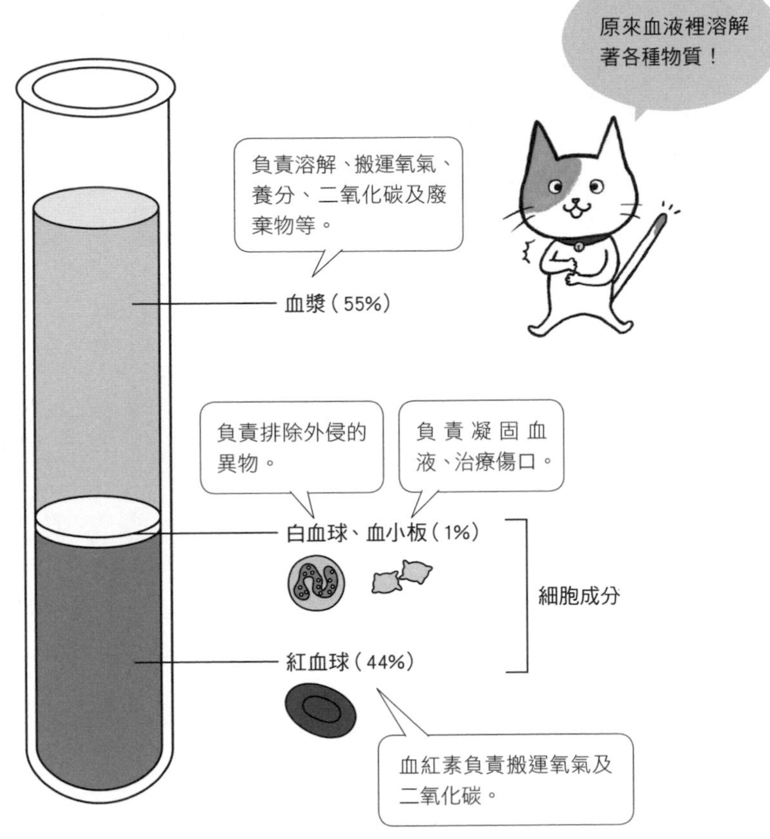

貧血

心悸及暈眩的成因

貧血，是指紅血球或紅血球中的血紅素量比正常值來得少的一種狀態。大部分造成紅血球或血紅素量減少的原因，是血紅素原料的**鐵質不足**所致，這稱為**缺鐵性貧血**。由於老化會造成血紅素量減少，所以老年人就更容易引發貧血。必需得注意老年人是否有從餐點中攝取到足夠的鐵質。

老年人貧血中除了缺鐵性貧血外，出血所導致的貧血也得考慮到。隨著年齡增長，血管愈趨脆弱，除了容易破裂外，一旦患有像**胃沾膜萎縮**、**消化管腫瘤**或**潰瘍**（P187）、**痔瘡**等慢性出血的疾病，上述這些地方便會滲血出來，血液量減少而引發貧血。另外，放射線治療後的副作用、消化管手術後的鐵質吸收不足、長期服用藥物帶來的副作用等都會釀成貧血。

症狀

患貧血時，細胞便容易缺氧，進而產生心悸、氣喘、倦怠感、頭痛、暈眩等症狀。

預防

開始攝取鐵質便立刻能用在和血紅素的結合上，因此一般在預防、治療貧血時，通常就是從多攝取富含好吸收的血質鐵的食品開始，同時注意三餐營養要均衡，或服用鐵劑。

■骨髓增生異常綜合症（MDS）

無法製造正常的血液

負責在骨髓製造血液的造血幹細胞，因某種原因無法成長為成熟的血液細胞，造成所製造的血液細胞減少。

症狀

哪種血液細胞減少所帶來的症狀也各異。紅血球減少的話引發貧血，並伴隨倦怠感、氣喘、心悸等症狀；白血球出問題時，對於病原體的抵抗力便衰退，開始覺得發燒或倦怠感；血小板的情況則容易出現瘀青，容易流鼻血或牙齦出血。初期有人也不太有症狀，所以個別差異頗大。

對策

最重要的是要遏止症狀惡化，維持、提升ＱＯＬ。有時輸血療法也是可行的選項之一。

■多發性骨髓瘤

細胞成分之一出現癌化

因某種原因讓血液細胞之一的形質細胞開始癌化（Ｐ214），並在體內異常增生的一種疾病。好發於60歲以上的老年人，且有男性多於女性的趨勢。

症狀

雖初期不會出現自覺症狀，但漸漸地會開始出現肋骨疼痛、壓迫性骨折、脊椎變形．疼痛、手腳發麻、腎臟功能衰竭、虛脫感、意識模糊等症狀。大多數都屬慢性惡化，但當中也有急性的病例。

治療

已有症狀的多發性骨髓瘤都是透過化療，也就是服用抗癌劑加以治療。因應病症選擇療法是相當重要的。由於無法完全根治，緩和症狀、延遲惡化、預防併發症便顯得十分重要。

免疫系統

免疫系統會把入侵體內的病原體通通幹掉

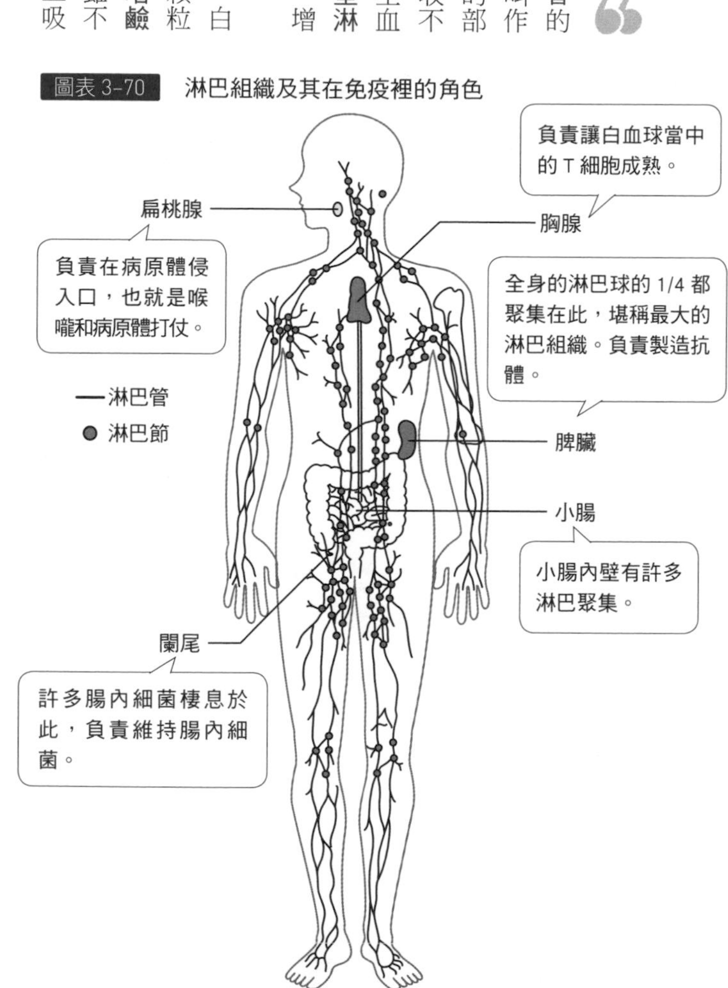

體內除血管外，還有名喚**淋巴管**的細微管子密佈全身，其中流著一種叫作淋巴的液體。淋巴，是微血管滲出的部分血漿進入淋巴腺的物質，負責回收不要的廢棄物、蛋白質、病原體等運至血管。淋巴腺到處都有狀似蠶豆的**圓型淋巴節**，部分白血球會在淋巴節成熟、增生，在免疫上扮演著極重要的角色。

白血球根據其角色分成好幾種。白血球中占最多比例的是**顆粒球**，而顆粒球又可分成**嗜中性球**、**嗜酸性球**及**嗜鹼性球**3種，各自成為標的的病原體雖不同，但都會直接攻擊細菌及病毒並吸

免疫，是指防止細菌或病毒等外敵入侵、去除體內有害細胞的一種自我防衛機能。其中白血球扮演著極為重要的角色。

圖表 3-70　淋巴組織及其在免疫裡的角色

扁桃腺
負責在病原體侵入口，也就是喉嚨和病原體打仗。
胸腺
負責讓白血球當中的T細胞成熟。
全身的淋巴球的 1/4 都聚集在此，堪稱最大的淋巴組織。負責製造抗體。
脾臟
—淋巴管
● 淋巴節
小腸
小腸內壁有許多淋巴聚集。
闌尾
許多腸內細菌棲息於此，負責維持腸內細菌。

收，用破壞蛋白質的酵素加以破壞後消化殆盡（吞噬）。因此，顆粒球又被稱為吞噬細胞。

約占白血球3成比例的是**淋巴球**。且又可分成T細胞、B細胞及NK細胞3種。淋巴球雖在骨髓製造出來，但T細胞卻是在胸腺、B細胞則是在骨髓中成熟後，才送至淋巴節並進行增生。淋巴球不僅會直接攻擊病原體（抗原），也會加以識別，製造可因應的抗體（免疫球蛋白）等等再加以攻擊。

單球約占白血球5%左右。主要的單球就是素有巨噬細胞之稱的細胞。它負責吞噬病原體，將該資訊提交給細胞膜表面，幫助T細胞識別病原體。

免疫機能有時會當機、擅自啟動

老化的造成，來自於有助免疫細胞T細胞成熟的胸腺，以及富含淋巴球的脾臟開始萎縮。相較於其他的器官其萎縮的速度很快，免疫機能衰退得尤其明顯。另外，身體各種平衡開始崩解，身體的抵抗力開始下降。因此，老年人尤其容易罹患感染症、癌症、慢性病以及之前不曾罹患過的過敏症狀，或把自體組織誤認為異物加以攻擊，也就是**自體免疫疾病**。

■ 膠原病

全身臟器都產生發炎機能障礙

自體免疫疾病、會出現**關節肌肉疼痛、僵硬的風濕性疾病**、皮膚的真皮、韌帶、肌腱、骨骼、軟骨等結締組織（P16）產生異常的**結締組織疾病**等都通稱為膠原病。

症狀

原因不明的發燒、濕疹、關節疼痛等等，若懷疑可能是膠原病時，請接受驗血檢查，並利用抗體檢查診斷膠原病的類型。

治療

為抑制異常的免疫反應及發炎，通常都使用**類固醇**、**免疫抑制劑**等藥物加以因應。若還不見成效，不妨考慮透過機械去除血液中膠原病帶來的有害物質，即**血漿交換療法**。注意感冒、疲勞、溫差等壓力源同時進行治療。

■ 風濕性關節炎

關節發炎且變形

屬於自體免疫疾病的一種。尚是原因不明的疑難雜症，已被列入照護保險制度的特定疾病之一。

不分性別，大多都是30～50歲發病，就發病率來看，女性約是男性的4倍。老年人當中不少人是年輕時便患病，之後關節便慢慢變形，年老才發病的病例倒是不多見。

症狀

關節發炎，伴隨發腫及疼痛。起初是手指、腳指的關節呈左右對稱的方式開始僵硬，尤其早上起床時根本不能動，有時皮下還會出現結節。甚者會伴

圖表 3-71 白血球的種類

種類		比例	角色及特徵
顆粒球	嗜中性球	55%	通過血管壁，靠近感染細菌等的細胞並進一步攻擊、吞噬入侵體內的細菌。
	嗜酸性球	3%	引發過敏。
	嗜鹼性球	0.5%	抑制過敏。
淋巴球		36.5%	分成NK細胞、T細胞、B細胞。除了直接攻擊病原體外，也會識別病原體，製造抗體加以攻擊。碰過1次的病原體便被記憶起來，再遇到第2次就可以立刻製造抗體。
單球		5%	巨噬細胞等等。和嗜中性球一樣具有吞噬作用，負責吞噬細菌或不需要的細胞。

隨四肢無力、容易疲勞、皮膚出血、腳發麻、微燒、食慾衰退、貧血、眼睛乾澀或口渴等症狀。症狀一旦惡化，發腫及疼痛便開始向身體中心進攻，並慢慢擴散到脖子、膝蓋、手腕、手肘、肩膀等大型關節。有時還會併發循環系統、眼睛、內分泌系統、泌尿系統、神經系統等方面的疾病。再更惡化的話，關節開始變形，不過發炎會改善，疼痛感也會消失。

治療

就對症療法而言，通常透過**抗風濕藥**、**非類固醇性消炎鎮痛藥**來抑制疼痛及發炎。而類固醇或生物學製劑也可視症狀予以考慮。進行藥物療法同時，為**預防關節變形**，有時得加裝可固定關節的輔具。而為避免肌力衰退及關節攣縮，開始復健或運動也很重要。**抽煙**有讓症狀惡化的風險，請留意。

若攣縮等情況嚴重，藥物已無法控制，建議進行**關節變形矯正**，動關節固定術之類的手術利用骨頭加以固定。

對策

只要因應症狀搭配治療方法，便十分有可能恢復一般的生活。症狀一旦惡化，跪坐或走路等都不甚可能，ＡＤＬ（Ｐ30）便開始受限，這時就得借助輪椅或照護。周圍的人得配合患者疼痛狀態微調照護動作。

風濕性多肌痛（ＰＭＲ）

突發性的肌肉疼痛及僵硬

突然出現肌肉疼痛及僵硬的一種疾病，一般認為和關節周圍的組織發炎性物質增加，以及老化造成的腦下垂體、視床下部、副腎皮質分泌的賀爾蒙減少等有關。雖被命名為風濕，但卻和**風濕性關節炎**（Ｐ197）隸屬不同疾病。好發於50歲以上的女性，發病高峰落在70～80歲。

症狀

肩膀疼痛或脖子、屁股、大腿肌肉疼痛及僵硬。症狀大多左右對稱出現。最大特徵是**肌肉症狀**甚於關節，但並不會伴隨肌力衰退及肌肉萎縮。僵硬情況會在起床後半小時後仍然持續，一旦不動動身體就會更嚴重。

發病速度較快、數天到數週後症狀便一一出現。有時會伴隨微燒、食慾不振、體重減輕、倦怠感、憂鬱症等症狀。雖嚴重程度不及風濕性關節炎，但膝蓋及手的關節都會腫大及疼痛。按壓手指甲或腳指甲、手腕或腳踝會就這樣凹陷並出現留痕般的水腫。

若還伴隨太陽穴周圍的頭痛、咬東西時覺得下顎怪怪的、視力障礙、發燒時，為了避免誤診為巨細胞性血管炎（發生在大血管上的動脈炎，好發於女性，可能導致失明），建議接受進一步詳細的檢查。

治療

類固醇相當具有效果。類固醇雖能立刻鎮住剛開始的疼痛，但一旦減少用藥，疼痛又會再復發，所以持續用藥時請多留意副作用。會演變成ＰＭＲ的幾乎都是**骨質疏鬆症**（Ｐ176）、**糖尿病**（Ｐ202）、**高血壓**（Ｐ116）、**綠內障**（Ｐ108）等患者。這些疾病都會因類固醇的副作用而惡化。止痛來說，非類固醇抗炎藥也很很值得推薦。

圖表 3-72 風濕

【關節的狀態】

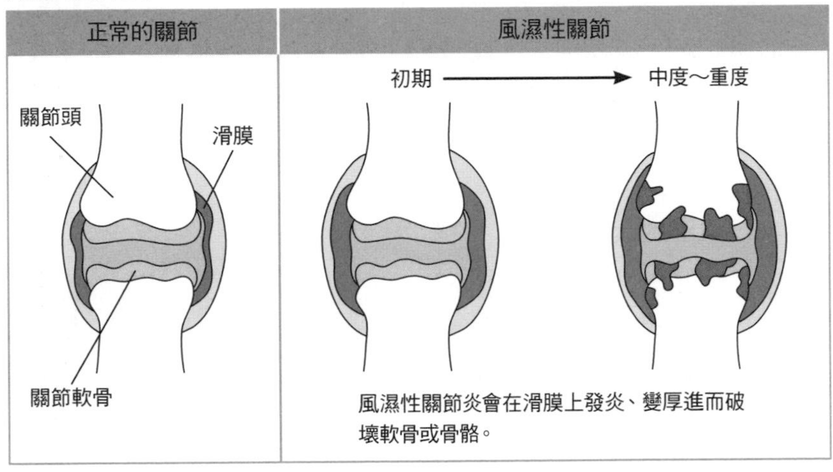

【關節的變形】

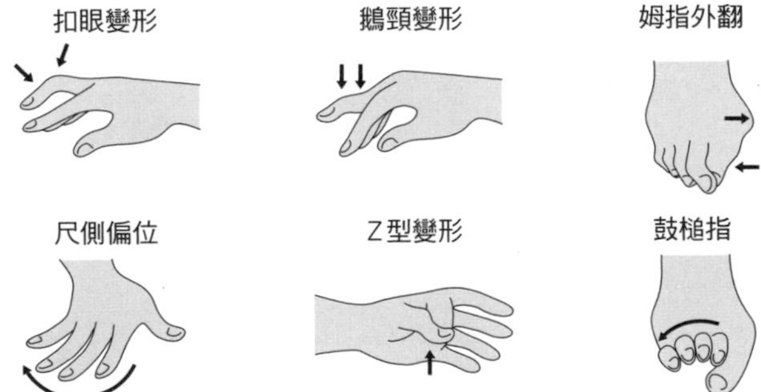

內分泌・代謝系統

認識內分泌・代謝系統

全身的器官之所能持衡地發揮功能，全都是拜各種臟器所製造的賀爾蒙所賜。一旦失衡，各種不適便接踵而至。

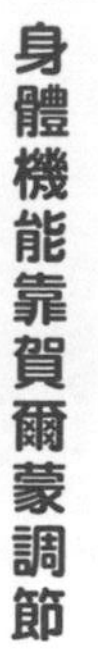

身體機能靠賀爾蒙調節

細胞所製造的各種物質會通過汗腺、唾液腺、膽管等導管分泌至體外或消化管裡，再進一步分泌至血液中。通過導管分泌稱為外分泌，分泌至血液中的過程則叫作內分泌。內分泌所釋放的物質均統稱為賀爾蒙。

賀爾蒙在維持身體正常機能上扮演著極為重要的角色，它會透過腦下垂體、甲狀腺、副甲狀腺、副腎等內分泌釋放出來。賀爾蒙除了內分泌外，也在心臟、腎臟、胃、脂肪細胞、神經細胞等各種器官製造出來，而釋放至血液中的賀爾蒙則跟著血液循環至全身。當賀爾蒙到達相容的細胞時便開始發揮作用，讓細胞產生改變。幾乎所有的賀爾蒙都帶有正向控制及負向控制等2方面機能，負責加加減減，目的就是要不多不少，剛剛好，以維持身體恒常性。

代謝，是指發生在體內的所有化學變化及熱量轉換。也就是各種營養素為身體所用、製造身體必需的物質。代謝一旦無法順利進行，身體必需的機能便會受損。大部分的賀爾蒙都和身體的代謝息息相關，所以筆者將其合而為一，在這裡統稱為內分泌．代謝系統。

老化讓賀爾蒙分泌量不受控制

有些賀爾蒙的分泌量或活性會隨著老化而衰退。成長賀爾蒙在人類十多歲時達到巔峰，之後便漸漸走下坡，肌肉量亦如是。性賀爾蒙則是二十多歲時達到巔峰，之後便漸漸走下坡。而相較於男性賀爾蒙衰退較為緩慢，女性賀爾蒙則在50歲左右急劇下滑。甲狀腺賀爾蒙分泌量比較穩定，但一旦過了70中旬便急遽下滑。

圖表 3-73　負責調整身體機能的賀爾蒙

內分泌腺或特定細胞所釋放出的賀爾蒙，會隨著血液流動而運送到有需要的細胞處並發揮效果。極少的量便能調整身體的各種機能。由於賀爾蒙負責身體各種機能，所以一旦分泌不順暢人就會生病。特別是老年人，他們和代謝相關的賀爾蒙很容易異常。例如，若胰臟無法適度分泌胰島素的話，糖尿病就找上門；甲狀腺賀爾蒙太少的話便會即刻引發甲狀腺功能不全。

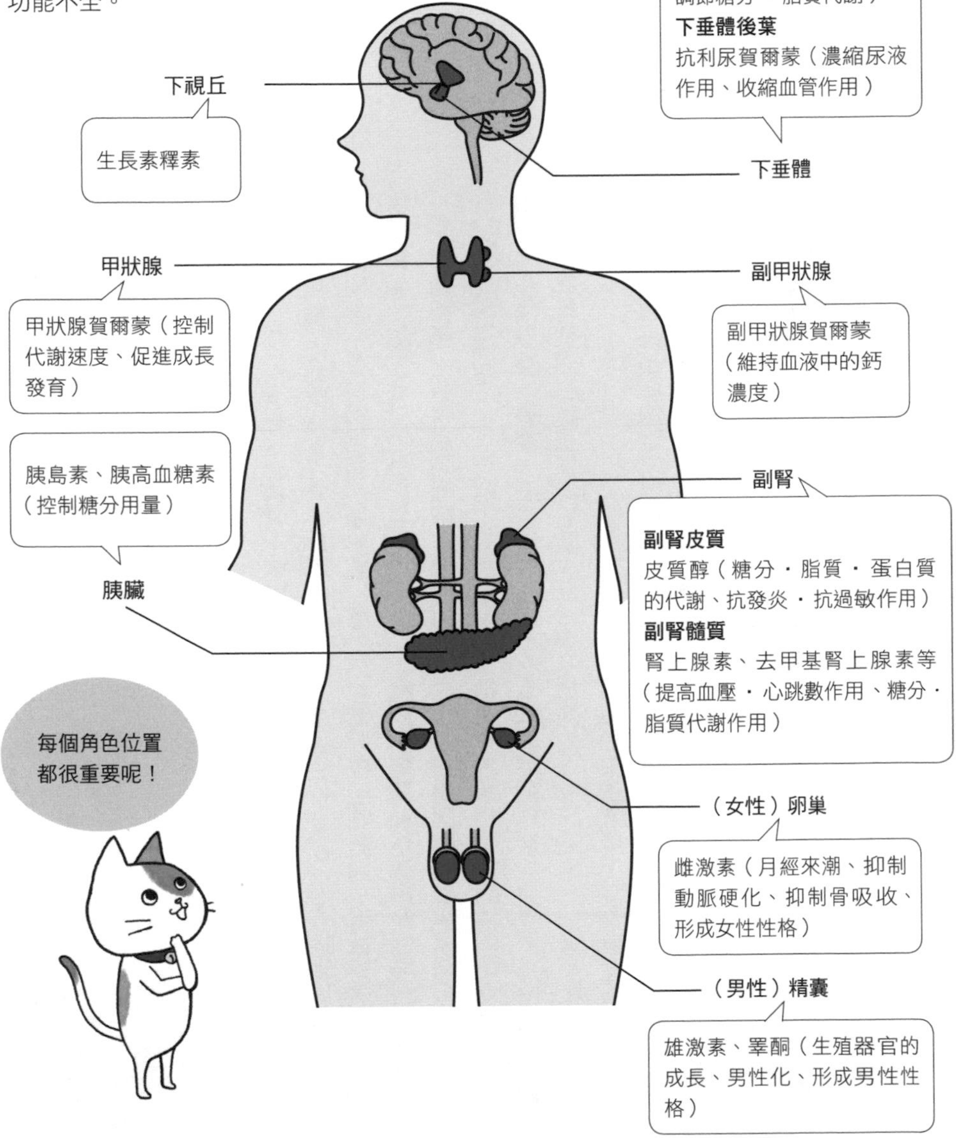

下視丘
生長素釋素

下垂體
下垂體前葉
成長賀爾蒙（促進成長、調節糖分・脂質代謝）
下垂體後葉
抗利尿賀爾蒙（濃縮尿液作用、收縮血管作用）

甲狀腺
甲狀腺賀爾蒙（控制代謝速度、促進成長發育）

副甲狀腺
副甲狀腺賀爾蒙（維持血液中的鈣濃度）

胰臟
胰島素、胰高血糖素（控制糖分用量）

副腎
副腎皮質
皮質醇（糖分・脂質・蛋白質的代謝、抗發炎・抗過敏作用）
副腎髓質
腎上腺素、去甲基腎上腺素等（提高血壓・心跳數作用、糖分・脂質代謝作用）

（女性）卵巢
雌激素（月經來潮、抑制動脈硬化、抑制骨吸收、形成女性性格）

（男性）精囊
雄激素、睪酮（生殖器官的成長、男性化、形成男性性格）

每個角色位置都很重要呢！

賀爾蒙和身體的免疫更是息息相關。人一旦上年紀，傷口的恢復自然變慢、免疫力衰退、失眠、夜間頻尿、高血糖、高血壓（P116）、高脂血症（P204）等麻煩便一一來找碴，這些全都導因於賀爾蒙分泌量減少影響所致。另一方面，有些賀爾蒙反而會引發癌症。而癌細胞容易增生的老年人其賀爾蒙分泌量減少之故，一般認為其癌症的惡化會較為緩慢。

常見的賀爾蒙疾病

■甲狀腺疾病（亢進、低下）

免疫機能無法順暢工作

甲狀腺疾病中又可分成甲狀腺賀爾蒙分泌過剩的**甲狀腺機能亢進**（瀰漫性毒性甲狀腺腫）以及分泌不足造成的**甲狀腺機能衰退**（橋本病）2種。均屬於自體免疫疾病，原因尚且不明。且多好發於女性，尤其甲狀腺機能衰退在中年女性身上更是常見。

症狀

瀰漫性毒性甲狀腺腫會出現心悸、氣喘、**心跳過速**等症狀。不過，有些老年人倒是不會心跳過速。且雖甲狀腺會腫大，但這部分老年人也通常不明顯。

橋本病最大特徵是**水腫**，按壓部位令其凹陷後不會恢復原狀，像眼瞼、嘴唇、舌頭、喉嚨等部位就很常見。另外，早起時手、臉會感到僵硬。由於甲狀腺腫大的關係，整個脖子看起來很粗，且皮膚乾燥、畏寒、不易流汗、吃得少卻胖得快等也都是經典症狀。

治療

瀰漫性毒性甲狀腺腫可服用抗甲狀腺藥物予以治療。也可以動手術切除腫大的甲狀腺。

橋本病則由於血液中的甲狀腺賀爾蒙及甲狀腺刺激賀爾蒙的濃度均正常，故只要症狀不會過於讓人不舒服，可以不用急著治療。若出現甲狀腺機能衰退的現象，置之不理會影響心臟及肝臟功能，就算沒有自覺症狀，也該開始服用甲狀腺賀爾蒙藥物以進行治療。

■糖尿病

從食物攝取而來的葡萄糖卻沒辦法用

胰島素，有助於人體把血液中的葡萄糖吸收至細胞內，再轉化成熱量加以利用，是一種**在胰臟製造**的賀爾蒙。糖尿病是一種因胰島素分泌過少，造成血糖值持續居高不下的疾病。又可分成：無法製造胰島素故完全不分泌的**1型糖尿病**，以及胰島素分泌量減少或有分泌但血糖值依然降不下來的**2型糖尿病**二種。2型糖尿病較好發於老年人。

圖表 3-74 瀰漫性毒性甲狀腺腫及橋本病

	甲狀腺機能亢進 **（瀰漫性毒性甲狀腺腫）** 過於活潑而導致疲勞	**甲狀腺機能低下** **（橋本病）** 精神萎靡
特有症狀	・眼球突出（老年人較不明顯） ・上眼瞼浮腫、看起來眼睛變大 ・四肢或身體發抖	・按壓使其凹陷後仍會復原 ・早上起床時手部或臉部僵硬
脈搏	跳動快速，會出現心悸、氣喘	慢慢變安靜
體溫	高	低
汗	怕熱、易流汗	怕冷、不易流汗
皮膚	有光澤、會發癢	乾燥
體重	食慾旺盛但不會發胖。因此變瘦的老年人也不少	食慾下降，但卻水腫而體重增加
排便	排便次數增加。容易拉肚子	腸胃機能衰退、容易便秘
心情	焦慮、精神狀況不安	常發呆、行動遲緩
其他	**伴隨瀰漫性毒性甲狀腺腫的疾病** 心臟病、甲狀腺失調（高燒、劇烈心跳過速、意識不清）、高血糖等等	**容易混淆的疾病** 心臟病、腎臟病、肝病、老化現象、瀰漫性毒性甲狀腺腫（有時橋本病顯現的無痛性甲狀腺炎會被誤以為是瀰漫性毒性甲狀腺腫）、憂鬱症、更年期障礙等等

症狀

初期幾乎沒有自覺症狀。惡化的話會覺得口渴而經常喝水、動不動就汗涔涔、倦怠感等。再更嚴重時便會招致糖尿病性視網膜病變、糖尿病性腎病變、糖尿病性神經病變等併發症。

治療

1型糖尿病及重症化的2型糖尿病，為防止血糖值上升，都會注射胰島素並定期加以補充。2型糖尿病則配合飲食療法、以適當的運動為主進行治療。切記要營養均衡地、作息正常地吃三餐以攝取適當的熱量。富含鹽分、膽固醇、飽和脂肪酸的食品要忌口，並多攝取一些食物纖維。老年人容易罹患牙周病，所以用完餐後得仔細做好口腔清潔（P137）工作。運動不只可以預防肥胖，更有助於控制血糖。還有，會產生低血糖風險的餐前或早晨，要盡量避免運動。糖尿病患者其指甲容易變形、指甲周圍容易發炎、潰瘍（P187）等等，建議手腳要常保潔淨，指甲別剪太短、挑選合腳的鞋款並穿上襪子等等，上述各項都是不可忽視的重點。

若透過飲食及運動療法，依然無法控制血糖時，可改採口服降血糖劑、能具體分泌胰島素藥物，並搭配餐後可改善血糖過高的藥品使用。如果因感冒、拉肚子、嘔吐而無法進食時則建議停止用藥，立即諮詢醫師或護理師。

血糖一旦降得太多則變成低血糖，此時會產生空腹感、虛脫感、冒冷汗等情形，嚴重的話甚至有時還會引發痙攣、昏睡。吃得少時、用餐時間過晚、拉肚子時、空腹時運動或洗澡都有可能造低血糖，得留意。人體有時也會受藥物或酒精的影響，而引發低血糖，此時，建議馬上吃點砂糖、喝點果汁、含些糖果等以攝取糖分。

■高脂血症

血液中的膽固醇或中性脂肪過多

血液中的脂質有**中性脂肪**、**膽固醇**等等。中性脂肪是熱量來源，扮演保溫身體及保護內臟，也就是緩衝墊的角色。膽固醇則屬於細胞膜及賀爾蒙的原料，可分成**LDL膽固醇**及**HDL膽固醇**2種。LDL膽固醇存在血液中裡，從肝臟進入到末梢組織及血管壁裡，進而誘發**動脈硬化**（P116）。相反地，HDL膽固醇則負責把入侵的膽固醇送回肝臟。因此，LDL膽固醇又被叫作**壞膽固醇**，而HDL膽固醇則被稱為**好膽固醇**。

高脂血症是指人體處於中性脂肪，或LDL膽固醇過多，或HDL膽固醇過少的一種狀態。大多伴隨**甲狀腺疾病**、**糖尿病**（P202）、**腎臟病**、**肝病**等等發病。最主要原因是飲食習慣的歐美化、運動不足、體重增加等慢性病。

症狀

不太有自覺症狀。血管裡的動脈硬化慢慢惡化，一旦置之不理便有可能招致心肌梗塞或腦中風（P94）。

治療

圖表 3-75 常見的糖尿病併發症

	原因	注意事項
視網膜病變	視網膜的微血管惡化。嚴重起來有可能失明。	由於到末期都不會產生自覺症狀，所以定期檢查最為重要。
神經病變	神經功能衰退，出現腳發麻或抽筋、發冷、站起時暈眩、排尿障礙、便秘、拉肚子、腳部感覺遲頓、腳部潰瘍、腳壞疽等症狀。	鞋子磨腳或指甲剪太短所造成的小傷口，都有可能釀成腳部潰瘍、足壞疽。
腎臟病變	尿白蛋白增加。一旦惡化，尿液中的蛋白質就會增加。	控制血糖、血壓、尿中蛋白質。
動脈硬化	動脈硬化惡化，便容易引及腦梗塞等疾病。	注意高血壓、高脂血症、肥胖。努力戒煙。
牙周病	牙齦組織的血管變得脆弱，有時會轉成牙周病。	仔細做好口腔清潔工作。

最基本的治療就是飲食及運動。並改善吃太多、偏食、抽煙、運動不足、飲酒過量等生活習慣。肥胖的人得減重，但老年人一般來說本來就吃得少，所以得重新檢視營均衡。運動以一天30分鐘為基準。運動有助於減少中性脂肪，提升HDL膽固醇也很有效果。

若飲食及運動依然無法改善或動脈硬化已經誘發心肌梗塞、腦梗塞等疾病時，建議服用可抑制肝臟合成膽固醇，並能有效降低中性脂肪的藥物。

高尿酸血症（痛風）

會引發劇烈的關節炎

尿酸，是細胞核內一種名喚**普林**的物質分解後所產生的廢棄物。因某種原因，血液中的尿酸超過飽和濃度而蓄積在身體裡，造成尿酸值過高，這就是**高尿酸血症**。高尿酸血症和高脂血症（P204）、高血壓（P116）等慢性病都會誘**發動脈硬化**。

高尿酸血症的成因可從**遺傳**及**環境**兩方面討論。環境因素方面，攝取太過富含普林的食品或肥胖、壓力、激烈運動、脫水（P208）等等。患者中約有9成是男性。

症狀

一旦尿酸過高的狀態一直持續，尿酸便開始結晶並沉澱。尤其特別容易沉澱在腳姆指或膝蓋關節上，一旦沉澱，身體的防衛反應便下達指令要白血球展開攻擊，於是引發**痛風**。此時，腳部關節會紅腫並劇烈疼痛。通常1週至10天左右便會好轉甚至痊癒。而一再重覆上述的發病過程中，關節已慢慢腫大，發作間隔也會愈來愈短。尿酸結晶會堆積在關節周圍的皮膚下、脊髓裡造成神經症狀或累積在腎臟裡引發**尿路結石**。

治療

肥胖會阻礙尿酸排出。一旦發病，服藥同時請盡量少蹓含普林的食品，並力行減重。

預防

尿液一旦呈酸性，尿酸便更不容易溶於水，於是開始結晶，阻礙排泄。請多攝取一些有助尿液轉成鹼性的食品。尿量一旦增加，溶於尿液裡的尿酸量也跟著增加，等於促使尿酸排出。請多喝水，多吃一點具利尿作用的含鉀食品，效果堪稱不錯。

中暑

無法調節體溫、熱全積在體內

長時間處於高溫的環境裡或劇烈運動、勞動後，體溫調節中樞便下達指令要身體流汗或擴張血管等來降下體溫。但是，因某種原因，身體卻做不到這一點，熱全積累在體內，體內的水分、塩分的調節功能全都當機，這就是中暑。

症狀

初期會出現發燒、肌肉疼痛等中暑的症狀，但老年人卻不易自覺。輕度者頭昏、站不穩、肌肉痛、抽筋、大量流汗等；中度時就會開始頭痛、想吐、嘔吐、四肢無力、虛脫、集中力或判斷力下降等；一旦重度，則會出現意識不清、痙攣、手腳運動障礙等情況。

一旦深部體溫（P86）超過40℃，全身便開始痙攣、血液無法凝固等情況，甚至危及性命。

對策

覺得有可能是中暑時請立即聯絡醫師或護理師。患者嘴巴無法張開喝水，或有意識不清等情況時得緊急處理。

預防

老年人其體溫調節功能衰退，就算

圖表 3-76　中暑的機制

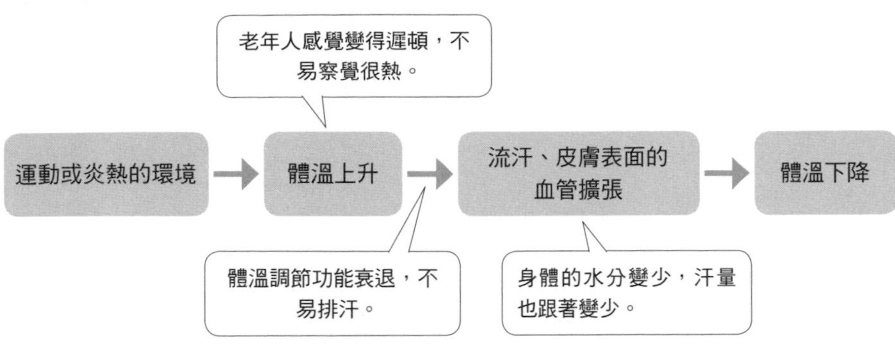

分類	症狀	對策
I 度	頭昏、大量流汗、肌肉痛、腿抽筋（意識清楚）	一般都當場處理。移至較陰涼的地方予以靜養，讓身體降溫，補充水分及鹽分
II 度	頭痛、嘔吐、倦怠感、虛脫感、集中力或判斷力下降、JCS1（P91）以下的意識不清	得前往醫療院所接受診療
III 度	JCS2（P91）以上的意識不清或痙攣、肝・腎功能衰退、血液凝固異常等等	得住院治療

體溫異常也不易自覺。時時處於中暑風險極高狀態。氣溫或濕度過高、風太弱、日照強、經常處於脫水或運動不足的狀態（體溫調節機能衰退）、不習慣炎熱、患有**心臟病**、**糖尿病**（P202）、**精神神經病**、**腎功能衰竭**、**大範圍皮膚病**造成體力衰退、**失智症**（P98）等導致老人年不知如何因應炎熱時，特別得小心中暑，並時常補充水分。

脫水

體內的水分減少，物質循環不順暢

因身體狀況不佳導致水分或食物攝取量減少、身體的水分減少、流汗、拉肚子、嘔吐、多尿等排出體外的水分大增時便會發病。蓄積於肌肉或皮下組織的水分減少，或感覺機能衰退等都會讓患者不易察覺口渴，老年人因此特別容易脫水。

症狀

會出現舌頭或月腔內、皮膚乾燥、失去彈性、血壓下降、心跳過速、疲勞感、虛脫、食慾・熱情衰退、站起時頭發昏、意識不清、總覺得沒精神、四肢無力且反應遲頓等症狀。輕度的脫水症狀在老年人身上並不明顯，這反而是最大特徵。

對策

懷疑可能是脫水時，請先確認老年人和以往相比，其三餐的量或一天的飲水量是否有變少。繼而敦促他們一天一定要喝足夠的水，以進行預防性的處理。若已出現意識不清的情況時，由於無法從嘴巴喝水，所以請立即聯絡醫師或護理師，盡快打點滴以補充水分及電解質。

預防

一天當中排出體外的水分，包含尿量以及無意識中蒸發掉的水分（無感蒸泄）大約是2毫升。包含三餐，可以的話，請敦促老年人一天至少喝2・5毫升的水。用餐時間外加設喝茶時間，就算口不渴也要經常喝水，且洗完澡後或就寢前、起床時都得養成喝水的習慣。有拉肚子、嘔吐等情況或大量流汗時，不僅是水分，連電解質都大量流失了，建議可以喝一些運動飲料之類的。

肥胖・過瘦

肥胖會提高罹患慢性病的風險。過瘦則令活動性衰退

因遺傳、暴飲暴食等生活步調紊亂、抽煙、壓力、運動不足等造成脂肪在身體過度堆積，這就是肥胖。經BMI（身高體重指數，Body Mass Index，P260）判定後，超過25以上便屬於肥胖。另一方面，過瘦則是遠遠不及標準體重的狀態，BMI不到18・5就屬於體重不足。特別是甚至不到17・6的話就得當心。不管是肥胖或過瘦都會造成身體負擔，敬請留意。

症狀

一般認為，BMI達**25以上**的肥胖其**動脈硬化**（P116）所造成**糖尿病**（P202）、**高脂血症**（P204）、**高血壓**（P116）等慢性病的罹病風險可是加倍成長。過瘦，則肌肉減少、低體溫、低血壓、心跳過緩、長胎毛、水腫、失去判斷力等，影響甚鉅。

對策

已達肥胖標準時，日常生活中就要有意識地多動動身體，像走路、慢跑等等，稍稍為流點汗的有氧運動1天只要做個30分鐘以上、一週3天即可。也可

圖表 3-77　脫水時檢視項目

①腋下乾乾的。

②捏一下鎖骨上的皮膚再放開，發現皮膚竟然可以暫時站立。

③舌頭或嘴巴乾乾的。

④明明很熱卻沒流汗。

⑤尿尿的次數或量比平常來得少。

⑥尿液顏色濃。

⑦把手放在與心臟同高，按壓指甲再放開時，指甲會整個泛白，恢復紅潤要2秒以上。

增加肌力訓練，以提升基礎代謝率（P86），效果很不錯。

過瘦時，也許是營養不良、消化機能無法充分發揮所導致。請諮詢醫師或護理師、營養師，好好攝取優質的蛋白質、蔬菜、水果、海藻類等食品。而做點運動長點肌肉也很好。

明明都有在吃卻一直瘦時，得懷疑可能是糖尿病或甲狀腺疾病作祟。糖尿病的情況應該是胰島素衰退促使脂肪分解；而甲狀腺機能亢進（P202）造成甲狀腺作用過剩，代謝過快因而導致人體消瘦。

生殖系統

認識生殖系統

生殖器分泌的性賀爾蒙和全身各種機能息息相關。因此，老化造成性賀爾蒙減少也會令身體的機能隨之衰退。

男性的生殖器功能及老化

男性的生殖器由睪丸、精囊、陰莖、前列腺等構成。精囊負責製造精子，接受腦下視丘或腦下垂體分泌的促性腺激素指令，開始分泌男性賀爾蒙（P201）。

主要的男性賀爾蒙是**雄激素**。它除了可以提高生殖機能外，也可以增加肌肉量、促進鬍子、體毛的生長等等，讓男人更有男人味。另外，它也有助於排出內臟或血管內的不純物質，還能促進生成把養分順暢地送達身體各處時所需的一氧化碳、可冷靜怒氣或不安、引出正向情感的多巴胺。

男性賀爾蒙會隨著年齡增加而減少，但速度不致於太快，就算是70出頭的人，也都還有20歲小夥子的7成左右。雖生殖能力不會完全消失，但性慾會衰退、骨骼肌肉量會減少，甚至有人開始出現更年期症狀。

女性的生殖器功能及老化

女性的生殖器由子宮、卵巢、輸卵管、陰道等構成。女性賀爾蒙（P201）在卵巢製造出來，接受腦下視丘或腦下垂體分泌的促性腺激素指令，從青春期開始分泌。女性賀爾蒙有**雌激素**及**孕酮**，負責抑制骨吸收、抑制壞膽固醇增加。繼而，生殖期間結束一進入更年期時便開始銳減，有時會出現發熱或焦慮等更年期症狀。

老化造成卵巢及子宮變小，陰道組織變薄且乾燥並開始萎縮。乳房則失去彈性，纖維化愈趨嚴重，於是也終於逃不過下垂的命運。

進入更年期停經後，除了開始出現更年期症狀外，由於女性賀爾蒙減少的關係，**骨質疏鬆症**（P176）、**高脂血症**（P204）、**動脈硬化**（P116）等心血管疾病的發病風險也愈來愈高。

圖表 3-78 生殖系統的構造

男性

男性的生殖器由睪丸、精囊、陰莖、前列腺等構成。精囊負責製造精子，接受腦下視丘或腦下垂體分泌的促性腺激素的指令，開始分泌雄激素等男性賀爾蒙。

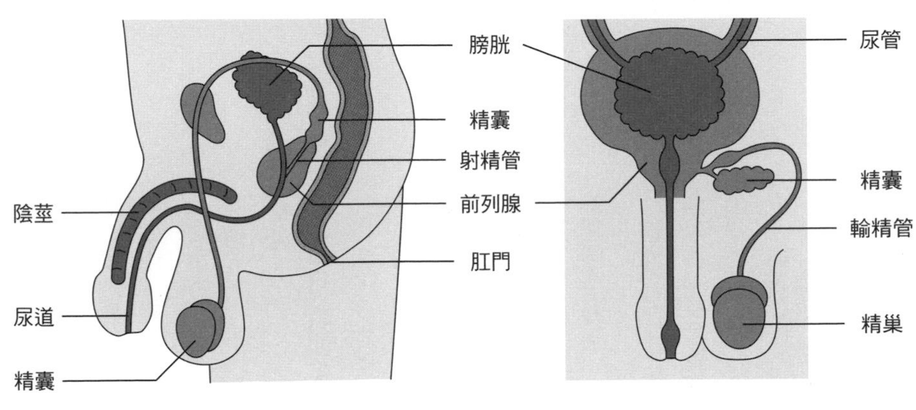

女性

女性的生殖器由子宮、卵巢、輸卵管、陰道等構成。雌激素或孕酮等女性賀爾蒙在卵巢製造出來，接受腦下視丘或腦下垂體分泌的促性腺激素的指令，從青春期開始分泌。

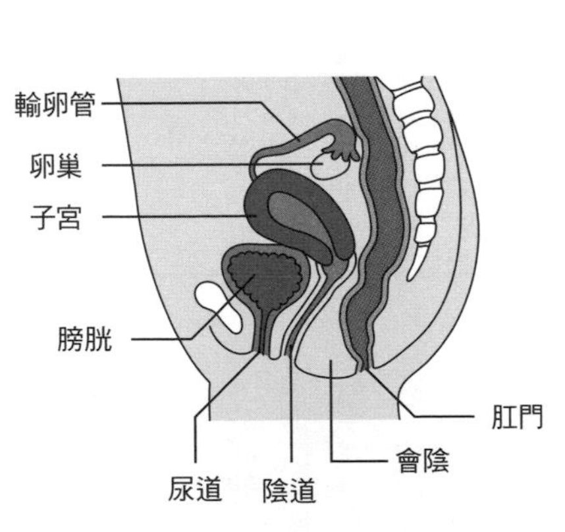

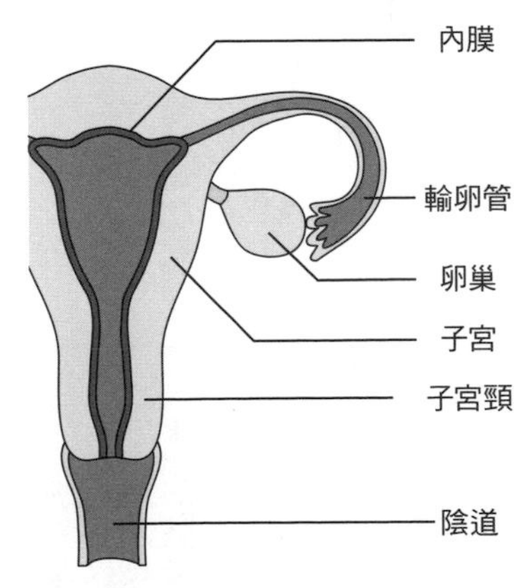

常見的生殖系統疾病

■前列腺肥大

變肥大的前列腺壓迫到尿道

前列腺本身大約核桃般大小，負責分泌前列腺液，成為精液的一部分帶給精子熱量或養分以助其活動，促成和卵子結合、受精。

男性賀爾蒙一旦因老化而減少，前列腺便開始肥大。一旦如此，包圍前列腺的尿道及膀胱受到壓迫，排尿障礙立現。據說70歲以上的男性幾乎都有前列腺肥大的毛病。

症狀

由於尿道受到壓迫，所以排尿的力道便變弱，開始出現**尿線中斷**、**尿閉**（有尿意卻尿不出來）、**殘尿**（排尿排不乾淨）等症狀，而意想不到的還會出現**尿失禁**（P173）、膀胱蓄積大量殘尿等情況。特別是夜間還容易頻尿。

治療

可透過能舒緩前列腺平滑肌、減輕尿道壓迫感的藥物；或可抑制男性賀爾蒙作用、縮小前列腺的藥物加以治療。視症狀也可以動手術摘除前列腺或擴張尿道。

預防

避免長時間坐著，水分要一點一點地少量多次地喝，酒精或刺激性的東西要忌口。透過洗澡優化血行，且小心手腳冰冷。

■老人性陰道病

黏膜發炎且疼痛

陰道有自淨作用，乳酸桿菌會分泌酸以抑制微生物繁殖。停經造成女性賀爾蒙不再分泌，陰道內的乳酸桿菌便減少，細菌趁機增生，於是容易引發陰道炎。另外，女性一旦上了年紀，其陰道壁的皺褶便變少且變薄，所以陰道趨於乾燥，也容易引發陰道炎。停經後的女性當中約有半數會演變成老人性陰道病，但有人卻是在更年期時發病，也有人是老年期發病，也有人從頭到尾完全沒事。

症狀

由於是陰道黏膜處於發炎的狀態，所以會有灼痛感、疼痛、陰道口乾燥感、搔癢感、性交時疼痛、性交時出血等症狀。且排尿時會有灼痛感，也有人因此容易轉化成**尿路感染**（P172）。一旦引起細菌感染便開始出現化膿般的白帶，甚至產生臭味。

治療

輕症時可以使用防陰道乾燥的保濕劑或潤滑劑。重症時則採用女性賀爾蒙補充療法，也就是女性賀爾蒙的陰道塞劑或內服藥、貼片。若有細菌感染則建議使用抗生素。女性賀爾蒙補充療法在1～2週內便看得到藥效。

預防

常保陰道清潔是很重要的。內褲也得保持乾淨。

圖表 3-79 更年期症狀

神經症狀	（精神症狀）焦躁、感到強烈不安、憂鬱、做事提不起勁、明顯健忘、（末梢神經症狀）手腳發麻、肌肉僵硬
全身症狀	四肢無力、容易疲勞
呼吸症狀	心悸、上氣不接下氣
外皮系統	乾燥且會癢、覺得好似有蟲在爬
運動系統	肩頸痠痛、腰痛、背痛、關節痛
消化系統	覺得喉嚨怪怪的、肚子脹脹的
泌尿系統	頻尿、失禁

子宮脫垂

子宮跑出體外造成排尿困難

位於骨盤底，支撐著膀胱、子宮、直腸的骨盤底肌鬆弛造成膀胱、子宮、直腸從陰道跑出來的疾病都通稱為**骨盤臟器脫垂**。當中子宮跑出來的就叫作子宮脫垂。生過小孩、停經、老化、便秘等容易引發此疾，生病暴瘦、肌力下滑時也會發病。此外，還有膀胱跑出來的膀胱瘤、直腸跑出來的直腸瘤等。

症狀

覺得有異物，就好像會陰處有顆球。起身肚子用力時感受更強烈。由於膀胱下垂於是排尿困難。從陰道跑出來的部分和內褲磨擦到時，便會出血或伴隨疼痛。

治療

輕症時可透過練習骨盤底肌體操，也就是**收縮肛門**加以改善。且視狀況可加裝子宮托以支撐膀胱。下垂的子宮造成尿管彎曲，尿流變差、腎臟腫大，也就是**水腎症**。若因排尿困難已影響日常生活時，就可以考慮切除子宮，進行陰道重建手術。如果裝了子宮托後練習骨盤底肌體操時不會覺得不舒服，子宮托也是可以拿掉的。不過，為防止復發，體操還是得持續做。

覺得接受診療好害羞，就容易一拖再拖。一旦完全尿不出來，**腎功能衰竭**的可能性便大增，所以有留意到症狀時，請立即向醫師或護理師報告。

癌症

癌症

癌症是國人死因第1名。主因是細胞突然變異，無視身體的指令大肆胡鬧並增生。最重要的莫過於早期發現、早期治療。

平常的細胞突然質變成癌

癌症，是基因因某種原因而受損，突然發生變異，**細胞異常增生**（癌化）的一種疾病。癌化的細胞會從最早發生的部位（原位癌）擴散到周圍（浸潤）、隨著血液或淋巴流動而轉移到其他的臟器。

抽煙、喝酒、紫外線、病毒等致癌物質，或飲食生活等環境因素以及遺傳要因等共同造成癌症橫行，再加上環境中的物質或藥物等影響，惡化就更顯得理所當然。癌細胞若在免疫功能健全狀況下，是可被排除而不會變成癌症，但老年人其免疫功能衰退，所以較容易轉化成癌症。癌症惡化情況有相當大的個別差異，且癌症種類不同，惡化情況也各異。

癌症的三大療法是**手術**、**放射線治療**、**化療**。視癌症的惡化程度（期別）或種類，選擇有效療法同時並合併這3種療法三管齊下。近來，提高原有免疫力的**免疫療法**，正以副作用較少的第四種療法之姿大放異彩。

有時治療過後，殘留的癌細胞仍然增生，會在相同的臟器上再次長癌（復發）。復發癌症的治療相當困難，大部分都會轉移。雖接受治療5年內沒再復發就可視為治癒，但**乳癌**、**甲狀腺癌**、**前列腺癌**等竟然在10～20年後都還有可能復發。

癌症是國人死因排行榜上的榜首，老年人除了罹癌風險高外，因為癌症本身或療程，造成免疫力衰退，而招致感染等疾病的危險性更是時時存在。

只要能早期發現、早期治療，癌症絕非絕症。大多數的癌症由於沒有初期症狀，導致察覺困難，所以積極地接受癌症健檢是相當重要的。

圖表 3-80 罹癌及惡化

正常的細胞

因應身體的生長發育及狀況重覆新陳代謝且受到控制。

突然變異

基因因某種原因受傷，其中的細胞開始變異。

癌化

突然變異的細胞毫無秩序地重覆分裂、增生。

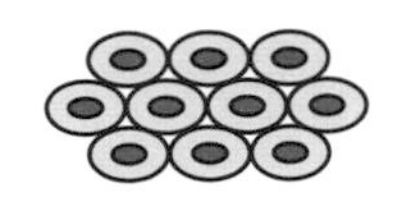

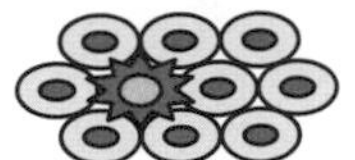

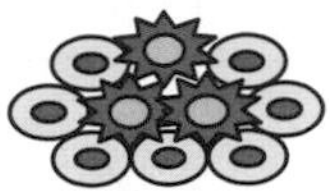
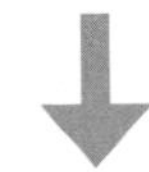

形成腫瘤

增生的細胞結成塊後又經過好幾次突然變異，於是惡化。

形成腫瘤

癌化的細胞隨著血液或淋巴四處流動，進而擴散到遠處的組織或臟器。

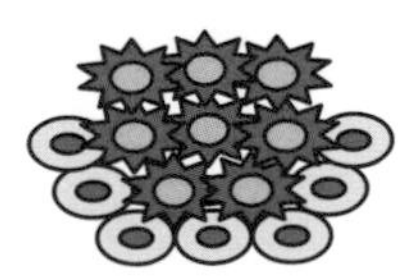

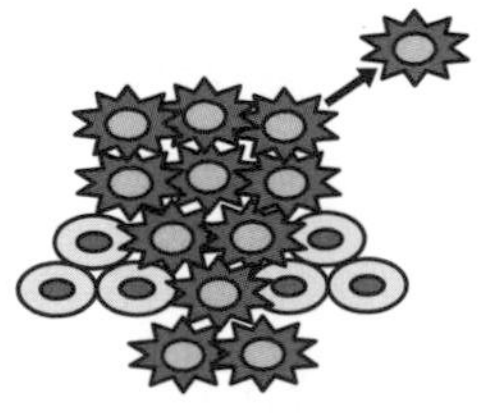

手術	求助外科以切除癌腫。切除範圍愈小，治療後的後遺症便愈少。只要能完全切除癌腫，根治的可能性極高。
放射線治療	讓癌細胞照放射線，故意傷害基因好讓它們不會分裂甚至誘導細胞自行凋亡。一時的放射線治療會引起發炎等副作用。
化療	藉由抗癌藥物來遏止癌細胞增生並破壞、縮小癌細胞。雖極小部分的轉移也有療效，但掉髮、噁心、倦怠感、發麻等副作用卻相當大。

常見的癌症

■胃癌

最常見的癌症

胃癌是種長在胃黏膜上的癌症。主要成因是幽門螺桿菌，鹽分或動物性食品攝取過多、抽煙等行為的罹癌風險將大大提高。

症狀

初期不太有症狀。接下來會漸漸地火燒心、胃痛、食慾不振、噁心、嘔吐、腹部膨脹感等類似胃炎的症狀出現，再進一步惡化，開始出現血便並體重減輕。

治療

治療的首選是**內視鏡**及**剖腹手術**。若已出現轉移或想預防其復發時，化療、放射線治療都是不錯的療法。

負責吸收營養的主要是小腸，所以就算整個胃都切除也不會收到太大影響，但鐵質或維他命B_{12}就會因此不足，術後一定要補充以預防貧血。

■大腸癌

女性死亡數最多的癌症

大腸癌是長在大腸的癌症通稱。這種消化器官癌症好發於Z字結腸或直腸，和胃癌一樣都喜歡找上老年人。

症狀

初期會出現血便或糞便變細、重覆便秘及大量腹瀉、腹部膨脹感等症狀。

治療

早期發現的話可用內視鏡，惡化癌則透過剖腹手術治療。包括肛門括約肌在內要把直腸全部切除時，其**排便反射**動作會因而受損，所以得在腹部裝上人工肛門。無法動手術或術後通常會用化療加以對付。

■肝癌

持續感染肝炎病毒而誘發

肝癌是長在肝臟上的癌症。大多是從肝硬化漸漸演變成肝癌，好發於40歲以上的男性。惡化造成肝功能衰退，進而肝功能衰竭時，全身的機能便會出問題。

症狀

開始惡化時，會出現和肝硬化相同的症狀。肚子痛、食慾不振、肚子脹脹的、微燒、腹水、體重減輕、右上腹部疼痛或壓迫感、黃膽等等症狀。

治療

只要能保住肝功能，就算切除2／3左右的肝臟，它都能長回原本的大小。但有慢性肝炎或肝硬化時，能切除的大小就會受限。

圖表 3-82 死亡率高的罹癌部位

	第1名	第2名	第3名	第4名	第5名
男性	肺	胃	大腸	肝臟	胰臟
女性	大腸	肺	胃	胰臟	乳房
男女	肺	大腸	胃	胰臟	肝臟

圖表 3-83 5種生活習慣及罹癌風險

抽煙習慣	若想降低罹癌風險到跟不抽煙的人一樣，至少得戒煙20年。
飲酒習慣	控制酒精量在一週不到150g最為理想。日本酒約每週6盅左右。
飲食習慣（鹽分）	攝取過多鹽分除了容易引發高血壓等重大疾病外，罹患胃癌的風險也大大提高。
運動習慣	運動不足除會招致慢性病外，運動也可以降低罹癌風險，這點眾所周知。
控制體重	適當的BMI範圍是男性21以上、27以下；女性19以上、25以下。

胰臟癌

有時會出現黃膽

胰臟癌是長在胰臟上的癌症，非常好發於老年人，一般認為和遺傳脫不了關係。高脂肪、高蛋白質的飲食生活、抽煙、飲酒過量、糖尿病都會大大提高罹癌風險。

症狀

上腹部及背部疼痛、四肢無力、體重下降、拉肚子、黃膽、血糖值異常等和胰臟有關的症狀一一出現。這種癌症惡化速度快，在無症狀顯現狀態下悄悄迅速惡化，等到發現後通常為時已晚。

治療

切除胰臟或動手術緩和癌症症狀。由於這種癌症通常已浸潤到周圍的大血管，所以若無法動手術，一般會同時進行化療、放射線治療、免疫療法等等。

肺癌

男性死亡數最多的癌症

肺癌好發於氣管黏膜到肺泡周邊，可粗分成小細胞肺癌及非小細胞肺癌。抽煙是最大成因，其他像空氣污染、石棉、鉻、砷、鈾等也都有關聯。

症狀

持續咳嗽達一個月以上為其特徵。接下來會漸漸地上氣不接下氣、聲音沙啞、喀痰甚至血痰。一旦惡化，還會發燒、杵狀指甲、呼吸困難、胸口或背部疼痛。初期大部分都沒有症狀。由於全身的血液都會通過肺部，從其他臟器移轉而來的病例更是屢見不鮮。

治療

雖小細胞肺癌惡化速度非常快，但抗癌藥及放射線治療仍然相當有效。而非小細胞肺癌的惡化相對較慢，建議透過手術、化療及放射線加以治療。老年人的話，視其轉移的狀況及體力再判斷是否該動手術。得徹底戒煙，致力於避免術後感冒或染上肺炎。

皮膚癌

早期發現，治癒率高

皮膚癌，顧名思義就是長在皮膚上的癌症。其受**紫外線**的影響頗大，放射線、感染到會長瘤的病毒、抽煙、砷等化學物質、空氣污染等都可能是成因。也有可能是其他的皮膚病刺激皮膚才誘發癌症。

症狀

濕疹、傷口、痣、香港腳般的病變在未治癒的狀況下惡化、潰瘍化、皮膚隆起、皮膚出血。**惡性黑色素瘤（痣的癌變）**的顏色不一、形狀歪斜、凹凸不平。不會疼痛。置之不理會變大，之後轉移至淋巴節或內臟，一旦延遲治療，便有可能危及性命。

治療

視狀態搭配手術、化療、放射線治療。**要留意黑色的小痘痘、形狀不一的黑痣或青腫**，老是好不了或其顏色、形狀產生變化時，請盡早諮詢醫師。

子宮癌

有年輕化的傾向

子宮癌又分成長在子宮內膜的**子宮體癌**，以及長在子宮出口（頸部，P215）的**子宮頸癌**2種。

好發於**停經後女性**的是**子宮體癌**。它會經過雌激素的值偏高、子宮內膜增厚的子宮內膜增殖症這階段後才發病。毫無症狀下慢慢惡化，漸漸地開始出現不正常出血、疼痛（腰痛、坐骨神經痛、下肢痛）。治療主體是剖腹手術及腹腔鏡手術。

子宮頸癌主要是因為**人類乳突病毒感染子宮頸**，異型細胞（癌症前一階段）增生而發病。初期幾乎沒有症狀，**隨著惡化而開始產生白帶異常、月經外出血（不正常出血）、性行為時出血、下腹部疼痛等症狀**。治療以單獨或

圖表 3-84　乳癌自我檢測

罹患乳癌的女性每年都在增加。特別是 30 歲後半到 40 歲之間的女性其罹癌風險愈來愈高。早期發現、早期治療是相當重要的。每個月要自我檢測 1 次。檢測要從**月經過後**，也就是乳房變柔軟後 1 週～10 天間進行。停經後的女性可決定日期進行。另外，自我檢測之外，定期接受乳癌健診也很重要。乳癌健診項目包括問診、視診、觸診、乳房攝影術檢查、超音波檢查等等。

用手掌及手指輕撫般地觸碰胸部及胸部周圍，感受看看有沒有發硬或核狀物，且左右同時都要感受、確認看看。右圖所示是乳癌好發部位及其比例。外側上部較容易長癌，請特別仔細觀察！

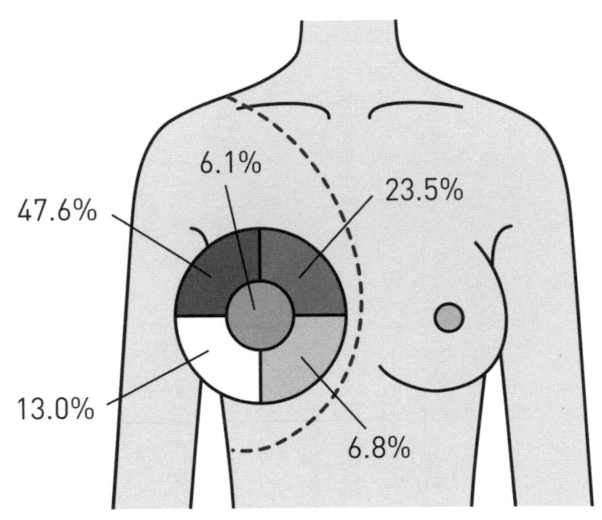

搭配手術、放射線治療、化療進行。

■乳癌

女性癌症位居榜首

長在乳腺上的癌症。和子宮體癌一樣都和卵細胞賀爾蒙（雌激素）有關，其危險因子更是大同小異。這種癌症有隨著老化而增加的趨勢。

症狀 特徵是乳房上長**硬塊**。一旦惡化便開始出現抽筋或凹陷等乳房皮膚異常，另外乳頭也會開始出現分泌物，腋下淋巴節也會腫大。

治療 透過放射線治療、化療、賀爾蒙療法等加以治療。老年人大多是賀爾蒙治療較為見效，但再復發的乳癌有時會更加棘手。

前列腺癌

男性癌症排行榜位居第二

這種癌症專門長在男性的前列腺上。相對於前列腺肥大（P212）多發生在前列腺內側，**前列腺癌則多長在外側**。雖容易轉移到骨骼或淋巴節，但只要早期發現，這種癌的治療效果仍然很不錯。

男性賀爾蒙（P201）隨年齡增長漸漸失衡為其主因，P歲以上族群更是急劇增加。由於男性賀爾蒙乃以膽固醇為原料製造，故一般認為，與高脂肪餐點的歐美化飲食生活的委實脫不了關係。

症狀

就算外腺長癌，但由於離尿道尚遠，故初期並不會壓迫到尿道。一旦惡化，尿尿便開始不順暢、時間愈拖愈久、老是尿不出來、力道弱、殘尿感或頻尿等症狀便一一浮現。再更嚴重一點，便會出現血尿、水腫、腰痛等情形。

治療

初期可透過手術或放射線治療，接著便可以抑制男性賀爾蒙的賀爾蒙療法予以治療。

惡性淋巴癌

雖屬惡性但有可能治癒

因感染或異物，導致構成保護身體的淋巴系統組織中的淋巴球異常增生，這就是惡性淋巴癌。

症狀

較為常見的是**淋巴節腫大**。脖子、手臂下、腹股溝等都能踫觸到淋巴節。雖結核病或帶狀疱疹也能引發淋巴節腫大，但最大特徵是**惡性淋巴癌較硬，沾黏其周圍的組織而難以移動**。一般而言應該不會疼痛，但如果淋巴節內的細胞壞死的話便會感到痛。有時還會伴隨發燒或全身倦怠感等症狀。

圖表 3-85　常見的自治體癌症健診

	健診內容	對象
肺癌	胸部X光檢查、咳痰細胞抹片檢查	40歲以上男女（1年1次）
胃癌	胃部X光檢查	
大腸癌	糞便潛血檢查	
子宮頸癌	觀察診斷、子宮頸部細胞抹片檢查、內診	20歲以上女性（2年1次）
乳癌	觀察碰觸診斷、乳房攝影術（Mammography，乳房X光檢查）	40歲以上女性（2年1次）

4 章

這時候怎麼辦？緊急處理

照護老年人時，有時候會發現情況不太正常、甚至已釀成意外。有些會危及性命、有些則會留下後遺症，所以平常就得學會如何應對，並經常加以複習。

沒有呼吸

- ✓ 確認呼吸
- ✓ 叫救護車
- ✓ 確保呼吸道暢通
- ✓ 心肺復甦術

圖表 4-1 確認呼吸

用眼睛確認老年人胸部及腹部有沒有上下起伏。

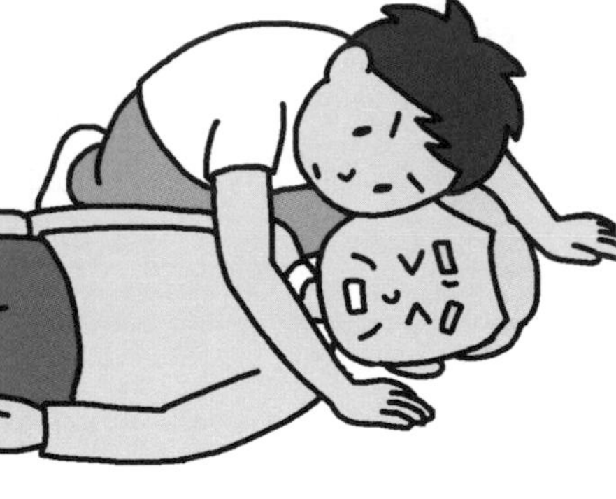

臉靠近老年人，確認是否感受得到他們的氣息。

＊確認呼吸不要花超過10秒鐘。

確認有無呼吸。發現異常須緊急處理

首先確認有無呼吸。觀察老年人胸部及腹部有沒有上下起伏地動作，或用臉靠近老年人用臉頰來感受其氣息，以是否聽得見呼吸聲加以判斷。只要發現呼吸異常，10秒內就得確認完畢。

呼吸微弱或沒有呼吸時，立刻叫救護車（119）。一旦老年人已**意識不清或已停止呼吸**，舌頭便很容易卡住喉嚨，堵塞呼吸道而無法呼吸，所以事不宜遲，得馬上確保其呼吸道暢通。

為確保其呼吸道暢通，避免舌頭卡住喉嚨，可讓其**採仰臥姿**，用單手按壓其額頭同時，用另一隻手的指尖頂住其

圖表 4-2　心肺復甦術的施行方法

【確保呼吸道暢通】

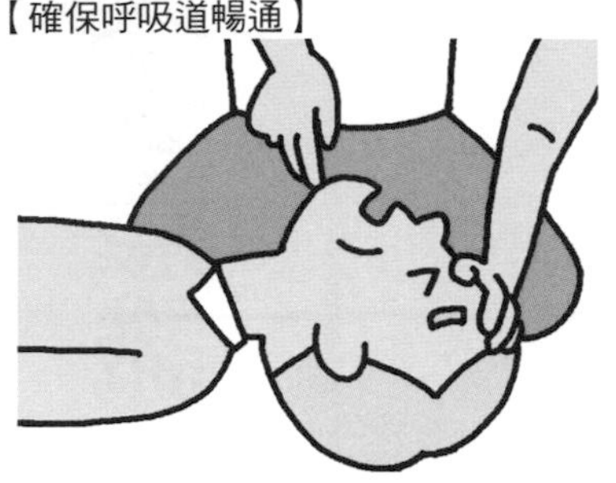

・用單手壓住老年人額頭同時，另一隻手把下巴提上來。
・當老年人出現噁心或嘔吐時，為防止誤咽，記得把他的臉轉向側邊。

【人工呼吸】

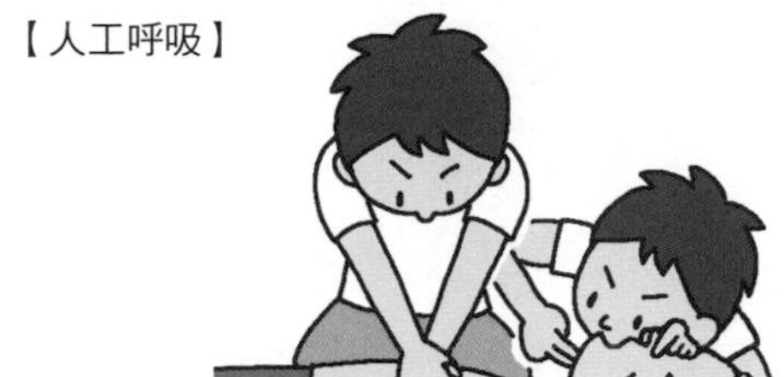

・捏住老年人的鼻子，以防止空氣從鼻子跑出來，再盡量張開嘴巴覆蓋住老年人的嘴巴。
・確認老年人的胸部是否有往上提的同時，1秒吹氣2次。吹完氣後馬上放開嘴巴，並確認他們的胸部恢復原位。

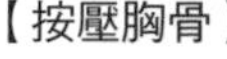

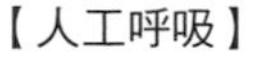

【按壓胸骨】

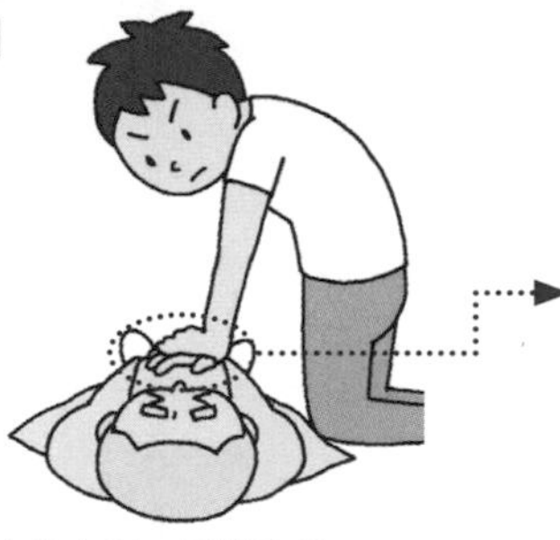

・鬆開老年人的衣服，尋找胸骨。
・向下重疊救助者的兩隻手掌，伸直手肘置於胸骨上。

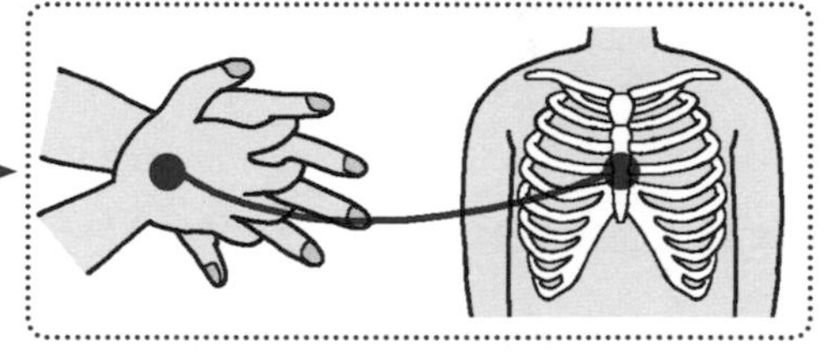

・從正上方使勁施力於手掌根部，用整身的體重往下按壓，讓胸部下沉約4～5cm左右。
・以1分鐘按壓超過100次的節奏施行。

下顎並往上提。

懷疑老年人心臟已停止跳動時，馬上實施心肺復甦術

懷疑老年人心臟已停止跳動時，馬上實施心肺復甦術。首先，要以1分鐘超過100次的節奏按壓**胸骨**（心臟按摩）。若救助者有受過訓練，強烈建議可以按壓胸骨及人工呼吸30比2的次數比例搭配實施。為了給予心臟電擊，讓心臟回到正常的收縮，若有AED（自動體外心臟去顫器）的話不妨善加利用。而就算沒有相關經驗，AED也會給予使用者指示，建議積極利用。

通報重點 POINT

・何時開始的？
・突然發生？還是慢慢發生？

失去意識（意識障礙）

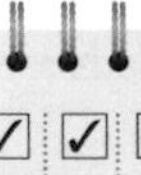

- ☑ 確認意識障礙的程度
- ☑ 叫救護車或聯絡醫師、護理師
- ☑ 確認呼吸及脈博
- ☑ 心肺復甦術

圖表 4-3　意識障礙的原因（AIUEOTIPS）

A	alcoholism	急性酒精中毒
I	insulin	胰島素、低血糖
U	uremia	尿毒症
E	endocrine electrolytes	內分泌系統異常 電解質異常
O	oxygen overdose	低氧氣 攝取過多藥物
T	trauma tumor temperature	外傷 腦腫瘤 體溫異常
I	infection	感染（腦炎、髓膜炎、呼吸器官感染、肺血症等）
P	psychiatric	精神疾病
S	senile stroke shock	脫水、腦循環衰竭、心臟衰竭 腦中風、蛛網膜下腔出血 休克

AIUEOTIPS是急救醫療中，可供參考的意識障礙病因統整總整理。由於好發於老年人的疾病幾乎囊括其中，所以不妨事先掌握是什麼原因造成意識障礙。

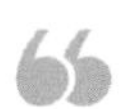

腦梗塞、癲癇等都會造成腦功能衰退

意識障礙是腦部血流變差、腦部功能衰退引發。其原因除了腦梗塞（P94）外，還有腦血管障礙、癲癇等神經系統疾病、藥物中毒、脫水（P208）等，成因相當多。

失去意識之外，如果還加上出現意識模糊、痙攣、說夢話等症狀，那麼意識障礙的可能性就很高。

欲量測意識障礙的程度，不妨併用JCS法（P91）加以確認。

圖表 4-3　心肺復甦術的施行方法

【確認意識障礙】

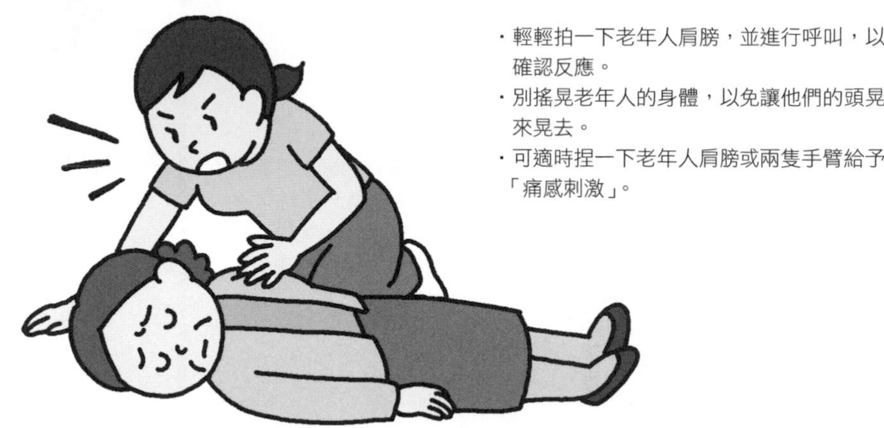

・輕輕拍一下老年人肩膀，並進行呼叫，以確認反應。
・別搖晃老年人的身體，以免讓他們的頭晃來晃去。
・可適時捏一下老年人肩膀或兩隻手臂給予「痛感刺激」。

【恢復體位】

・鬆開老年人的衣物，慢慢地將其側躺。並輕輕地彎曲上面那隻腳的膝蓋，接著向前伸，接著保持這種姿勢。
・將老年人上面那隻手，放入下巴底下。
・若老年人有半身麻痺的現象，則麻痺側向上。
・已引起痙　時 為防止嘔吐物堵塞喉嚨，記得將老年人臉轉向側邊。

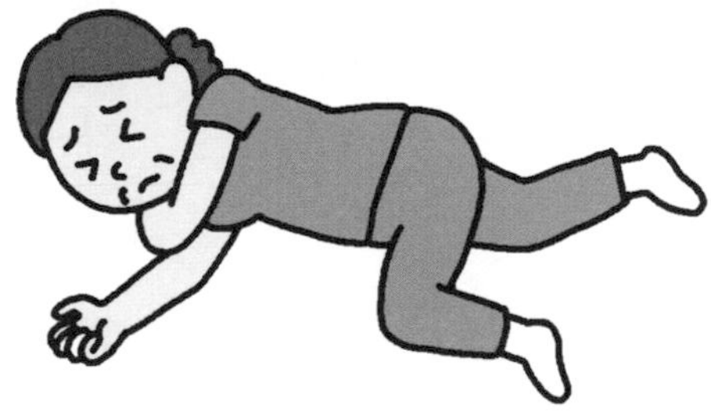

確認意識障礙的程度。必要時須實施心肺復甦術

懷疑老年人可能是意識障礙時，不妨輕輕拍一下老年人肩膀、捏一下肩膀或兩隻手臂來呼叫他們，以確認反應。

意識障礙突然發生時，若無法即刻恢復意識，就得叫救護車。接著確認意識層級以外的生命跡象部分。確保老年人呼吸道暢通、恢復體位讓他們獲得休息，並等待救護車或醫師前來。

若給予刺激後老年人馬上恢復意識時，切記一定要向醫師或護理師報告，並詳加記錄，敦促老年人盡早就診。

通報重點 POINT

・何時開始的？
・突然發生？還是慢慢發生？
・意識障礙的層級是？（採JCS法）
・有呼吸或脈博嗎？
・有失禁或受傷嗎？

昏厥（失神）

- ✓ 確認意識障礙的程度
- ✓ 叫救護車或聯絡醫師、護理師
- ✓ 有跌倒時，確認有無昏厥
- ✓ 致力於預防及應對

短暫性的意識障礙。恢復後仍需要小心

昏厥屬於短暫性的意識障礙，指的是**血液暫時流不到腦部**，數秒至數分鐘便會恢復的一種症狀。

通常以**心肌梗塞**等心臟問題或**腦梗塞**（P94）的前兆發生，就算只是短暫性也有可能暗藏某種重大疾病。

另外，像貧血或姿位性低血壓等血壓偏低現象也經常造成昏厥，體內有出血現象或血液減少等造成昏厥的可能性也不低。

圖表 4-5　好發於老年人的頭暈

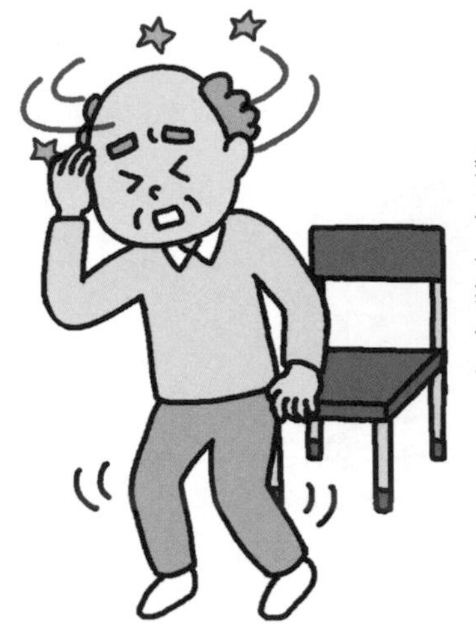

姿位性低血壓常好發於老年人，尤其是65歲以上的老年人約有2成為此所苦。除了突然站立時會發生外，排尿、排便、洗完澡或用餐後，都會因一時的血壓下降而導致昏厥。

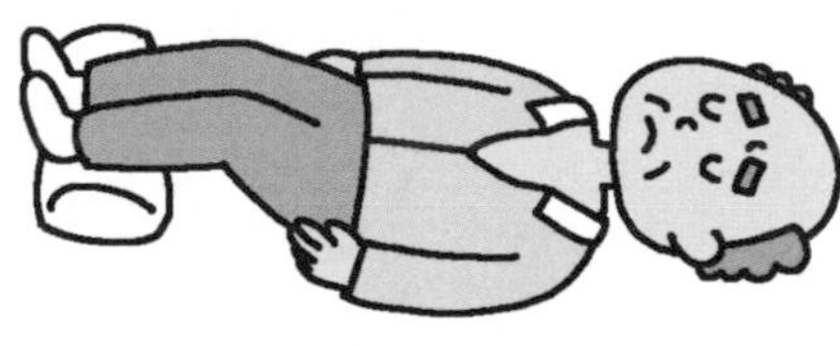

先讓老年人仰躺，下半身稍為墊高，鬆開其衣物保持靜養。腳則使其稍抬高些較好。

圖表 4-6 引發失神的原因

【昏厥及跌倒】

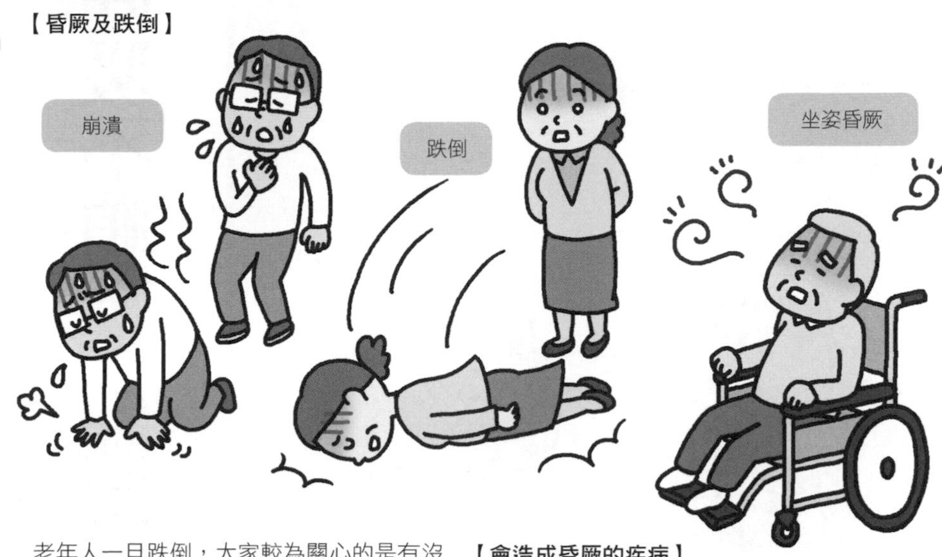

老年人一旦跌倒，大家較為關心的是有沒有受傷或骨折，昏厥反而經常遭到忽視。切記要將此事確實報告醫師或護理師。

【會造成昏厥的疾病】

- 心律不整等心臟疾病
- 肺高血壓等肺部疾病
- 腦血管障礙
- 脱水
- 消化管出血
- 姿位性低血壓
- 帕金森氏症　　等等

昏厥有時是造成跌倒、骨折的原因

發生坐姿昏厥或有**心臟衰竭**（P119）病史時就可能是心臟病，若老年人患有深部靜脈血栓，則可能是**肺血栓**作祟。一旦認為意識恢復便置之不理、掉以輕心的話便有危及性命之虞，所以還是須敦促他們盡快就診較為保險。

另外，為預防造成昏厥原因之一的**姿位性低血壓**，除了幫助他們站立時慢慢起身，也要**小心脫水**（P208）、睡眠不足等情況。

昏厥也有可能是老年人**跌倒**的原因之一。一旦有昏厥的可能性，一定要將此事報告醫師，並敦促他們接受必要的檢查。

通報重點 POINT

- 有沒有前兆？
- 失去意識的時間？
- 有沒有跌倒？

呼吸不順暢（呼吸困難）

- ✓ 向老年人的家人確認對策
- ✓ 讓本人採取最輕鬆的姿勢
- ✓ 若有出現需留意的症狀立即聯絡醫師

確認呼吸的聲音、臉色及嘴唇顏色等等

我們把呼吸變得困難、體內缺氧的狀態稱為呼吸困難。一旦產生呼吸困難，老年人就會頻頻地訴苦：「呼吸好難受」、「胸口好悶」等等。

嚴重起來，老年人呼吸時甚至會傳來「喀喀」、「咻咻」等空氣經過狹窄呼吸道時發出的聲音，且由於缺氧，他們的臉或嘴唇、指甲等部位都會發紫（發紺）。有時甚至已經連話都沒辦法說，不立刻送醫便會危及性命。

除了肺炎（P136）、氣喘等呼吸道疾病會引發呼吸困難外，心臟衰竭（P119）等的循環系統疾病、腦部疾病、

圖表 4-7　發生呼吸困難時

【老年人經常說】

- 呼吸時很痛苦
- 無法呼吸
- 胸口不舒服
- 吐不出氣
- 上氣不接下氣

【需留意的症狀】

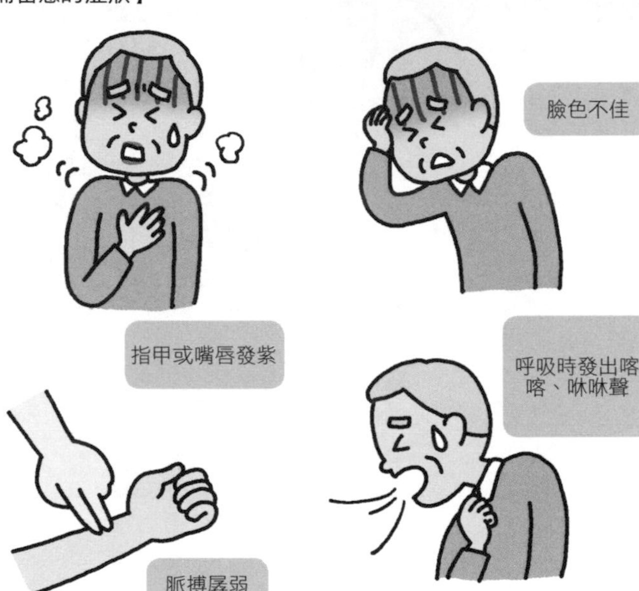

圖表 4-8　呼吸困難的對策

呼吸很痛苦！

→
- 呼吸時發出喀喀、咻咻聲，講不出話
- 臉色發青
- 指甲及嘴唇發紫
- 脈搏孱弱、過速
- 水腫嚴重

→ 叫救護車、實施心肺復甦術

→
- 講不出話
- 意識清楚

→
- 讓老年人採取最放鬆的姿勢
- 設法使其練習呼吸

→ 聯絡醫師或護理師

1.2

3.4.5.6

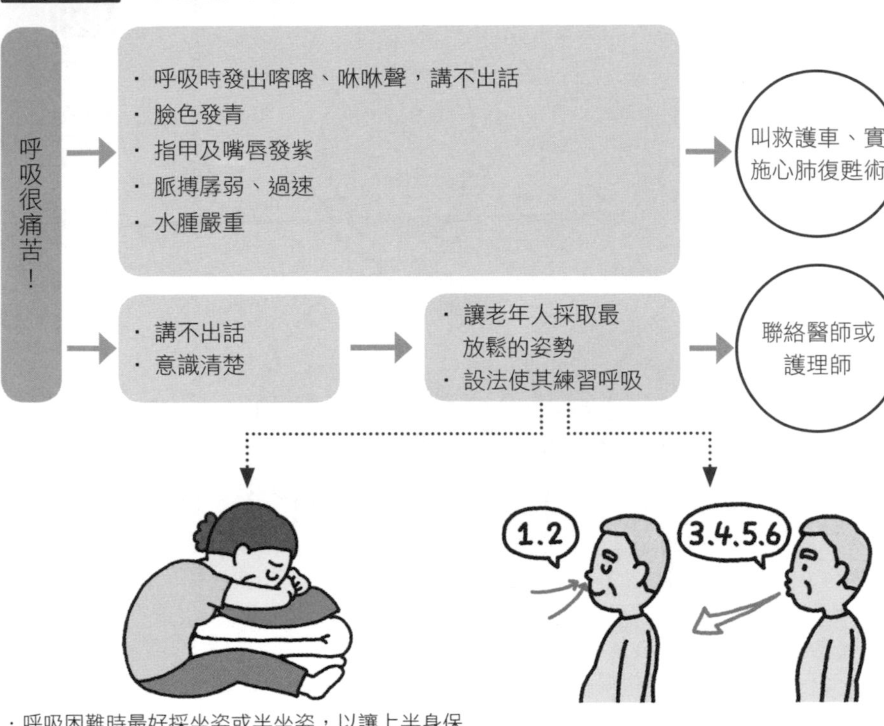

- 呼吸困難時最好採坐姿或半坐姿，以讓上半身保持挺立的姿勢。
- 呼吸很痛苦時會連帶焦慮不安，此時不妨輕撫其背部、陪同講話，並隨侍在側。

- 敦促老年人採用腹式呼吸或縮口呼吸
- 盡可能慢慢吐氣為佳

過敏所引發的休克、麻糬堵住喉嚨等誤吞情況也都會誘發呼吸困難。

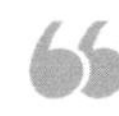

氣喘患者要先確認好應對方法

老年人因氣喘等宿疾而引發呼吸困難時，請先向醫師或家屬確認好對策。

如果老年人還能像平常一樣講話，請其先能找到自己最能放鬆的姿勢，並採取縮口呼吸或腹式呼吸。若是突然間發生嚴重的呼吸困難或呼吸、意識狀態慢慢惡化等情況時，須立即叫救護車。

另外，若有異物卡在喉嚨，請立刻採取應變措施拿掉異物（P283）。

通報重點 POINT

- 呼吸、意識狀態？
- 脈搏的狀態？
- 指甲及嘴唇有沒有發紫？

胸口不舒服（胸痛）

- ✓ 確認呼吸情況
- ✓ 叫救護車或聯絡醫師、護理師
- ✓ 確保呼吸道暢通
- ✓ 實施心肺復甦術

除了胸口外，肩膀或背部等部位也會疼痛

老年人一旦犯胸痛，通常就會用手按著胸口痛苦地蹲下去。另外，有人的症狀不是「胸口痛」，而是感到「胸口發緊」、「胸口像被壓著」等其他不舒服的感覺。而**心肌梗塞**（P120）造成的疼痛部位也不限於左胸，像喊肩膀痛、牙痛的病例都大有人在。再者，也有人會把火燒心誇大成胸痛。

會引發胸痛的疾病除了**狹心症**（P120）、**心肌梗塞**等心臟疾病外，血管堵塞的**肺栓塞**、**氣胸**或**胸膜炎**等肺部疾病、**胃食道逆流**（P154）等消化器官疾病、**帶狀疱疹**（P186）等皮膚或神

圖表 4-9　胸痛時會感到疼痛的部位

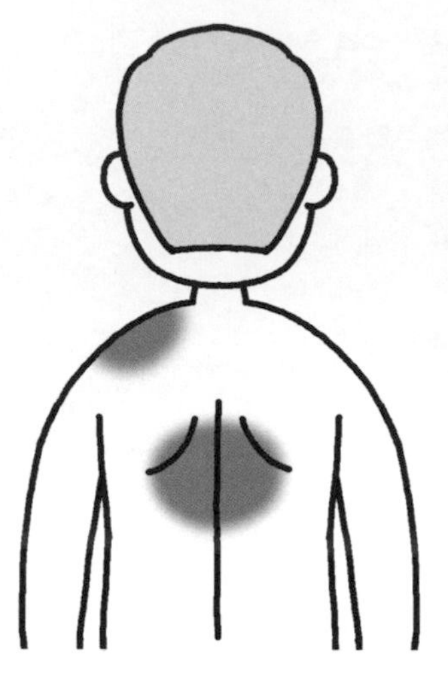

有時不只1處，而是多處都出現疼痛現象。
不僅是心臟所在的左側，有時連右側都會有症狀

圖表 4-10　胸痛發作時

會引發胸痛的重大疾病

心肌梗塞　狹心症
大動脈剝離
肺梗塞、深部靜脈血栓

→

突發的劇烈疼痛
呼吸困難
冒冷汗
發紺
噁心・嘔吐　等等

→ 叫救護車

有狹心症這種宿疾時

有狹心症宿疾且院方有開立硝化甘油舌下錠時，請立即使用。若老年人無法自己使用，照護人士可幫忙將藥片置於舌下。使用舌下錠不屬於「醫療行為」。

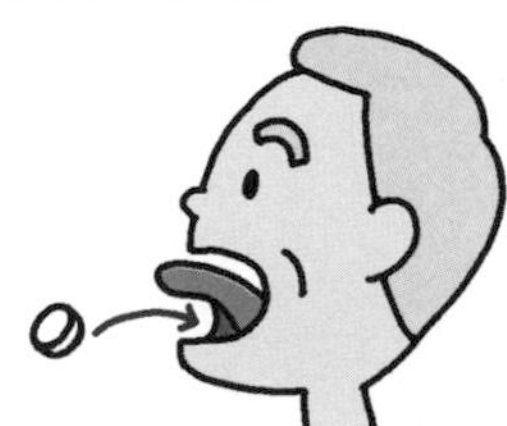

・確實將藥片置於舌下
・小心藥片帶來的副作用——低血壓
・使用藥片依然無法緩解疼痛時，就有可能演變成心肌梗塞，得立刻叫救護車。

其他會引發胸痛的疾病

肌肉痛
肋間神經痛
胸部帶狀皰疹
胃食道逆流
肋骨有裂痕・胸椎壓迫性骨折（骨骼較弱的老年人光咳嗽就有可能造成）

→

按壓時會感到疼痛
整條肋骨感到刺痛
用餐就痛
疼痛在 1 分鐘內消失

→ 諮詢醫師或護理師

經疾病等都會引發胸痛。

突然劇烈疼痛是危險信號得緊急叫救護車

因胸痛而緊張萬分，如有下列情況，請立即叫救護車。

・突然發作且疼痛持續一段時間。恐有心肌梗塞、肺梗塞、大動脈剝離等造成血管堵塞或破裂之虞。
・出現飆汗、臉色鐵青等有心臟停止之虞的休克狀態、呼吸困難、發紺、噁心、嘔吐、失禁等症狀。

通報重點 POINT

・從什麼時開始痛？
・哪個部位？哪種痛法？
・患者意識或呼吸狀態？
・有沒有發燒、冒冷汗、噁心或嘔吐等其化併發症？

發燒

- ✓ 和平常體溫比較
- ✓ 感到畏寒時就要保暖
- ✓ 畏寒感消失便部分降溫
- ✓ 小心營養不良或脫水

瞭解老年人正常體溫、掌握體溫變化

一般來說，體溫只要超過37℃就算發燒，但由於老年人的平均體溫都偏低，所以標準不同，比平均體溫＋1℃以上才算發燒、＋1.5℃就屬於高燒。

發燒的原因幾乎都是感冒、肺炎、尿路感染等感染症造成，但也有可能是其他疾病作祟。發燒的原因可透過診察、各種檢查診斷出來。但也有情況是判斷不出來受感染的臟器的。

微燒持續好幾天時，有可能是誤咽、脫水、嚴重化膿的褥瘡、牙齦炎、癌症等在作祟。1個月只會發高燒1～2天時，則有可能已罹患無症候性誤咽。

圖表 4-11　發燒的原因

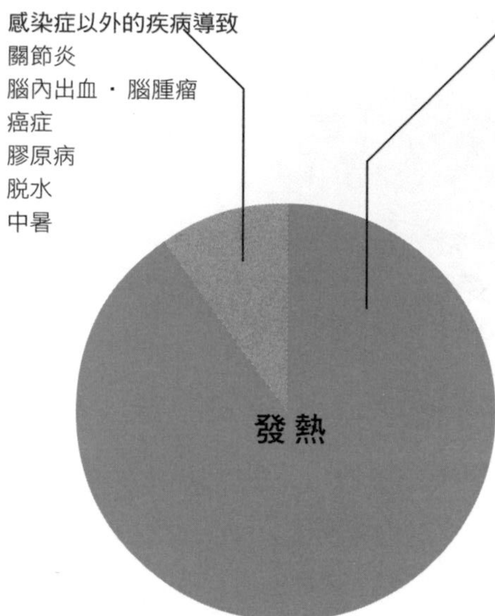

感染症導致（9成以上）

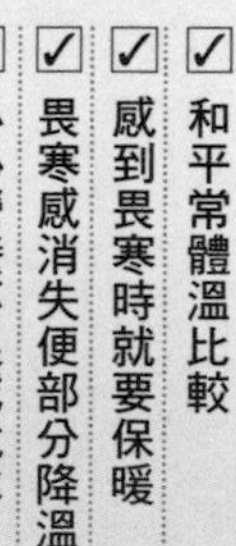

風肺炎・誤咽性肺炎
結核
髓膜炎*1
膽囊炎、肝炎
食物中毒、腸胃炎
膀胱炎、尿路感染
腎盂腎炎
前列腺炎
感染性心內膜炎*2
靜脈炎、大動脈炎
褥瘡感染
蜂窩性組織炎*3
中耳炎
牙齦炎
敗血症*4

*1　包覆脊髓的膜，所製造的空間遭受細菌或病毒感染。

*2　心臟瓣膜感染細菌所導致。好發於心臟大動脈有插入心導管以補充營養的老年人等等。

*3　小傷口引發細菌感染，皮膚正下方的脂肪組織或深處發炎。

*4　引發某種感染，細菌或毒素從病灶進入血管所導致。

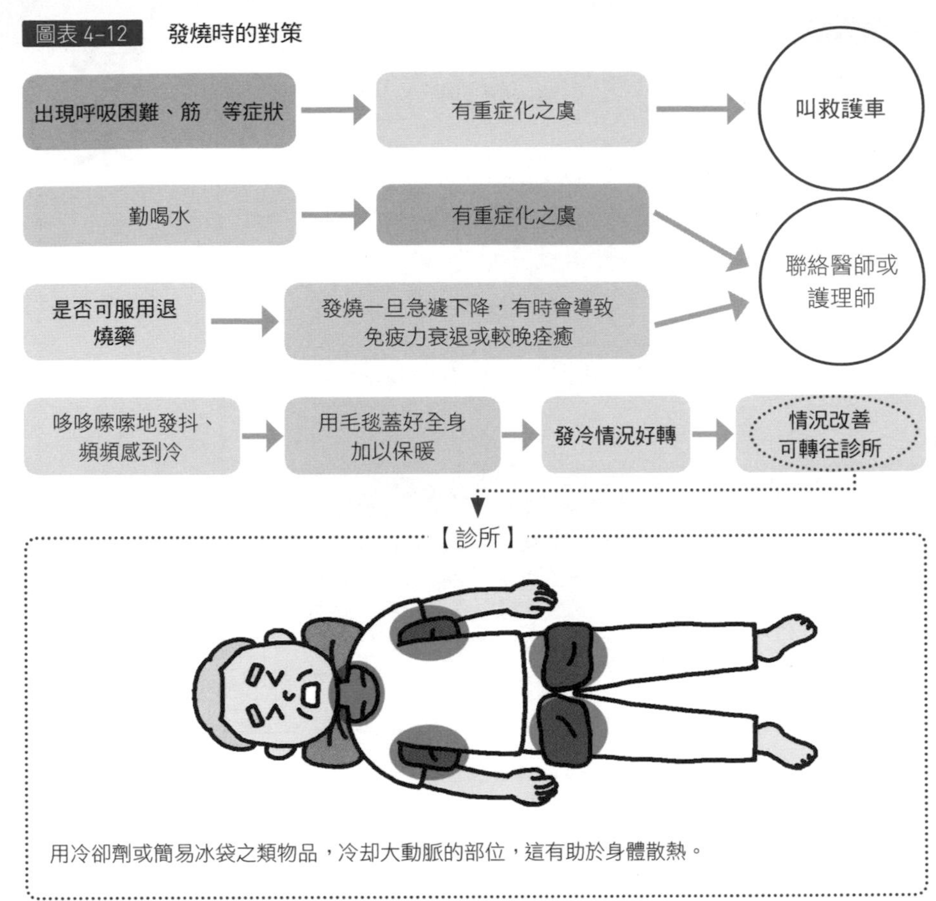

圖表 4-12　發燒時的對策

全身保暖、局部進行降溫。退燒藥須慎重使用。

有時候老年人罹患肺炎等疾病時，並不會像年輕人那樣開始發燒。例如37．2℃對於年輕人來說也許沒什麼，但對老年人而言就不能掉以輕心。

和正常體溫比較、把握其體溫的變化，和平常的樣子比較觀察，發現他們不像以前吃得多、動不了等等，若有異常便立刻諮詢醫師或護理師。

通報重點 POINT

・從什麼時候開始發燒的？
・平均體溫和現在的體溫？
・有沒有出現發燒以外的症狀？
・患者意識狀態？

感染

- ✓ 阻絕感染路徑以防止擴大感染
- ✓ 接受預防接種
- ✓ 勤洗手、漱口，致力於預防工作
- ✓ 嘔吐物、糞便等要適切處理

阻止擴散感染

所謂感染，是指細菌或病毒等各種病原體進入體內引發疾病的通稱。病原體會從已感染的人身上轉而感染其周圍的人來散布疾病。病原體藉由人傳人的路徑（感染途徑），會根據病原體或該疾病的特徵而有所不同。另外，只要人體抵抗力強，就算接觸到病原體（感染源）也不會被感染。

抵抗力較弱的老年人容易遭受感染，而周圍的人則必需得提高自己的抵抗力以免再受老年人感染，同時理解感染途徑，再進一步尋求對策以阻絕感染途徑。

圖表 4-13　感染途徑

飛沫感染	接觸感染・經口感染
< 特徵 > 咳嗽、噴嚏、講話等造成飛沫粒子噴濺出來進到嘴裡、或黏在手上進入嘴裡。飛沫粒子的噴濺範圍在 1 公尺以內。 < 主要病原體 > 流感病毒、腮腺炎病毒、風疹病毒等等。	<特徵> 吃到含病原體的食品或病原體黏在手指、器具等間接進入嘴裡。 < 主要病原體 > 諾羅病毒、腸管出血性大腸菌、耐甲氧西林金黃色葡萄球菌（MRSA）等等。
血液感染	**空氣感染**
〈特徵〉含病原體的血液、體液及分泌物大量且高密度地接觸傷口等等。 < 主要病原體 > 人類免疫缺乏病毒（HIV）、B 型肝炎病毒、C 型肝炎病毒等等。	< 特徵 > 飛沫核（比飛沫粒子更小）透過咳嗽、噴嚏噴濺。會懸浮在空氣中，隨著空氣的流通四處擴散。 < 主要病原體 > 結核菌、麻疹病毒、水痘病毒等等。

圖表 4-14　在養護中心爆發感染時的對策

觀察・聯絡・請託・報告　　　　處理・應對

照護中心

職員：確認症狀
掌握有感染疑慮的入住者
・發燒、嘔吐、腹瀉、咳嗽、皮膚異常等等
・確認2～3天前的記錄

↓報告　↑請託

感染對策負責職員：確認有沒有其他有症狀的人入住
掌握・記錄整間照護中心發生的狀況
・人數、症狀（日期時間、樓層、單位、每個房間）
・就診狀況、診斷、檢查、治療內容
・和一般的發生動向做比較
・掌握職員的健康狀態

↓報告　↑請託

照護中心主任：掌握整間照護中心發生的狀況

↔ 報告・請託

主治醫師 護理職員：診察・醫療處理以及確保檢體（血液、糞便、嘔吐物等）

↑請託 **護理職員**：視症狀予以護理並防止感染

↑請託 **照護職員**：視症狀予以照護、消毒以及貫徹衛生管理

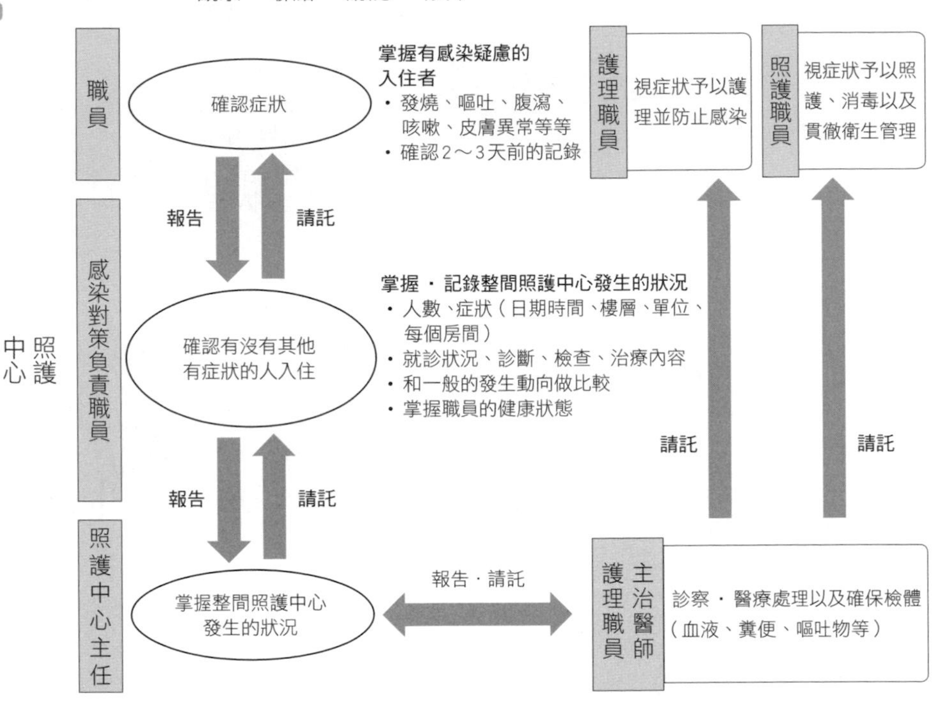

根據『照護中心感染對策手冊』（厚生勞働省,2013年）製作

＊ 還要做聯絡入住者家屬、通報市各理等所轄上級單位等其他工作。
＊ 必要時可和地區的醫院合作。

周圍的人要接受預防接種

老年人一旦感染流行性感冒（P132）便容易重症化，進一步引起肺炎（P136）等併發症，且如果是已罹患COPD（P138）或腎臟病（P170）等宿疾的患者就更容易使其惡化，嚴重時，性命垂危。

面臨流感高峰期，周圍的人應該做好下列工作。

・留意健康管理、提高抵抗力。
・11月左右接受預防接種。
・平常就敦促老年人勤洗手、漱口。
・照護中心裡若有出現發燒或咳嗽等症狀的老人，請他們盡量不要面會。
・進入照護中心時，要請他們先用酒精消毒雙手並佩戴口罩。

再者，當照護中心爆發流感時，得採取下列措施立即應對。

・確認爆發狀況
・阻止感染擴大

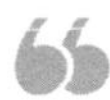

圖表 4-15　預防經由手部感染

洗手

洗手	手指消毒
・用洗手乳和水清洗手指污垢 ・1 care 1洗手法 ・照護前後洗手	・無法洗手時 ・用清洗消毒藥或擦拭消毒藥

手套

・接觸體液、分泌物、嘔吐物、排泄物等等時一定得戴
・不重覆使用
・脫掉手套後仍然要洗手

【洗手的方法】

按照指掌→手指甲→指尖、指間→拇指（用手掌擰洗）→手腕的順序大約花1分鐘清洗。洗完後用流水沖乾淨，用紙巾擦乾。

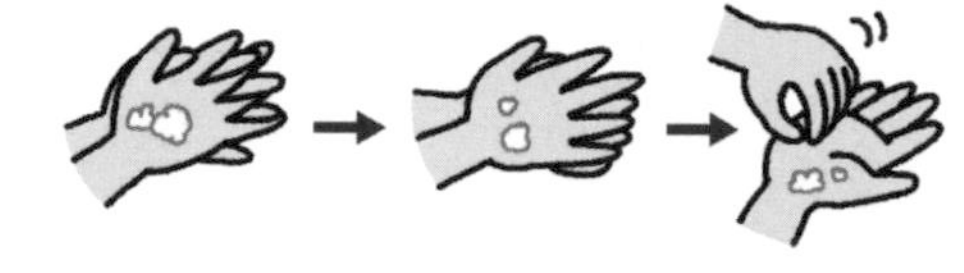

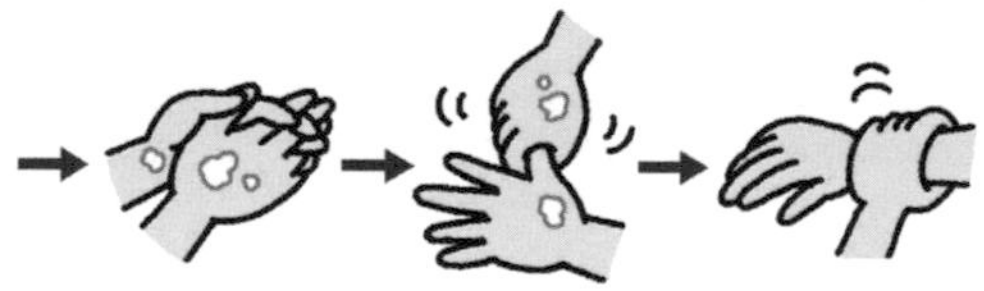

【容易洗不乾淨的地方】

指尖或指間容易洗不乾淨，請留意。

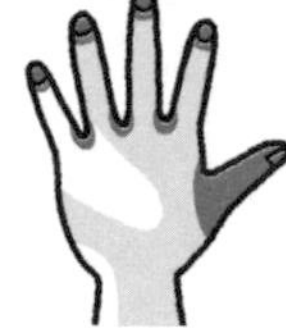

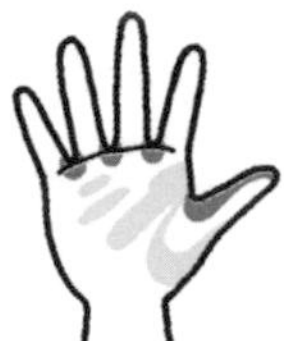

・醫療處理
・通報政府單位
・和相關機構合作

接種肺炎球菌疫苗預防肺炎

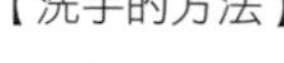

老年人經常在感冒、流感後緊跟著肺炎（P136），可謂接二連三。另外，唾液等進入到氣管裡引發**誤咽性肺炎**等情事更是屢見不鮮。就引發肺炎的原因菌種而言，可對付**肺炎球菌**的**預防接種**（**肺炎球菌疫苗**）便相當有效。容易受肺炎侵襲的老年人建議同時接種流感疫苗及肺炎球菌疫苗。

老年人就算不容易出現高燒、劇烈咳嗽等明顯症狀也依然經常引發肺炎。和平常的樣子相比，總覺得老年人顯得較沒精神或沒有食慾時，記得先量測其體溫後再報告醫師或護理師。

圖表 4-16　**預防羅諾病毒擴大感染**

沾有已感染諾羅病毒的人，其排泄物、嘔吐物的衣物或床墊等東西，不好好適切處理便有擴大感染之虞。若嘔吐物處理不甚恰當，乾燥的嘔吐物其殘渣便會漂浮於空氣裡，不幸吸入將釀成擴大感染的後果。

嘔吐物・排泄物的處理要點

- 事先備妥處理嘔吐物用的配件（衛生手套、塑膠圍裙、口罩、紙巾、塑膠袋、次氯酸鈉、其他必要物品）。
- 處理時一定要配戴衛生手套、穿衛生圍裙。
- 諾羅病毒也有可能透過飛沫傳染，所以口罩也不可或缺。
- 出現嘔吐狀況時，其周圍2公尺左右都屬於傳染範圍，首先得用濕紙巾等覆蓋住嘔吐物以防止擴散。
- 用0.5%次氯酸鈉消毒水，仔細噴灑嘔吐物進行消毒（小心飛散）。最後用0.1%次氯酸鈉消毒水對周圍確實擦拭進行消毒。
- 次氯酸鈉消毒水會壞掉，無法長期保存。盡可能要用時才調製。
- 用過的紙巾、手套、圍裙、口罩等，得裝進塑膠袋密封後當成感染性廢棄物丟棄。
- 疑似諾羅病毒感染者的尿布，也得當成感染性廢棄物丟棄。
- 如廁時得保持空氣暢通清淨，馬桶及周遭環境也得充分消毒。
- 處理完畢後，用肥皂及流水仔細洗手並漱口。
- 使用過次氯酸鈉消毒水的地方，要記得打開窗戶以保持空氣流通。

嘔吐物要適切處理以防止感染諾羅病毒

老年人若不幸感染諾羅病毒（P161）時，其嘔吐物有時會堵塞喉嚨。此時要盡量使其臉向側邊，以防止窒息或誤嚥。

另外，拉肚子也會讓老年人流失水分，所以得敦促他們多喝水。老年人無法喝水時，就打點滴等加以補充。諾羅病毒經常被誤認為是吃了牡蠣才會罹患，但有報告指出它的確會透過空氣傳染。嘔吐物、排泄物得適切處理，小心別讓感染擴大。

咳嗽、多痰

圖表 4-17　咳嗽及其原因

	原因
突然咳嗽	感冒、流感、肺炎等呼吸器官感染、氣喘發作、氣胸、腦膜炎、肺栓塞、心臟衰竭引起的肺水腫……等等
長期咳嗽	咳氣喘、胃食道逆流、結核、間質性肺炎、過敏性喉頭炎・咽喉炎、肺癌或其他癌症……等等

【和醫療機關合作】

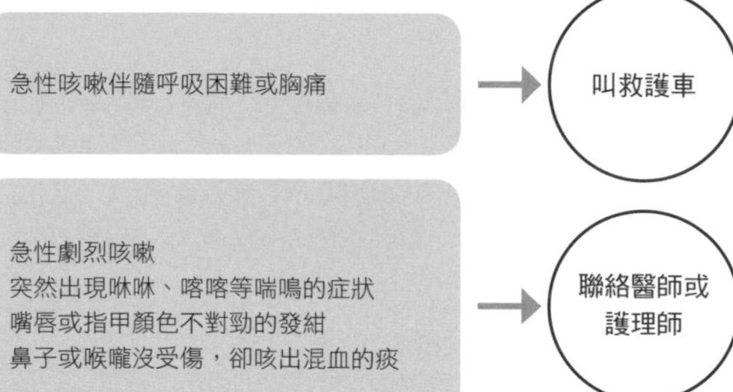

☑ 突然咳嗽不止而呼吸困難或胸痛時，立即叫救護車。

☑ 出現發紺等症狀時，立即聯絡醫師或護理師。

留意其他症狀及持續的期間

咳嗽（P130）是屬於氣管或支氣管等，受到刺激時發生的一種防禦反應，痰（P131）則是進入到氣管的異物和黏液混合後所形成的產物。

咳嗽及痰雖都是感冒時常見的症狀，但如果併發食慾不振或全身倦怠等情況達2週以上時，就該懷疑是結核等其他疾病作祟。另外，急性劇烈咳嗽外又伴隨胸痛或呼吸困難時，就有可能是肺梗塞或心臟衰竭等，會致命的疾病來敲門，得特別小心。

圖表 4-18　痰多時

【痰的觀察重點】

顏色	・很混濁？還是透明？ ・很黃？還是帶綠色？ → 可能是某種感染或發炎 ・很紅？（淡紅、鮮紅） → 若鼻子或喉嚨沒出血，那麼就可能是肺或支氣管出血（咳血）。
黏度	・會黏黏的嗎？還是稀稀的？ ・會很黏嗎？ → 無色、有氣泡且黏度高時可能是支氣管氣喘。 ・會硬硬的嗎？
味道	・味道和平常一樣嗎？ ・有腐敗的臭味嗎？ ・有酸酸的味道嗎？
量	比平常來得多？還是來得少？

＊異物被氣管或支氣管表面的黏液黏住後便形成痰。痰通常會被咳出來或吞下去，而對於無法靠自己排痰的老年人就得借助吸痰器。

伴隨胸痛等的急性咳嗽，有可能是肺梗塞作祟

急性劇烈咳嗽外，又伴隨胸痛或呼吸困難時就得馬上叫救護車。患者嘴唇或指甲顏色不對勁，也就是有發紺現象、痰呈現粉紅色、水水的泡狀還有咻咻、喀喀等喘鳴症狀時，也請馬上聯絡醫師或護理師。

從痰的顏色或性狀等，也可某種程度地推敲出成因疾病。長期咳嗽的話，切記觀察有無發燒、有沒有痰或咳出什麼感覺的痰，再諮詢醫師或護理師。

氣喘發作時，若有醫師指示便遵照使用氣喘藥吸劑即可。

通報重點 POINT

・從什麼時候開始咳嗽的？
・痰的顏色及性狀？
・有沒有出現咳嗽或咯痰以外的症狀？

吐血、便血

✓ 判斷是咳血還是吐血，採取各自的保命姿勢（不明時採側躺）
✓ 吐血時立刻叫救護車
✓ 便血時立即諮詢醫師或護理師

呼吸器官、上消化道、下消化道出血

從嘴巴吐出鮮血就叫作咳血或吐血。咳血屬於肺部或支氣管等呼吸器官出血，吐血則是胃或食道等消化器官出血。各自應對的方法不同，須先判斷眼
另外，消化道的出血從肛門流出稱為便血。又可分成胃及十二指腸等上消化道出血，以及混在糞便裡或大腸等下消化道甚至痔瘡（P162）造成的出血等情況。

圖表 4-17　咳嗽及其原因

【咳血及吐血的特徵】

	咳血	吐血
出血部位	咽頭、氣管、支氣管、肺等呼吸器官	食道、胃、十二指腸等消化器官
出血狀況	伴隨咳嗽出現	伴隨嘔吐出現，有時會便血
血的狀態	有細微的泡泡	沒有泡泡、呈塊狀
顏色	鮮紅色	暗紅色
前兆	胸口不舒服、喉嚨一帶發癢	噁心、胃部不舒服
成因疾病	肺結核、肺癌、肺炎等	胃潰瘍、食道癌、十二指腸潰瘍等

【咳血及便血的差異】

吐血只會出現在胃、十二指腸等上消化道出血時，但便血則是除了小腸、大腸、肛門等下消化道出血外，上消化道出血也會導致。

圖表 4-18 預防羅諾病毒擴大感染

【咳血】

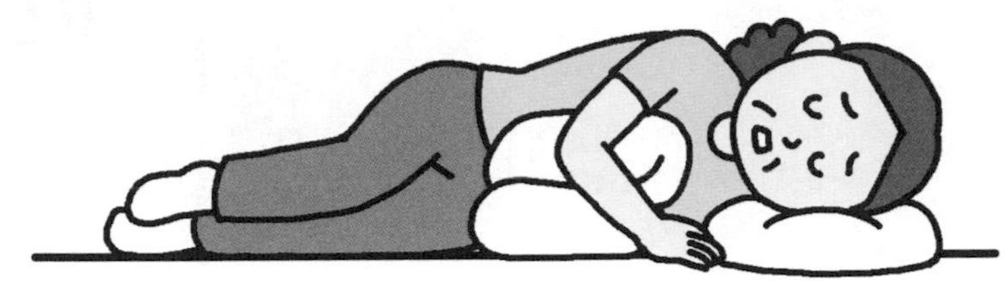

詢問老年人以往的就診情況，掌握並確認是由哪側的肺部、支氣管正在出血後，**讓出血側**向下並讓他們側躺。

【吐血】

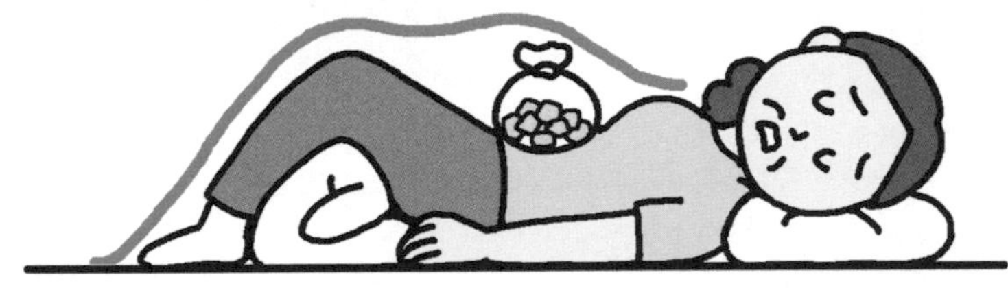

讓老年人豎起膝蓋，並躺著以消除腹部緊張。心窩或胃部周圍用冰塊之類的東西加以冰敷。同時記得用毛毯蓋住全身以保溫。

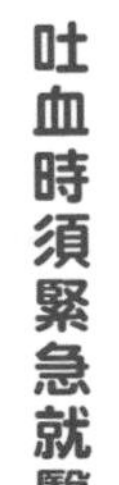

吐血時須緊急就醫

咳血、吐血、便血的血量及患部的出血量並非一致，因為有可能部分的出血會滯留在體內的某處。

就咳血及吐血而言，不管量多少，請立即叫救護車。咳血與吐血的基本保命姿勢並不相同，無法判斷時，先採取側躺較為妥當。

如果是便血，就算量少卻仍有可能是潰瘍性大腸炎、憩室炎、大腸癌等疾病所導致，所以請盡早諮詢醫師或護理師。

通報重點 POINT

- 吐血時的狀況、血的顏色及量多少？
- 體溫（發燒、發冷）？
- 糞便的顏色、性狀、量多少？
- 腹部症狀（腹痛等等）？

嘔吐

- ✓ 判斷是咳血還是吐血，採取各自的保命姿勢（不明時採側躺）
- ✓ 吐血時立刻叫救護車
- ✓ 便血時立即諮詢醫師或護理師

圖表 4-21　噁心及嘔吐的主要原因及症狀

消化器官疾病

大多伴隨腹痛或排便障礙（拉肚子、便秘）等。

- 食物中毒等急性感染
- 胃、十二指腸潰瘍
- 腸阻塞
- 膽結石
- 便秘　……等等

→ 聯絡醫師或護理師：
- 嘔吐物伴混著血
- 腹脹、劇烈疼痛

神經性疾病疾病

有時會伴隨目眩、意識層級下降、劇烈頭痛。另外，也有人會突然嘔吐、頭痛或四肢麻痺。

- 腦出血、蛛網膜下腔出血
- 腦梗塞
- 腦腫瘤
- 美尼爾氏綜合症　……等

→ 叫救護車：
- 重覆嘔吐
- 意識或呼吸狀態不佳

其他

- 腹膜炎或膽囊炎（伴隨高燒的發炎刺激腹膜引發嘔吐）
- 膽結石、尿路結石（伴隨劇烈腹痛）
- 跌倒或掉落以致撞到腹部或頭部
- 日常生活中的嗅覺或味覺等感覺刺激

嘔吐中樞受到刺激引發噁心

嘔吐，是指胃的內容物經過食道逆流，從嘴巴被吐出來。

大多數的情況是，嘔吐多伴隨噁心（想吐）。噁心是腦部的嘔吐中樞受到刺激所引發。自律神經將腸、尿路、胃、肝臟等內臟的病變，傳達至中樞神經；或腦部病變直接刺激到嘔吐中樞時都會引發噁心感。

伴隨噁心及未伴隨噁心的情況

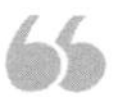

圖表 4-22　嘔吐的對策

【催吐】

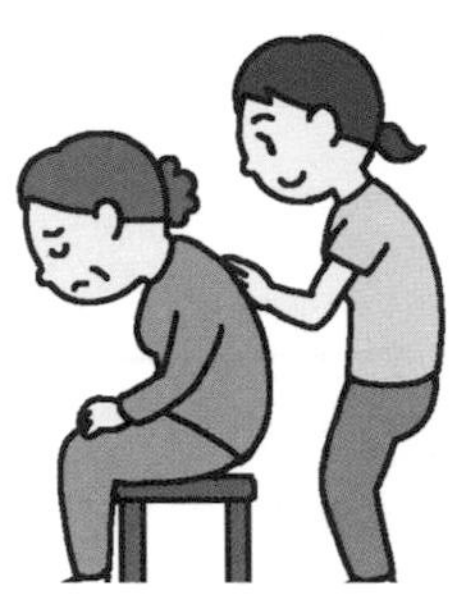

・輕輕撫摸背部以便催吐。
・在沒有醫師的指示下不使用止吐藥。

【清洗嘔吐物】

・漱漱口，把嘴裡的嘔吐物清洗乾淨。

【靜養】

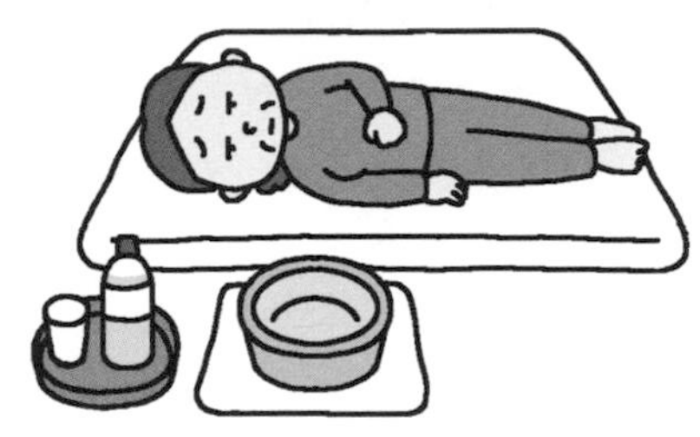

・讓老年人側躺。
・無法側躺時，採仰躺姿勢，臉朝向側邊。

【補給水分】

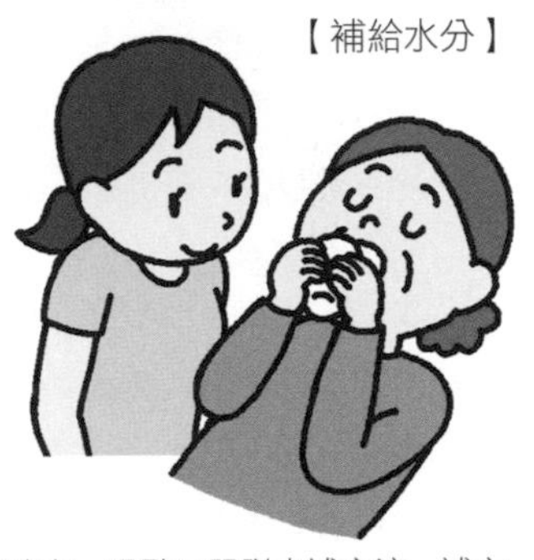

・嘔吐完，喝點口服脫水補充液，補充一下水分以防止脫水。

噁心及嘔吐同時發生，胸腹部感到怪怪的或有肚子痛、拉肚子等症狀時，就可能是腸胃炎等消化器官出了問題。**胃食道逆流**（Ｐ154）會在火燒心同時，伴隨噁心或胸痛；**胃潰瘍**或**急性胃炎**（Ｐ156）則通常是老年人服用止痛藥等而導致。而老年人也較容易罹患**胃癌**（Ｐ216）等消化器官的癌症常常覺得噁心，所以癌症也得多加考慮。另外，便秘造成的噁心感也是時有所聞。

明明沒有噁心、腹痛等腹部症狀卻嘔吐的情況，則可能是**腦出血**或**腦梗塞**等**腦血管出現障礙**，得立即緊急處理。這是因為腦部病變直接刺激到嘔吐中樞，而引發嘔吐反射的緣故。有時還會併發頭暈、意識不清及劇烈頭痛，其中也有人會頻顫喊頭痛或手腳發麻。

伴隨發燒時，雖有可能是尿路感染、尿路結石、膽管炎、髓膜炎、綠內障等疾病作祟，但老年人有時也不會出現發燒症狀。

圖表 4-23 **嘔吐物的處理方法**

處理嘔吐物時，為預防在室內的擴大污染，所以得採取適切的方法，迅速且確實地進行處理。處理嘔吐物時，必需用到的物品須事先準備好。另外，除了防止擴大污染，進行處理動作的人員自身防護也很重要。

處理嘔吐物的手續

- 一定要配戴衛生手套、塑膠圍裙及口罩。手套戴2層更好。
- 用弄濕的紙巾覆蓋住嘔吐物。
- 備妥0.5%次氯酸鈉消毒水（次氯酸鈉要用時才當場製作，不適合長期保存）。
- 從外側將紙巾按壓住，再把調配好的消毒水從上面仔細澆淋。從周圍集合嘔吐物，放入塑膠袋裡。
- 地板上澆淋消毒水，用紙巾擦拭。擦好的紙巾也放進塑膠袋裡。
- 擦完地板後，把手套內外翻轉後脫掉，並迅速放進塑膠袋裡密封。
- 脫掉塑膠圍裙、口罩以及上述的塑膠袋，一起放進新的塑膠袋。最後把手套也放　進去密封，當作感染性廢棄物處理。
- 打開窗戶讓空氣流通。處理完畢後用流水及香皂仔細洗手及漱口。

嘔吐好幾次、意識開始模糊時

出現嘔吐症狀時，為防止誤咽或窒息情況產生，先讓老年人**右側向下側躺**，並盡可能地取出嘴中嘔吐殘留物，切勿止吐。鬆開老年人衣物，使其採取最輕鬆的姿勢，備妥洗臉盆或毛巾以供再嘔吐時使用。若老年人無法側躺，採**仰躺姿勢並把臉側向一邊也可以**。

大多數的患者在嘔吐後，都會因為不舒服而感到不安，此時不妨輕輕撫摸其背部並跟他們講話。

重覆好幾次嘔吐，意識或呼吸狀態都很糟糕，且吐出來的東西裡還混著血，諸如此類的情況發生時，請立即叫救護車。並要盡可能做到告知救護人員嘔吐物的性狀或嘔吐狀況。

就算是輕微的嘔吐，也可能是釀成老年人**誤咽性肺炎**（P136）的主因。而肺炎也不會立刻，是數日後才發病，所以須仔細觀察老年人體溫及呼吸狀

圖表 4-24　和醫療機關合作時的觀察重點與注意事項

① 觀察嘔吐物
- 什麼樣的性狀？（食物、胃液樣態、有無混著血？）
- 顏色（深褐色、綠色等等）
- 量有多少？

② 確認嘔吐時的狀況
- 用餐時？餐後？空腹時？
- 嘔吐的次數及間隔？
- 先咳嗽才吐的嗎？
- 吐出來時有如噴濺般的激烈嗎？

③ 嘔吐物要保留給醫師或護理師確認。

④ 觀察有無嘔吐以外的症狀及程度。

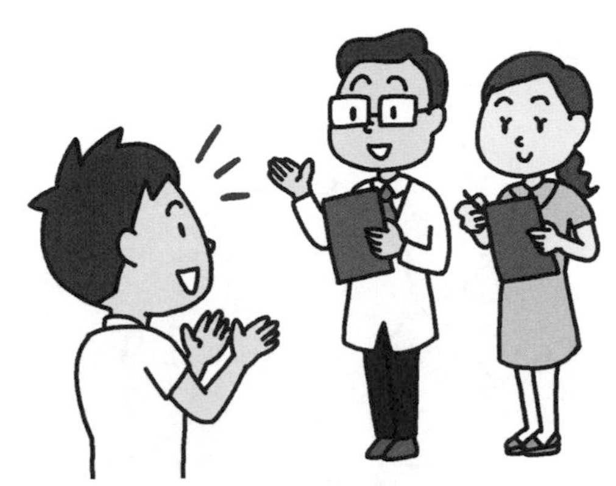

【餵食管及嘔吐】

可能的原因				
・因採仰臥姿勢，所以營養液容易逆流。 ・營養劑過燙、太冰。 ・注入速度過快 ・注入量過多	→	胃造口術、餵食管引起嘔吐。	→ 胃造口術、餵食管引起嘔吐。 →	聯絡醫師或護理師

態，並盡量敦促他們早日就診。

若是照護中心等集體生活發生嘔吐情事時，極有可能是爆發集體食物中毒，所以得再三確認，有沒有其他人也產生嘔吐情況。而為了預防二次感染，在嘔吐物的處理上也得十分小心。

再者，餵食管的情況是，一旦老年人採仰臥姿勢或營養劑的溫度不適當，就會引發嘔吐或噁心，所以透過餵食管進食時也得適切處理。

通報重點 POINT
- 最後的用餐時間？
- 嘔吐物的量及性狀？
- 嘔吐時的狀況？
- 正在服用的藥物？

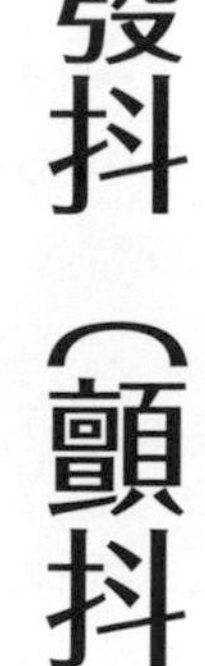

發抖（顫抖）

- ✓ 確認老年人有沒有會引起發抖的宿疾
- ✓ 因發抖而無法行走的老年人在移動時須多加注意
- ✓ 發抖到近乎危險時立即叫救護車

老年發抖通常找不到原因

發抖，醫學上稱為顫抖。會引起發抖的代表性疾病是**帕金森氏症**。也沒做什麼，身體便不聽使喚地動起來。

而悠關性命的顫抖則莫過於肝病導致的**撲翼性震顫**、腦部障礙引發的**偏側投擲症**（身體不聽使喚所產生的不自主動作之一），以及急性感染導致的**打哆嗦**（寒顫）。

另外，老年人也常見不明原因造成的顫抖（**本能性顫抖**），一旦做出像把雙臂向前舉等特定動作時就會出現。有時咖啡等愛好品也可能會引起發抖。

圖表 4-25　種種發抖症狀

【靜養時顫抖】

帕金森氏症等病症，在什麼都不做的情況下也會發抖

【動作時顫抖】

運動或是惡化造成？

- 意圖顫抖：想拿東西時才會顫抖
- 姿勢顫抖：保持某種姿勢才會顫抖

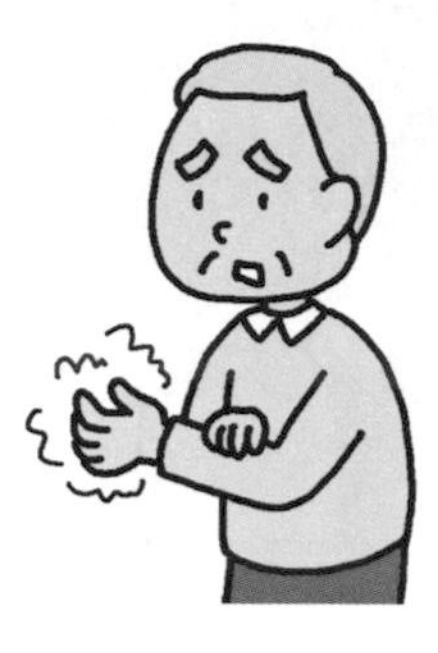

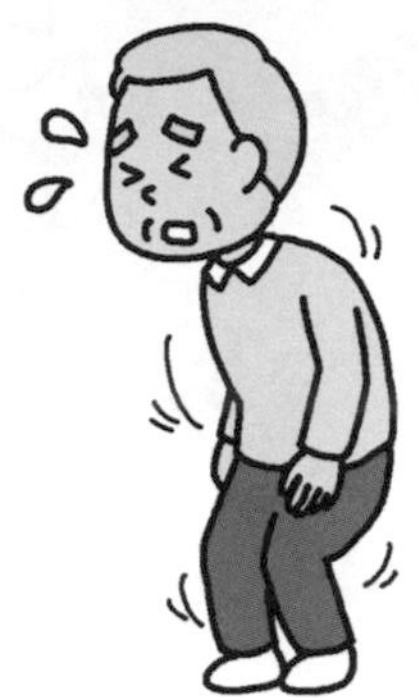

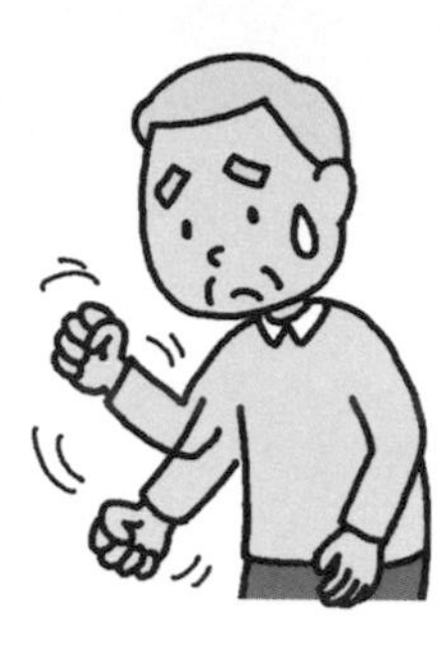

圖表 4-24 發抖的主要原因及其症狀

症狀	說明	處理
撲翼性震顫	顧名思義，指發作時會像鳥振翅般地顫抖。嚴重肝病等患者經常看到這種不自覺的動作。	馬上聯絡醫師或護理師
偏側投擲症	腦部障礙，導致四肢連接軀幹的部分不規則地出現如投擲般誇張的動作。也有只在單側發作的情況。	馬上聯絡醫師或護理師
打哆嗦（寒顫）	大部分原因是急性感染。身體哆嗦地顫抖起來，隨後出現 38℃以上的高燒。	馬上聯絡醫師或護理師

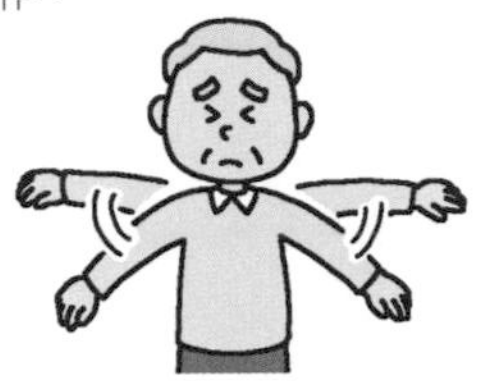

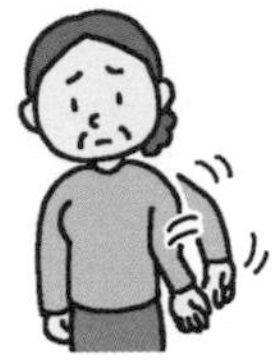

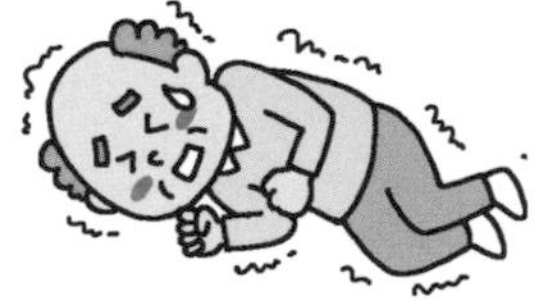

出現撲翼性震顫等症狀時須緊急就診

當老年人出現撲翼性震顫或偏側投擲症時，先讓他們仰躺，以確保呼吸道暢通（想吐時則採恢復體位，P225）並立刻叫救護車或聯絡醫師或護理師。

老年人打哆嗦時，若臉及嘴唇都呈紫色，也就是出現發紺症狀時，立即叫救護車。而就算沒有發紺，也要敦促他們盡早就診。

通報重點 POINT

- 從什麼時候開始出現症狀？
- 剛開始的症狀有哪些？
- 有沒有肝病等宿疾？
- 正在服用哪些藥物？
- 意識狀態的變化

便秘

✓ 重新審視日常生活及改善
✓ 有腹部膨脹感等症狀時應立即就診
✓ 透過腹部按摩或視需要實施腹部熱敷法等等

有時是疾病的預兆。小心癌症或腸阻塞

便秘（P159），是指糞便長時間停留在腸管裡，水分減少、變硬，伴隨排便困難的一種狀態。又可粗分成**機能型便秘及器質型便秘**2種。

造成老年人便秘的原因中，最常見的是機能型便秘裡的**弛緩型便秘及直腸型便秘**。也得小心因藥物或糖尿病等引發的便秘、癌症導致腸道狹窄或術後沾黏等引起腸道堵塞的器質型便秘。

圖表 4-27　便秘的種類及其原因

便秘的種類		原因
機能性便秘	直腸型便秘	糞便來到直腸依然感受不到便意
	弛緩型便秘	大腸肌力衰退
	痙攣型便秘	部分大腸因痙攣而變細
器質型便秘		大腸癌導致狹窄或術後沾黏等等
症候性便秘		糖尿病或甲狀腺機能衰退等其他疾病
性便秘		小心具抗膽鹼作用的藥物

圖表 4-24　發抖的主要原因及其症狀

【重新審視日常生活】

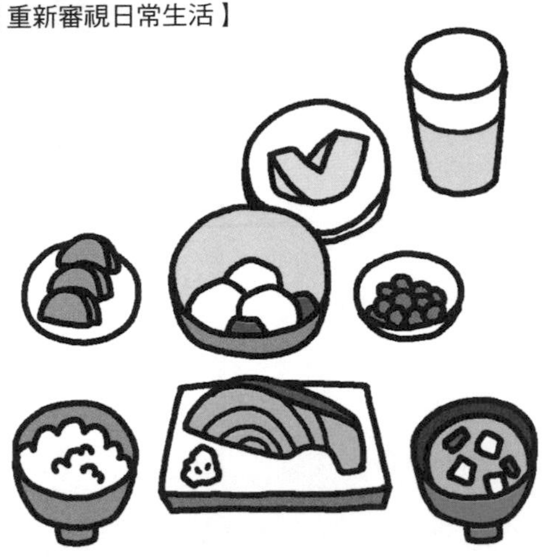

・重新審視菜單，追求營養均衡的餐點。

・多攝取水分及食物纖維，敦促老年人用餐時間以外也要常喝水。

・老年人容易吃不多，敦促他們至少吃到某個量才好。

・為培養力量以順利把糞便擠出來，最好養成習慣做些簡單的運動。

【重新審視日常生活】

・順著大腸的流程，以「の」字型按摩腹部。

・用熱水袋或溫貼布溫暖腹部。

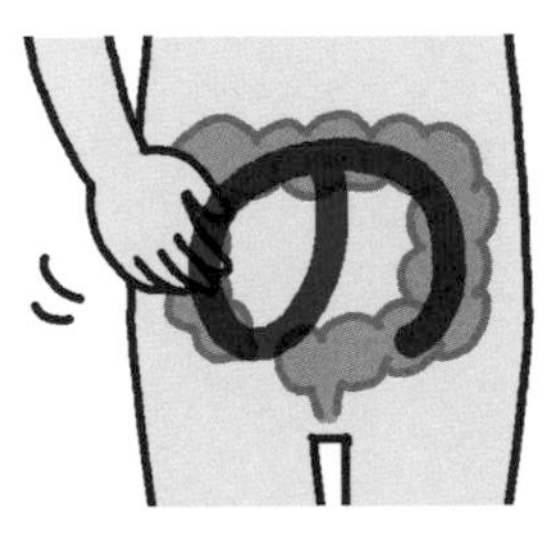

重新審視及改善日常生活。確認腹部有無發脹

首當其衡，是要確認其生活習慣、生活狀況、食物纖維不足、吞嚥狀態不佳、三餐攝取量太少等等，三餐內容或飲食生活看似出問題時，請諮詢醫師或護理師，以檢討出方法來改善營養狀態。且**運動量太少**也是導致便秘的主因，從日常生活中或透過消遣娛樂盡量把運動編排進來。

此外，透過腹部按摩或視需要實施腹部熱敷法等等也有不錯功效。

除了食慾不佳外，還出現腹痛、腹部發脹等情況時，則有可能是腸阻塞作祟，請敦促老年人立即就醫。

通報重點 POINT

・多久沒看到黃金先生了？

・有沒有腹痛或腹部發脹？

・有和腸子相關的宿疾嗎？

腹瀉

- ☑ 因感染而拉肚子時，得徹底預防擴大感染
- ☑ 一點一點地補充水分，以預防脫水
- ☑ 慢性腹瀉者最好接受檢查

大部分急性腹瀉都是感染引起

人體處健康狀態時，糞便會在腸子被吸去水分後排出體外。可是，因某種原因造成水分無法適切被吸收或腸道黏膜的分泌液（腸液）過多，於是隨著水分被排出體外。這就是腹瀉。

大部分的急性腹瀉都是因細菌或病毒等感染而導致，是身體為要把病原體排出體外，而大量分泌腸液有以致之。

除此之外，造成腹瀉的可能原因背後，還暗藏著甲狀腺機能亢進、糖尿病或大腸癌等重大疾病。

圖表 4-29　腹瀉的原因

【感染引發的腹瀉】

細菌性腹瀉	沙門氏菌、病原性大腸菌O517、副溶血弧菌等等。特別是老年人一旦罹患O517，很容易重症化甚至致命，須十分小心。
病毒性腹瀉	諾羅病毒、輪狀病毒等等。透過受污染的食物或水而感染。

【非感染引發的腹瀉】

暴飲暴食、食物過敏、糖尿病、肚子著涼、乳糖不耐症、潰瘍性大腸炎、大腸癌、甲狀腺機能亢進、胃病或肝病

【胃造口術及腹瀉】

- 營養劑注入速度過快
- 營養劑濃度過高
- 營養劑太冰
- 營養劑注入器具、照護・護理人員的手部有細菌感染

圖表 4-30　腹瀉的對策

【觀察】

糞便狀態	液狀便、水樣便、軟便	有無其他症狀	發燒、咳嗽、腹痛、噁心
糞便顏色	白色、灰色、紅色、黑色、綠色	三餐內容	拉肚子前吃了什麼？
次數	相隔多久排便 1次		

【對策】

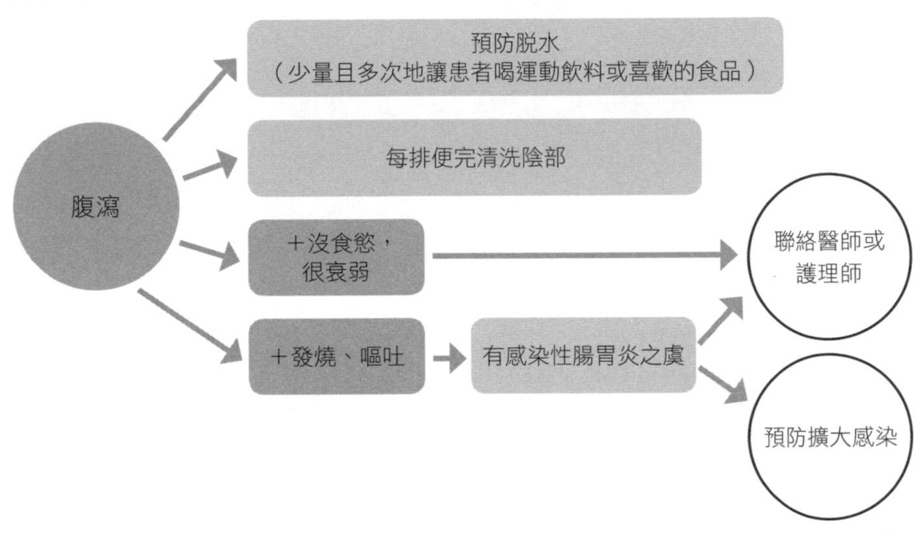

補充因腹瀉失去的水分以防止脫水

懷疑可能是感染造成腹瀉時，就得致力於預防擴大感染，例如戴上衛生口罩或手套。

老年人一旦肚子拉個沒完，就會引發脫水（P208）或**電解質異常**，會危及性命。腹瀉嚴重，擔心會脫水時，請敦促老年人多補充水分。

另外，簡單的止瀉藥有可能讓病原菌滯留在腸子裡，而造成較慢痊癒的情形。請先諮詢過醫生後再服用。

通報重點 POINT

- 有沒有發燒、感冒的症狀？
- 排便的次數、下痢便的狀態？

脫水

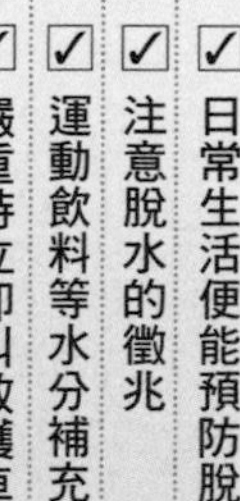

日常生活便能預防脫水
注意脫水的徵兆
運動飲料等水分補充
嚴重時立即叫救護車

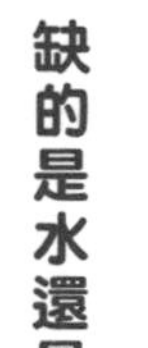

缺的是水還是鈉？

成人體重約60％是水分（體液，P12）。而體液肩負著調節體溫、供給養分或氧氣、排泄廢棄物等重責大任。一般而言，身體的調節機能為常保體液量持衡而發揮功能，但因某種原因，該功能無法奏效，造成體液減少，這狀態就叫作脫水（P208）。

脫水，主要是身體處於缺水及缺鈉的狀態，所以可粗分為缺水型脫水及缺鈉型脫水2種。

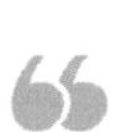

圖表 4-31　脫水的機制及重症度

【正常】	
鈉（Na）大多存在於細胞外液裡。其濃度一旦變濃，水分就會從細胞內液開始外移，而一旦變淡，水分則相反地會移往細胞內液。	
【缺水型脫水】	【缺鈉型脫水】
細胞外液的水分一旦不夠，細胞外液的 Na 濃度便開始升高。水分這時便開始往 Na 濃度高的地方移動，所以會從細胞內開始往外移。因此，細胞外液、細胞內液都平均地顯得不足。	細胞外液中的 Na 一旦不夠，細胞外液的 Na 濃度便開始變淡。於是乎，水分就開始往細胞內液移動，造成細胞內液水分過多，但細胞外液卻缺水。

輕度	體重減少 3～5%
中度	體重減少 5～10%
重度	體重減少 10% 以上

圖表 4-32　老化及脫水的關係

老化導致的症狀	和脫水的關係
肌肉量衰退	肌肉乃是水分（體液）的貯藏臟器。一旦肌肉萎縮、肌肉量減少時，體內的水分量也會跟著減少。
腎臟功能衰退	腎臟功能衰退而變得多尿，大部分的水分都被轉化成尿液而流失。
感覺功能衰退	變得不容易感到口渴或熱。
用餐量減少	不僅水分，這也影響到鹽分或糖分的攝取量。
對於補充水分的抗拒	基於身體上的障礙或對照護人員感到不好意思，而覺得排泄很麻煩。或因害怕誤咽、失禁等而不想補充水分。
容易出現藥物副作用	藥品裡含有利尿劑時，水分都會轉化成尿液而流失。

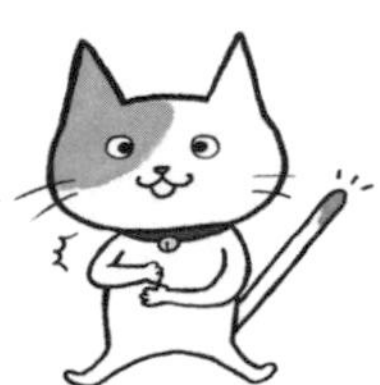

人一老，體內的水分量就減少

最常造成老年人脫水的原因，是無法從嘴巴攝取足夠的水分或食物。除了宿疾惡化、感染、癌症或腦部疾病外，覺得吃東西很麻煩、一個人吃飯沒樂趣等精神上的理由也是時有所聞。

老年人的腎臟（P168）功能都會衰退，容易變得多尿，另外，由於貯藏體液的肌肉萎縮，肌肉量減少有以致之，體內的水分也都會跟著減少。另一方面，因負責感知口渴的口渴中樞功能衰退、ADL下降、失智症等影響，自行補充水分的機會也明顯減少。再者，因賀爾蒙疾病或利尿劑的影響造成尿多，這也是導致老年人脫水的原因之一。

眾所周知，75歲以上的老年人脫水的頻率更高。拉肚子、嘔吐、大量流汗、洗澡時等等都得有意識地補充水分，這是絕對必要的。

圖表 4-33　脫水的症狀

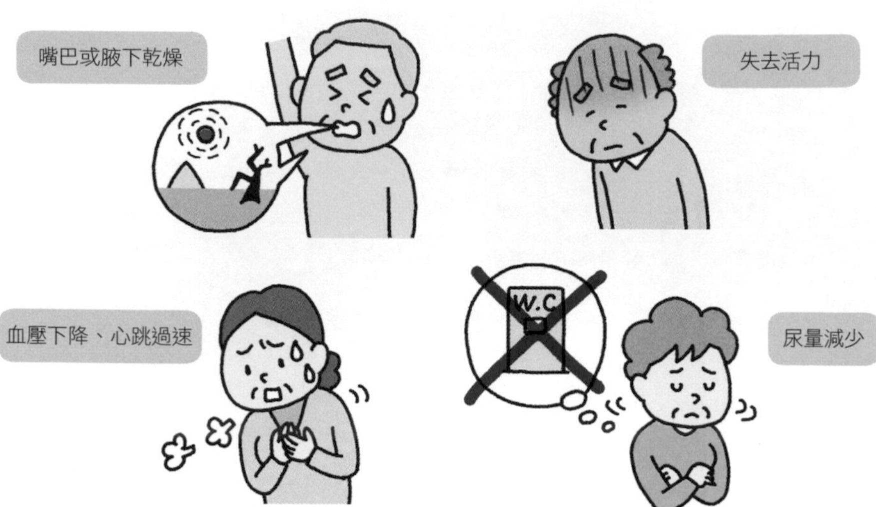

圖表 4-34　高鈉血症及低鈉血症的症狀

高鈉血症	口渴感、痙　、昏睡、腦出血、蛛網膜下腔出血、高燒……等
低鈉血症	頭痛、噁心・嘔吐、嗜睡・昏睡、智能下降、虛脫、痙攣……等

掌握脫水的症狀，早期發現以防止重症化

脫水的症狀包含全身倦怠感、失去活力、血壓下降、心跳過速、尿量減少、體重減輕、嘴巴、舌頭及腋窩皮膚等乾燥、皮膚失去彈性等等。

由於老年人細胞內液減少、皮膚彈性變差，所以很難判斷其緊實程度，故須盡可能掌握其日常生活的樣子以推敲出變化。腋窩一般都是濕濕的，看一下腋窩的狀態也可查覺是否有脫水。

另外，若是**缺水型脫水**的話就會出現**高鈉血症的症狀**，**缺鈉型脫水**的則出現**低鈉血症的症狀**。請詳加確認。

重症化時立即叫救護車

欲預防日常生活中發生脫水現象，就須鼓勵老年人多喝水。就算不覺得口渴，三餐以外只要能敦促他們攝取

圖表 4-35 預防・因應脱水

在老年人喊渴之前就須時時提醒他們。
・請老年人多喝點水、麥茶、運動飲料、口服補充液等。
・含酒精及咖啡因飲品要盡量忌口。

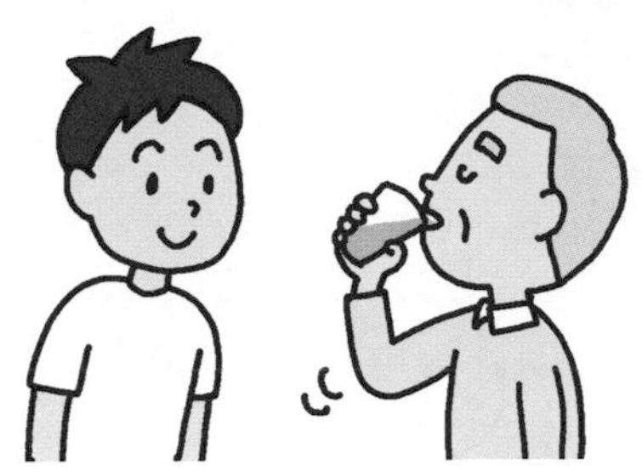

＊運動飲料多含糖分，糖尿病患者須多加留意。。
＊口服補充液比一般的運動飲料的鹽分濃度更高，糖質濃度較低
＊酒精、咖啡因具有利尿作用，不適合用於補充水分。

圖表 4-36 脱水症狀

・叫他們皆沒有反應
・突然說起夢話
・突然說些不合邏輯的話
・痙攣
・完全沒有尿尿

→ 呼吸異常時 確保呼吸道暢通 呼吸安定 恢復體位 → 叫救護車

1天1・5毫升左右的水分（約7～8杯水）就夠了。若老年人吞嚥有困難時，不妨弄些稠狀的飲料或果凍型的水分補給劑。而如果到了完全無法吞嚥時，就得定期地接受輸液。

引發脫水時，記得補充含電解質的運動飲料或口服補充液。情況嚴重時立即叫救護車。

通報重點 POINT
・意識狀態？
・有沒有發燒、拉肚子、嘔吐？
・食量？
・尿量或尿尿次數？
・有沒有發生痙攣？

沒食慾（食慾不振）

- ☑ 確認食慾不振的發生狀況
- ☑ 懷疑可能暗藏疾病時得立刻就醫
- ☑ 若非生病，則須在餐點內容或用餐氣氛上下功夫

短暫性到身心疾病，成因各式各樣

偶爾暫時食慾不振，大家都有經驗，其實並不需要過於擔心，但當中有些情況卻是身心疲勞或疾病暗藏背後所導致，這就得當心。

老年人有時會以重大疾病的症狀之一，顯現出食慾不振的情形。特別是消化器官疾病就占了半數。其他像精神上的壓力、感覺衰退、對於食物味道或香氣的感覺變得遲頓、假牙不合用造成咀嚼困難等都可能是成因。

圖表 4-37　引發食慾不振的可能成因

消化器官疾病	慢性胃炎、胃潰瘍、十二指腸潰瘍、肝炎、肝硬化、胰臟炎、腸阻塞、食道癌・胃癌・大腸癌・胰臟癌・肝癌等
循環器官・泌尿器官疾病	鬱血性心臟衰竭、腎臟衰竭等
呼吸器官疾病	嚴重的呼吸衰竭、支氣管氣喘、肺氣腫、肺結核等
血液・免疫系統疾病	惡性淋巴癌、風濕性多肌痛、白血病等
內分泌疾病	甲狀腺功能衰退、副腎器質功能衰退等
精神疾病	憂鬱症、失智症、統合失調症　等等口腔問題（口內炎、牙痛、舌痛）、感染等
其他疾病	口腔問題（口內炎、牙痛、舌痛）、感染等

圖表 4-38 沒食慾時的對策

三餐內容的巧思	用餐次數的調整
三餐內容盡可能是好消化、營養價值高、味道明顯的，裝盤或餐具也可以多點花樣。	敦促老年人可分成幾次吃完，一點點也好，只要吃下去就值得鼓勵。
確認假牙、牙齒・口腔狀態	**口腔清潔**
正在使用的假牙合老年人用嗎？同時須確認他們有沒有蛀牙、牙周病、口內炎等等。	一旦吃得少，唾液的分泌量就跟著減少，細菌反而容易增生，所以一定要做好口腔清潔工作。
適度運動	**不強求**
適度的運動可活化消化系統及全身機能，並可進一步促進食慾。	勉強老年人吃下去，反而造成他們每次用餐的壓力，帶來反效果。故絕對不要勉強。

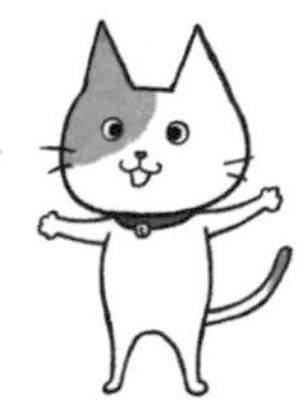

短暫性到身心疾病，成因各式各樣

當發老年人出現食慾不振的情況時，首先確認「何時開始的？」、突然間？還是慢慢有這種感覺？」等狀況。若是已持續一段時間，請立即諮詢醫師或護理師。

假如發現老年人身體並無病痛，試著在餐點的調味、溫度、裝盤、口感等地方多下點功夫，有時便能促進食慾。不要奢望老年人一次就能吃很多，不妨請他分好幾次吃完，效果也很好。老年人食慾不振，有時是心理層面的問題所致，幫他們營造一個能輕鬆快樂用餐的環境、氣氛遂顯得格外重要。

通報重點 POINT

- 何時開始沒食慾？有空腹感嗎？
- 食量及內容？
- 有沒有噁心或嘔吐等症狀？

圖表 4-39　**身體活動層級**

身體活動層級	日常生活的內容	70歲以上預測熱量需求量（kcal/天）	
		男	女
層級 I（低）	生活大部分都坐著，以靜態活動為主。	1,850	1,500
層級 II（一般）	工作中還是坐著為主，但仍會在職場內移動或站著工作、待客。通勤、購物、做家事、從事簡單的運動。	2,200	1,750
層級 III（高）	從事會常走動的工作，或在閒暇時會不停運動等運動習慣。	2,500	2,000

體重急劇變化

- ✓ 檢查有沒有宿疾
- ✓ 生命跡象出現異常時立刻叫救護車
- ✓ 餐點內容下點功夫以恢復食慾

急劇的體重減輕可能是疾病作祟

人一旦上年紀，體重就有減輕的趨勢，但如果是1個月就掉2公斤等急劇體重減輕的情況，就得留意。雖食慾下降、消化、吸收能力變差都可能是主要成因，但甲狀腺機能亢進（P202）或部分癌症，都會出現明明正常進食卻一直消瘦的情況。另外，感染結核等疾病、心臟病等慢性疾病惡化、憂鬱症（P100）、失智症（P98）等也都有可能是成因。

相反地，若明明食量沒增加，體重卻直線上升時，則可能是心臟衰竭或甲狀腺機能衰退造成黏膜水腫。

圖表 4-40 會造成體重下降的疾病

消化器官疾病	胃、十二指腸潰瘍、胃食道逆流、便秘、腹瀉等
癌症	大腸癌等消化器官癌症、肺癌等
感染	誤咽性肺炎、結核等
內分泌・代謝疾病	糖尿病、甲狀腺機能亢進、電解質異常等
慢性病惡化	嚴重心臟衰竭、糖尿病酮酸血症、尿毒症、慢性阻塞性肺疾（COPD）等
失智症	阿茲海默型失智症、血管型失智症等
精神疾病	憂鬱症等

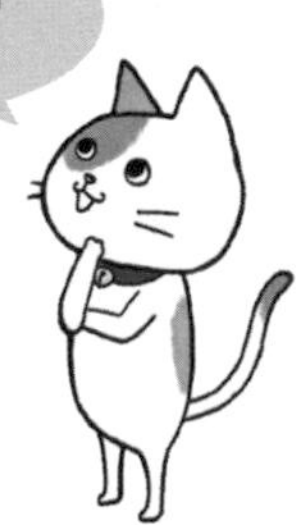

精神疾病也該列入可疑因素

食慾衰退時，應該先諮詢醫師或護理師，查出可能的成因疾病是什麼。當老年人頻頻喊「沒食慾」時，就有可能是感染、消化器官疾病或內分泌、代謝疾病作祟。如果更嚴重地喊說「好想死」時，那麼憂鬱症等精神疾病就該列入可疑參考因素。另外，老年人正在服用的藥物是否也可能是成因，也不妨諮詢醫師或護理師加以確認。

若老年人用餐時出現噎到的情況，請諮詢醫師或護理師是否為**吞嚥功能出現問題**。而儘管老年人沒一直說沒食慾，但就算食物送到嘴邊都還不開口時，就有可能是失智症。此時請諮詢醫師或護理師。

如果老年人有伴隨發燒或氣喘等生命跡象異常等情況時，請立刻報告醫師或護理師。

圖表 4-41 營養不足的判斷指標

身高體重指數（BMI）	BMI〔體重（kg）÷{身高（m）× 身高（m）}〕所得的值不到 18.5 時可能是營養不良。
體重下降率	體重下降率 1 個月 5%、3 個月 7.5%、6 個月 10% 以上視為營養不良的基準。
血清白蛋白值	血清白蛋白值下降到 3.5g/dl 以下時則可能是肝、腎異常或營養不良。

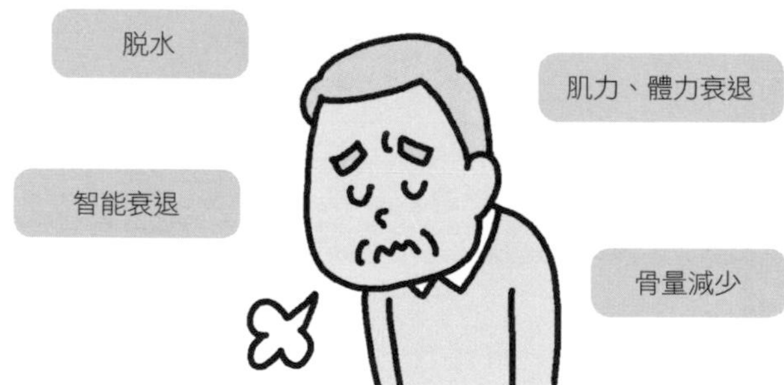

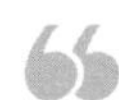

改善餐點內容、營造用餐氣氛

老年人較容易發生食慾衰退或消化功能衰退的情況。最重要的是設法改善餐點內容，以及營造美好的用餐氣氛以提高其進食意願。

老年人通常比較偏好吃清淡的食物，所以經常發生肉類、乳製品等動物性蛋白質、油脂類等攝取不足的情形。另外，**食品單一化**、**營養失衡**也是很大的特徵。很多老年人基於這種餐點內容，而走向蛋白、熱量低營養的狀態。要請他們多注意攝取養分時的多樣性及平衡性，特別是**蛋白質**。

如果能適當地加點高熱量的營養補給品，也是不錯選擇。此外，白天做些適當的運動，適當地給身體一點疲勞感也蠻有效果的。

圖表 4-42 容易確認水腫的部位

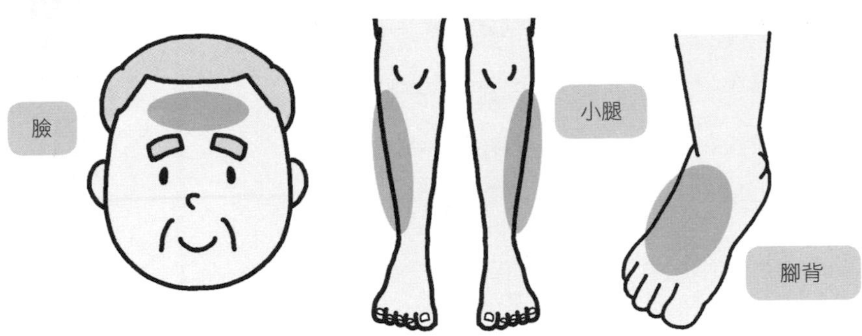

圖表 4-43 可能造成水腫的疾病的其他症狀

	其他症狀
甲狀腺機能低下	容易疲倦、怕冷、眉毛變淡……等
腎功能衰退	倦怠感、氣喘、食慾不振……等
心臟功能衰退	動動身體便開始喘或咳嗽、倦怠感……等

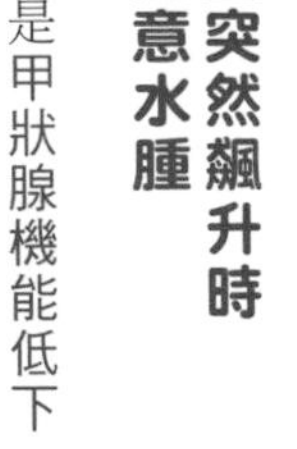

體重突然飆升時要注意水腫

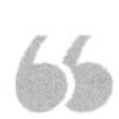

水腫，是甲狀腺機能低下（P202）的主要症狀。也稱為黏液水腫，特別是臉部及四肢水腫相當明顯，最大特徵是用手指按壓讓皮膚凹陷後都不會恢復原狀。

腎機能衰退或心臟衰竭也會引起水腫。不過，有別於黏液水腫，用手指按壓時，其部分會暫時凹陷。腎機能衰退所引發的水腫主要出現在前額周圍及整張臉，心臟衰竭的話則是外顯於下半身。請盡快報告醫師或護理師。

通報重點 POINT

- 體重增減的狀況（期間及公斤數）？
- 有水腫情況時水腫的程度（按壓後會恢復原狀嗎）？
- 平常服用的藥物？
- 有沒有其他症狀？

四肢無力

☑ 沒精神、活動量減少、感覺不開心時，可詢問是否覺得四肢無力

☑ 確認有無四肢無力以外的症狀

☑ 拖很長一段時間時請諮詢醫師或護理師

肌肉量減少容易導致四肢無力

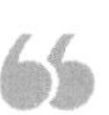

由於老年人因營養不良或肌肉量減少，活動身體變得很吃力，因此經常感到四肢無力。另外，他們容易疲勞最常見的原因是貧血。而其他各種疾病造成四肢無力的情況也是時有所聞。

再者，老年人大多會面臨退休或和周遭的人死別而造成喪失感，甚或經濟面、體力上衰退等導致不安感，接著便陷入憂鬱。像這種憂鬱等精神狀態也經常會以全身無力的形式外顯出來。

圖表 4-44　四肢無力的原因

原因	四肢無力需注意的症狀
貧血	黑色糞便或血便
感冒等感染症	發燒、呼吸數異常
惡性腫瘤	體重減輕
憂鬱症	焦躁、失去喜悅的能力
急性肝炎	眼球結膜或尿液變黃
心臟衰竭、腎衰竭	氣喘或水腫
低血壓	頭暈或姿位性低血壓
甲狀腺機能低下	皮膚乾燥或水腫
安眠藥或抗不安藥等藥物	服用新藥或增減藥量

圖表 4-45 四肢無力的症狀

・四肢無力到連水都沒辦法喝	・四肢無力導致宿疾惡化
・四肢無力且發燒	・四肢無力且持續嘔吐、噁心
・四肢無力拖很久	・四肢無力且持續意志消沈

→

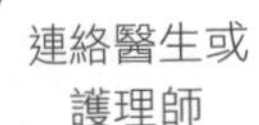

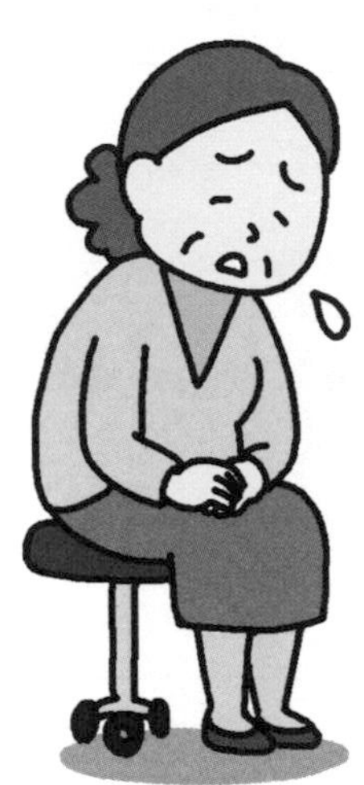

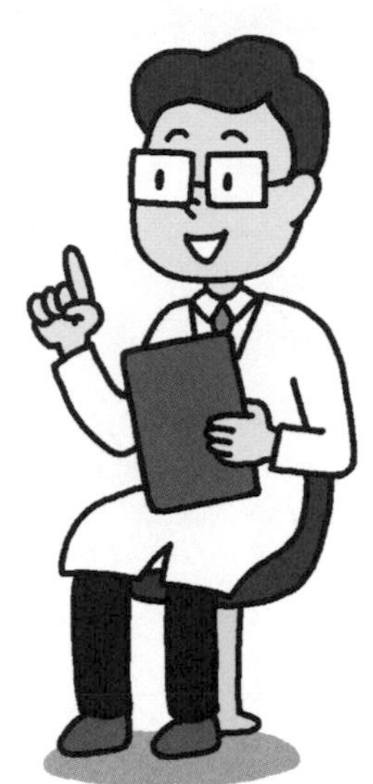

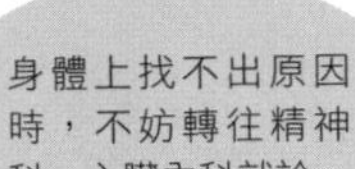

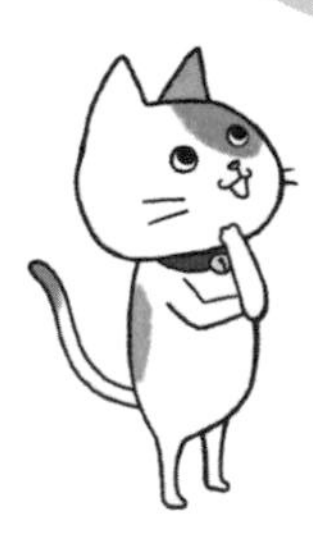

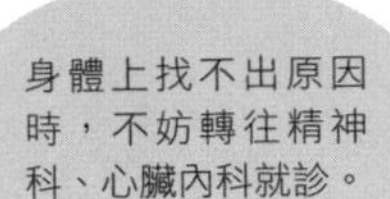

突然感到四肢無力或生命跡象異常

老年人突然出現四肢無力感，並還發燒、氣喘，亦即生命跡象出現異常時，有可能就是受到感染或心肺出現問題，得盡早處理。若還伴隨體重減輕，背後暗藏癌症等重大疾病的可能性也不可謂沒有，請盡早報告醫師或護理師。

若是憂鬱症作祟，最重要的是避免無關緊要的鼓勵，傾聽其言，以包容的態度加以對待。

通報重點 POINT

- 從何時開始四肢無力的？
- 身體有出現異常嗎？
- 有正在服用什麼藥物嗎？

暈眩

- ✓ 小心因暈眩造成跌倒
- ✓ 多數時可由外觀進行判斷
- ✓ 有些為腦部疾病導致
- ✓ 確認有無暈眩以外的症狀

回轉型、浮動型

暈眩，根據發作方式、感覺不同而分成下述2種：

・感到天旋地轉似的回轉型暈眩。

・感到身體輕飄飄或搖來晃去似的浮動型暈眩。

老年人較常見的是回轉型暈眩，大多屬於良性陣發型姿勢暈眩。有時老年人會把站不穩誤認為是暈眩。帕金森氏症就經常伴隨姿位性低血壓，所以最好確認是否是低血壓所造成的站不穩。

圖表 4-46　暈眩的種類及可能成因

暈眩的種類	特徵
回轉型暈眩	・伴隨耳鳴或重聽 →突發性重聽、美尼爾氏綜合症等等 ・沒有耳鳴或重聽 →良性陣發型姿勢暈眩＊等等 ・有頭痛或意識障礙 →腦中風等腦部疾病
浮動型暈眩	・腦瘤、腦血管障礙等腦部疾病 ・高血壓 ・視力障礙（眼科疾病）

＊良性陣發型姿勢暈眩：保持一定姿勢或改變頭部位置時，暈眩便會發作，隨著時間流逝會逐漸好轉。這是因耳朵內部名喚耳石的物質，從組織腫大而引起。並不會危及性命。

圖表 4-47 需要緊急處的暈眩

暈眩時還伴隨四肢發麻或劇烈頭痛、舌頭不靈活等症狀

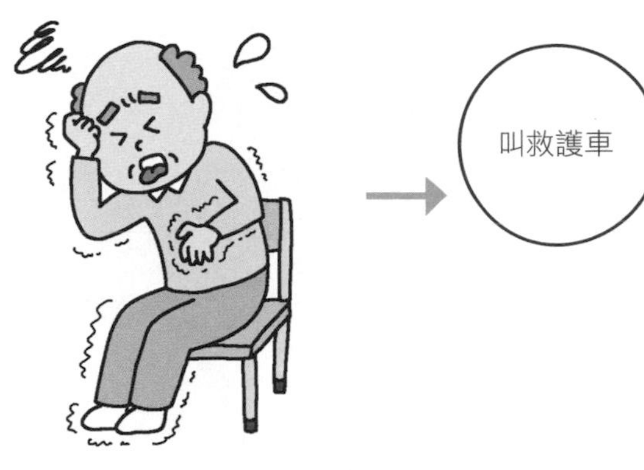

→ 叫救護車

突然暈眩及單側耳朵聽不見、耳鳴等症狀。

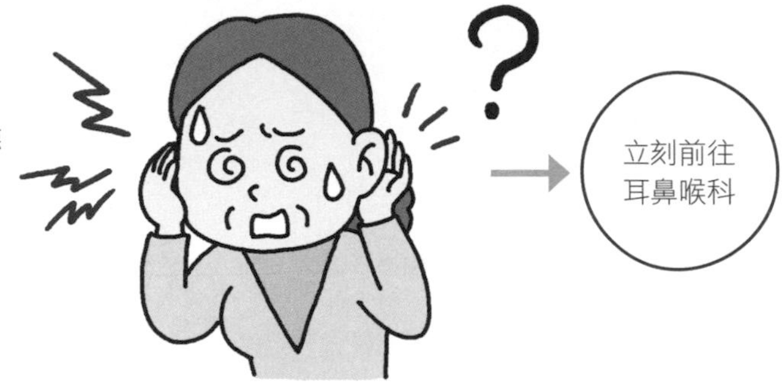

→ 立刻前往耳鼻喉科

移往安全的場所，確認屬於哪種暈眩

暈眩發作時，為防止跌倒或意外發生，得立即移至安全的場所，確認是否是會危及性命的暈眩。若還伴隨四肢發麻或劇烈頭痛、舌頭不靈活等症狀時，可能就是腦部異常，得立即叫救護車。

而除了突如其來的暈眩外，若還外加單側耳朵聽不見、耳鳴等症狀時，一旦延誤就醫，聽力便極有可能永久受損，務必立即報告醫師或護理師。

通報重點 POINT

・是何時？何地？共歷時多久？

・有沒有暈眩以外的症狀（聽力、四肢動作、頭痛等等）？

喊痛

- ✓ 痛覺感受、表達方式有個別差異
- ✓ 老年人不易感受到痛覺
- ✓ 掌握緊張度高的痛覺，報告醫師或護理師、呼叫救護車

痛覺感受因人而異

所謂疼痛，可謂是身體不舒服、宣告有刺激在侵害身體或告知生命正面臨危險的一種警告。

就疼痛的本質而言，應先理解的是，由於疼痛是當事人自身所感受到的主觀感覺，所以表達方式便各式各樣。其中有些是醫學上認為的異常現象，也有雖身體並無異常，卻表現出精神上的疼痛。另外，也視疼痛的程度、感受方式、訴說方式、過去的體驗、記憶、個性、現在所處狀況等而改變。

圖表 4-48　痛覺的感受方式

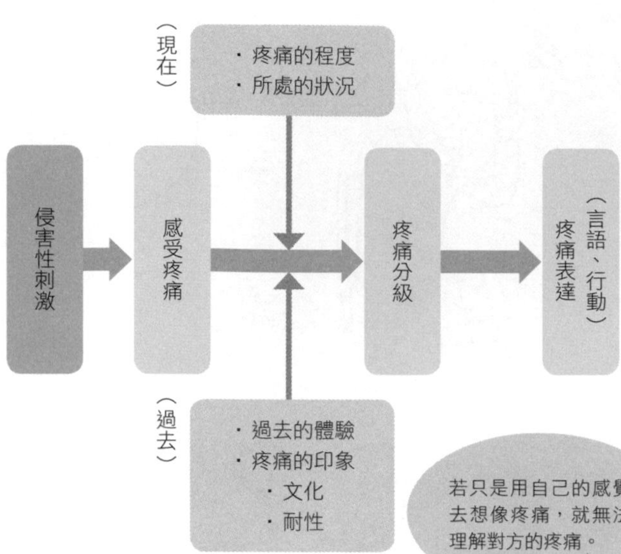

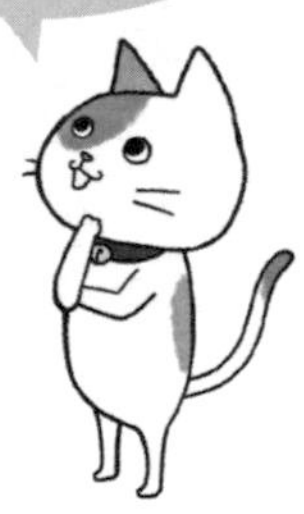

痛覺由身體表面或內臟的神經末端負責感知。其資訊會傳送至大腦，加進比較現在或過往的痛感後予以分級。痛覺的感受方式或表達方式都和過去的經驗脫不了關係，故因人而異。

圖表 4-49 急腹症的主要原因

心肌梗塞、胸膜炎、肺炎等疾病有時會引發腹痛

● 急性膽囊炎	● 膽結石	
● 十二指腸潰瘍	● 胃潰瘍	
● 急性胰臟炎		
● 尿管結石	● 尿路結石	
● 腸阻塞	● 虛血性大腸炎	● 急性盲腸炎
● 卵巢蒂扭轉		

圖表 4-50 腰痠背痛

● 閃到腰	● 脊椎疾病
● 骨質疏鬆症導致脊椎壓迫骨折	
● 肋間神經痛	● 胃潰瘍．十二指腸潰瘍
● 臟病 ． 腎結石……等等	

患部及發疼部位有時並不一致

拿心肌梗塞（P120）來說，明明是心臟出現異常，但有時卻是左臂感到疼痛，而非胸部。像這種患部和疼痛部位並不一致的情況，我們稱之為**位移痛（牽涉痛、放散痛）**。

患部產生的疼痛強度一旦增加，感覺神經在傳達該資訊時，便會在脊髓內互擾，進而造成腦部會錯意，讓和該臟器無關的部位顯現疼痛。若只把注意力放在疼痛的部位，將有可能錯失發現重大疾病的機會。

突來的劇烈頭痛須立即叫救護車

頭痛是日常生活中極為常見的症狀，但當中有些卻可能會危及性命。

危險的頭痛，通常是**蜘蛛網膜下腔出血**（P97）、腦瘤等腦部疾病引發。拿蛛網膜下腔出血來說，由於是突然的腦

圖表 4-51　頭痛時需要叫救護車的症狀

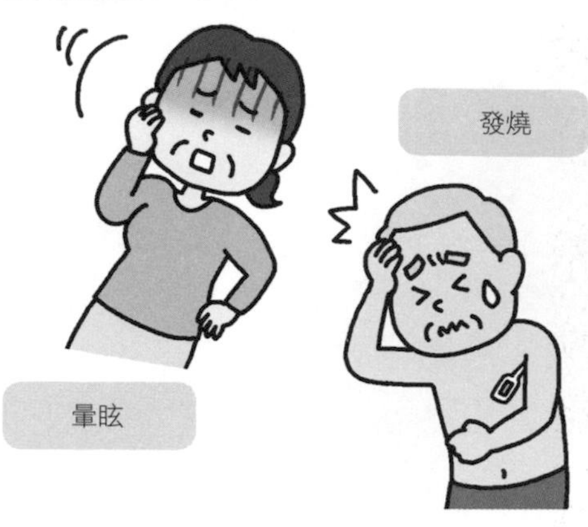

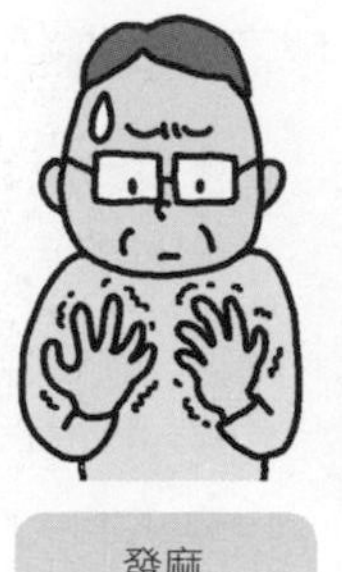

噁心、嘔吐

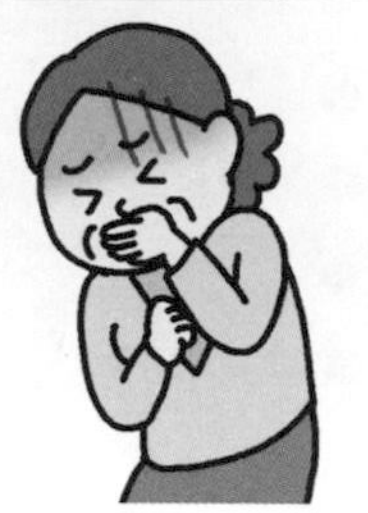

圖表 4-52　可能造成劇烈胸、背部疼痛的疾病

大動脈瘤（破裂）	有時也會出現氣喘或臉部水腫。瘤一旦破裂，除了劇痛外還會血壓降低，造成休克。
大動脈剝離	雖有時會出現突然撕裂般的胸痛、背痛，但有也病例是毫無痛感的。
狹心症、心肌梗塞	有時會伴隨劇烈心悸或噁心、暈眩。

出血，所以感覺上像是頭痛欲裂，還可能伴隨四肢發麻、麻痺、嘔吐等症狀。

腦瘤，隨著瘤愈長愈大，腦血管或硬膜受到擠壓、牽引而開始產生痛感。這種痛感會慢慢變強烈，腫瘤長到一定程度時還會伴隨嘔吐。請盡早報告醫師或護理師。

通報重點 POINT

- 是突如其來？還是慢慢出現？
- 怎麼個痛法？頻度？
- 哪一帶會痛？
- 其他症狀？

腹痛背後可能暗藏著疾病。即使是稍為腹痛也得小心

以突然發生的劇烈腹痛為主要症狀，短時間（24∼48小時）內得緊急

圖表 4-53 用藥外可緩解疼痛的方法

保溫（熱敷法）	慢性痛或神經痛通常保溫便可緩解。圍上肚圍或穿上襪子以避免身體著涼，或泡泡手腳、用蒸過的毛巾熱敷等等。另慎防電腳爐或暖暖包等造成低溫燙傷或脫水。
冷卻（冰鎮法）	疑似扭傷、內出血、骨折時，可冰鎮患部以防止惡化。
在姿勢上下功夫	肌肉、關節、內臟造成的疼痛可採能減輕疼痛的姿勢。照護者可予以協助讓老年人找到最輕鬆的姿勢。
活動身體	關節或肌肉障礙導致的疼痛，可透過活動身體以優化血循環並提早痊癒。像簡單的伸展或按摩等等。
搓手	可活化脊髓裡的痛感抑制系統，一般認為可減輕疼痛。

處理的狀態都稱為「急腹症（acute abdomen）」，包括**急性盲腸炎、急性膽囊炎**（P166）、**特發性大腸破裂、胃・十二指腸穿孔**（潰瘍惡化造成胃・腸壁破洞）、**腸阻塞、急性胰臟炎、尿路結石**等等。而這些疾病也都會伴隨發燒、出血、嘔吐、拉肚子等症狀。特別是肚子變得硬硬或鼓鼓的，甚至出現休克狀態等情況時，緊急程度便瞬間拉高，得趕快叫救護車。

由於老年人的感覺較為遲頓，對於痛感也通常欠缺自覺症狀，故就算只是輕度疼痛也不能等閒視之。

通報重點 POINT

- 疼痛部位及疼痛種類及程度？
- 有沒有發燒、拉肚子等症狀？
- 肚子有沒有硬硬的或發脹？

麻痺（運動麻痺）

- ✓ 小心因暈眩造成跌倒
- ✓ 多數時可由外觀進行判斷
- ✓ 有些為腦部疾病導致
- ✓ 確認有無暈眩以外的症狀

腦梗塞等造成的運動麻痺或感覺異常

身體藉由肌肉收縮、舒張令關節開始動作。可是，當腦部或脊髓的中樞神經產生障礙時，肌肉便開始自動地收縮、使不上力，最後引起麻痺。

麻痺的成因中最具代表性的，莫過於**腦梗塞**（P94）、**腦出血**（P96）等**腦中風**（P94）。其他還有像肌肉萎縮、重症肌無力等慢慢產生麻痺的情況。橈骨神經麻痺、腓骨神經麻痺等會在手指或腳踝等部位產生麻痺的情況也很常見。

圖表 4-54　麻痺的種類

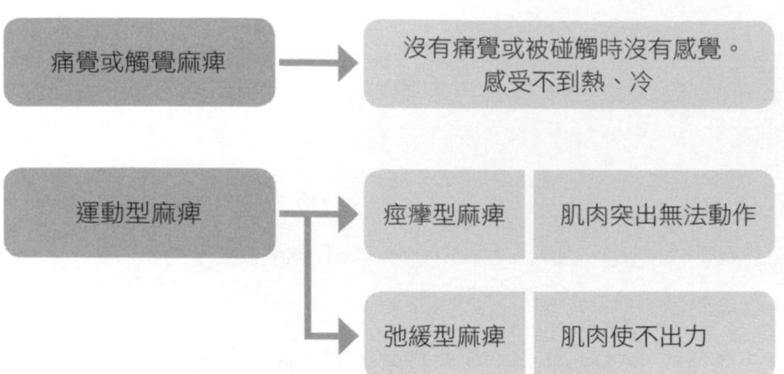

圖表 4-55　疼痛部位與患部的關係

類型	疾患部位
疼痛部位和患部相同	皮膚、關節、骨骼、神經
疼痛部位和患部不同（位移痛）	內臟、肌肉
都不是	精神創傷

圖表 4-56 腦血管障礙的徵兆

只要出現下列症狀，可能有罹患腦梗塞等疾病之虞，請速洽醫師或護理師。

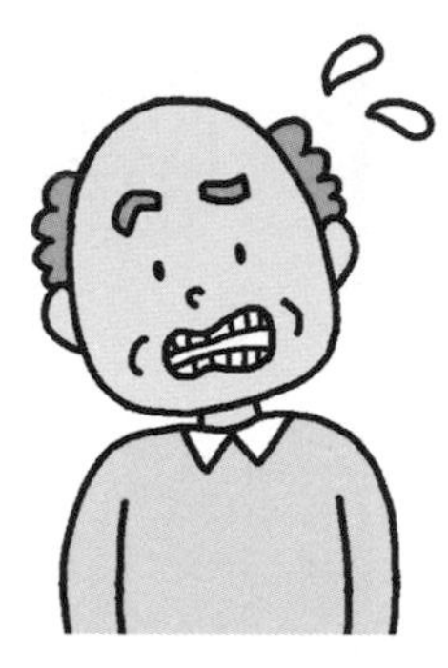

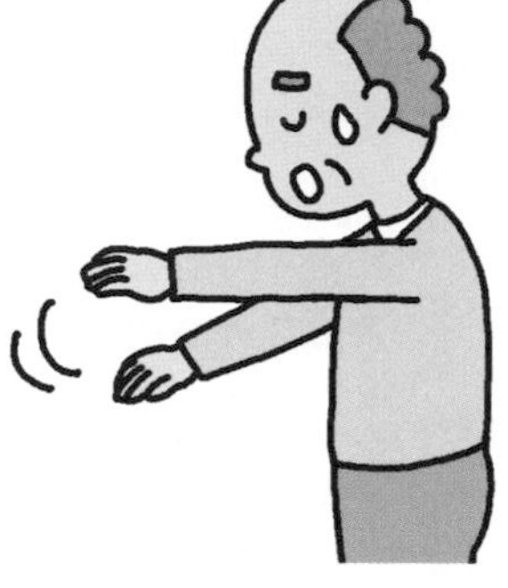

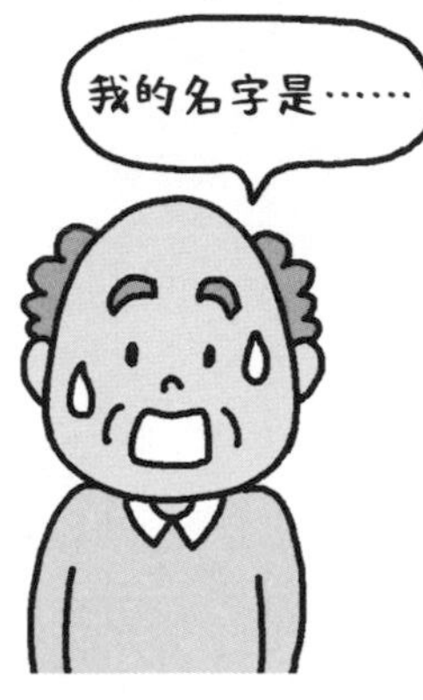

臉	舉手	說話
請老年人露齒笑	請老年人閉眼，雙手水平舉起（10秒）	請老年人說句話
↓	↓	↓
左右不對稱，單側動作不順暢。	單手手臂無法保持水平，不自主往下垂。	話說不順、說錯、發音不清楚。

掌握徵兆，早一步接受治療

腦中風愈早接受治療，對之後的療程影響愈大。因此，疑似是腦中風時，請立即叫救護車。

另外，麻痺在短時間（數分鐘～數十分鐘）內就緩解時，有可能是腦梗塞的警告症狀之一的**短暫性腦缺血**發作（P96），此時，便極有可能演變成後來真正的腦梗塞，所以請盡快諮詢醫師或護理師。

通報重點 POINT

- 何時開始出現怎麼樣的麻痺？
- 身體的哪個部位產生麻痺？
- 有沒有麻痺以外的意識障礙症狀？

發麻

- ✓ 小心因暈眩造成跌倒
- ✓ 多數時可由外觀進行判斷
- ✓ 有些為腦部疾病導致
- ✓ 確認有無暈眩以外的症狀

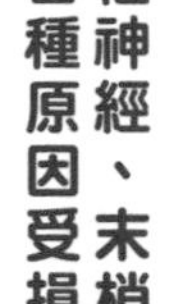

中樞神經、末梢神經因各種原因受損

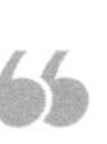

「一陣一陣」、「針般刺痛」、「麻麻的」、「觸感變得遲頓」等感覺上的障礙都稱為發麻。

發麻也通常伴隨手指不聽使喚、才走兩步路就需要休息等運動麻痺。

腦部或脊髓（中樞神經）、末梢神經某處發生異常時也會發麻。在會使神經產生障礙的疾病中，除了腦血管障礙外還有各種疾病。脊髓，可謂是個通過縱貫脊椎小空間、容易遭受損傷的部位。

圖表 4-57　發麻的主要原因

	可能的疾病	特徵等等
腦部病變	腦梗塞、腦出血等等。	右半身或左半身發麻，有時只出現於左側或右側嘴唇及手部。
脊髓病變	頸椎・腰椎變形、椎間盤脫出、腫瘤造成壓迫等等。	脊髓障礙部位下方、左右兩側產生發麻，頸椎變形會造成手發麻。腰椎變形則是腳發麻。
末梢神經病變	脊椎變形造成壓迫、糖尿病、膠原病、動脈硬化（閉塞性動脈硬化）、手腕壓迫（腕隧道症候群）等等。	頸椎變形會造成手發麻。腰椎變形則是腳發麻。

圖表 4-58 哪些發麻需要緊急處理？

突如其來的發麻＋虛脫、意識障礙、無法言語 → 叫救護車

四肢發麻＋反覆出現”走路腳就痛得不能走，但稍事休息後又能走”的現象 → 馬上聯絡醫師或護理師

站立時、走路時單腳發麻 → 馬上聯絡醫師或護理師

圖表 4-59 血液循環不佳而發麻時加以保暖

老年人長時間保持同一姿勢、手腳發麻、手腳冰冷、頻頻喊冷時就有可能是血液循環變差了。這時應該立刻活動身體或四肢，針對發麻的部分進行保暖。
不過，由於老年人感覺通常是衰退的，所以保暖時務必注意別發生燒燙傷等情形。另外，末梢神經從脊椎的小孔洞分布全身，其根源也經常受到損傷。

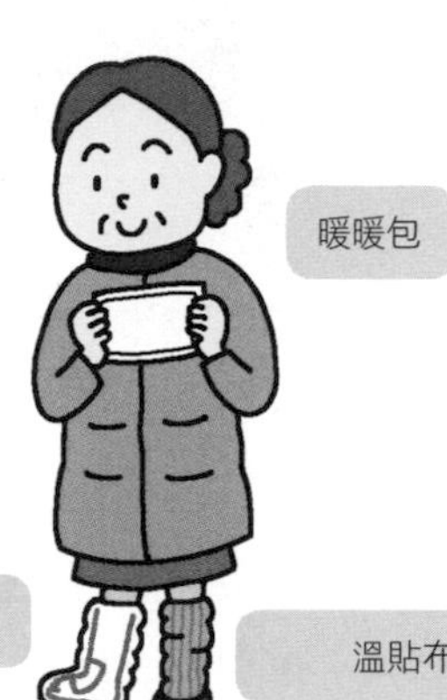

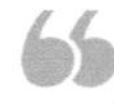

突然單側發麻、伴隨意識障礙時

兩側手或腳發麻時，大部分是肇因於糖尿病（P202）、膠原病（P196）等全身性的疾病。請諮詢醫師或護理師。另外，脖子或腰部疾病作祟的病例也時有所聞，不妨前往整形外科就診。

老年人頻頻喊發麻時，通常也表示已經產生感覺衰退的情況。像這種時候就特別容易發生燒燙傷或受傷等情形，絕對要留意。

通報重點 POINT

- 何時開始出現怎麼樣的發麻？
- 發麻的部位？範圍到哪裡？
- 有沒有發麻以外的意識障礙症狀？

水腫（浮腫）

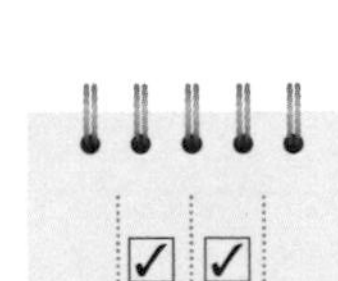

體內水分過剩造成水腫

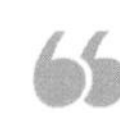

組織的細胞間積累著過剩的水分，這狀態便稱為水腫（浮腫）。水腫又可分成外顯於全身的**全身性水腫**，以及只部分地出現在臉部或四肢等部位的**局部性水腫**2種。

老年人因**運動不足**、**肌力衰退**、**麻痺**等造成淋巴液或血液循環惡化，進而釀成水腫。另外，一旦營養不良，血液中的白蛋白便跟著減少，造成水分太容易從微血管滲出來，於是引發水腫。像這種情況如果還長時間躺著，背部或屁股就會水腫。

圖表 4-60　水腫過程及皮膚狀態

細胞間存在著一定的水分（間質液）。水分在血管及淋巴管內外部間來來去去，通常都能維持其平衡。但因某種原因，進入血管或淋巴管裡的水分量減少，於是細胞間積累過剩的水分，最終產生水腫（浮腫）。

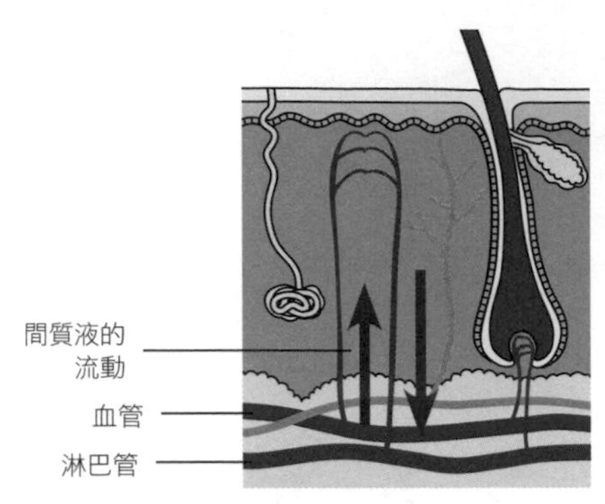

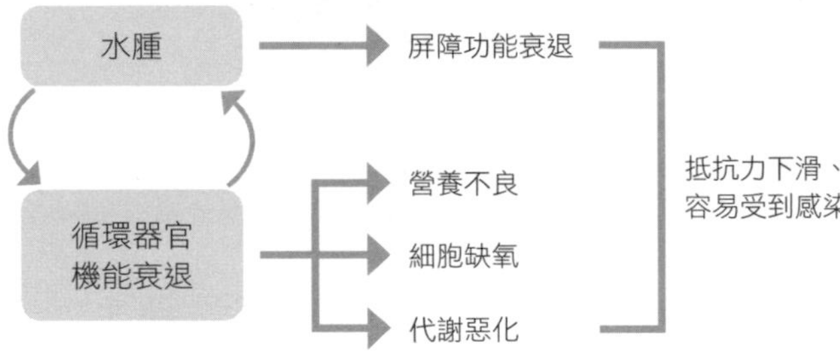

圖表 4-61 水腫的種類及原因

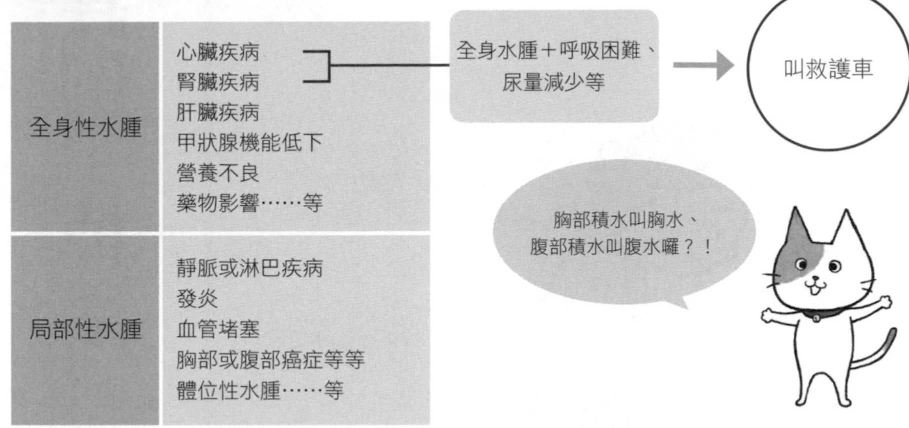

全身性水腫	心臟疾病 腎臟疾病 肝臟疾病 甲狀腺機能低下 營養不良 藥物影響……等
局部性水腫	靜脈或淋巴疾病 發炎 血管堵塞 胸部或腹部癌症等等 體位性水腫……等

全身水腫＋呼吸困難、尿量減少等
叫救護車
胸部積水叫胸水、腹部積水叫腹水囉？！

圖表 4-62 心臟衰竭及水腫

心臟衰竭時，全身的血液循環變差，尿量減少。因尿量減少，水分便積在體內，於是造成全身水腫。最後連腸、胃、肝臟等黏膜都產生水腫，引發食慾不振、消化不良、全身無力等症狀。

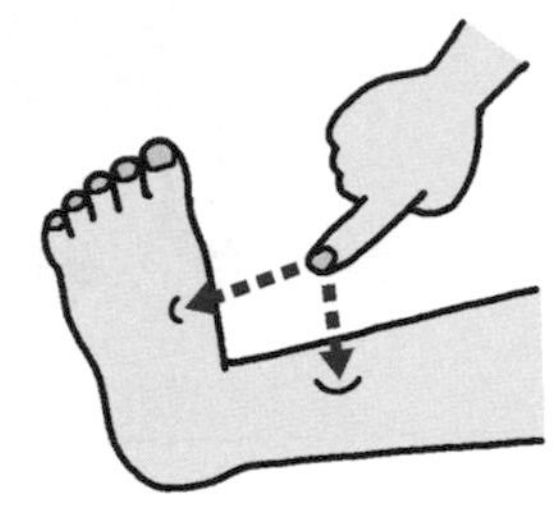

・心臟衰竭特別會造成腳部、手部、臉部水腫。
・照護心臟衰竭的老年人時，若按壓其腳部會產生痕跡或臉部已有水腫時，請聯絡醫師或護理師。

突如其來的水腫是疾病的前兆

全身性水腫，心臟、腎臟、肝臟的疾病、甲狀腺機能低下、營養不良、藥物影響等都可能是成因之一。而**局部性水腫**的情況，則可歸究於靜脈或淋巴管疾病、發炎、血管堵塞、胸部或腹部癌症等等。

從未發生過的急性水腫或許就是疾病的前兆。若還伴隨呼吸困難、尿液幾乎出不來等情況，請立即叫救護車。

通報重點 POINT

- 從什麼時候開始出現水腫？
- 哪個部位水腫？
- 水腫的程度？
- 平常有吃什麼藥或有什麼宿疾嗎？

跌倒、掉落、受傷

✓ 掌握老年人在何種狀況下容易跌倒、掉落
✓ 頭部受傷時立即緊急處理
✓ 骨折時先固定再就醫

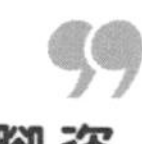

姿勢不良、腳尖不易抬起

老年人由於姿勢的維持能力、運動機能、視力、聽力衰退、視野狹窄等原因皆容易引發生跌倒。且因為腳尖不易抬起，就連地墊等些細微的高低不平都可能讓他們跌個四腳朝天。而服用藥物引發站不穩的現象，也算是跌倒的原因之一。

老年人也經常從高處掉下來。除樓梯外，從輪椅或床上掉下來也很常見。特別是隨著電動輪椅的普及，得更加小心從電動輪椅上跌落下來。

圖表 4-63　容易跌倒、掉落的原因

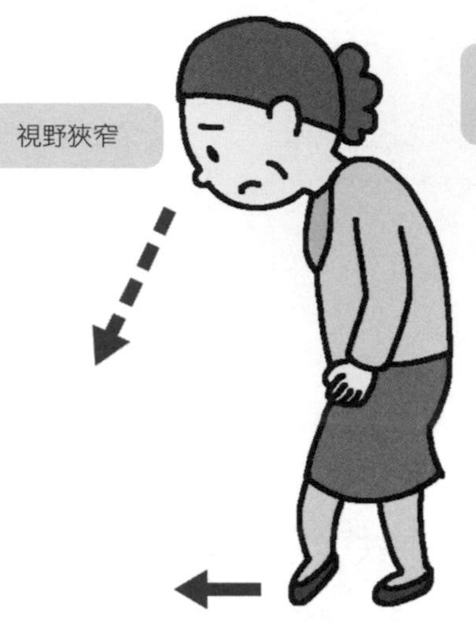

圖表 4-64 常見的跌倒情況

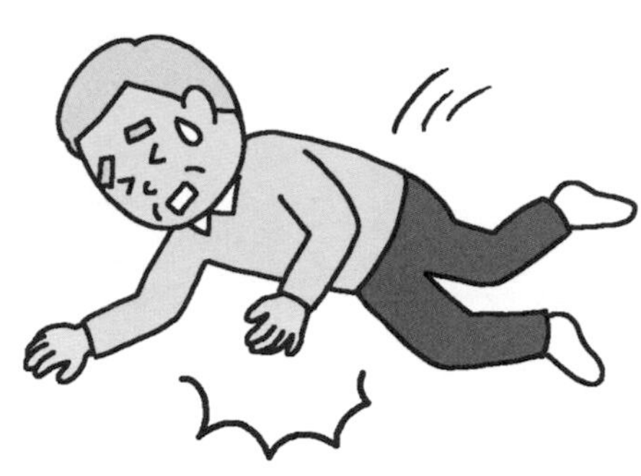

・由於腳尖不易抬起，就連些細微的高低不平都可能使其跌倒。
・被電線或地毯掀開的邊角絆倒。
・穿拖鞋或涼鞋，腳尖更加不易抬起而跌倒。
・急著上廁所而跌倒。
・伴隨高血壓治療藥而發生的姿位性低血壓等，因藥物影響而站不穩。
・因失智症注意力不集中而跌倒。

圖表 4-65 跌倒・掉落撞到頭時

【靜養方法（沒出現想吐且呼吸安定）】

將頭部抬高 15～30cm，稍為抬高下顎好輕鬆呼吸。

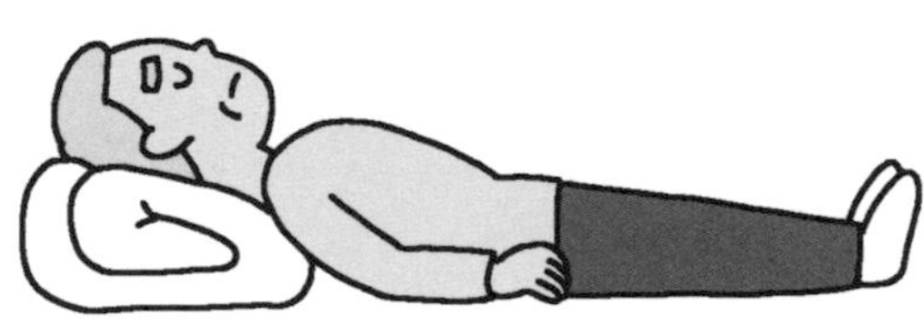

【出現腫疱時】

用毛巾包好冰袋置於前額（小心別過冰）。

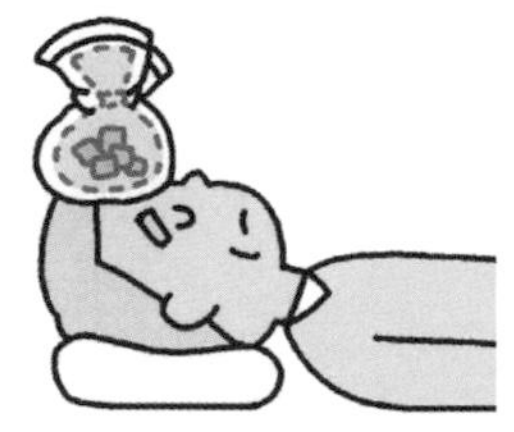

撞到頭時，初期因應很重要

因跌倒、掉落而撞擊到頭部時，會出現頭蓋骨骨折、腦部挫傷、頭蓋內出血等情況。此時，若老年人還出現意識障礙或呼吸障礙時，請立即叫救護車。假如沒有出現上述情形，而有四肢麻痺、嘔吐、噁心、痙攣等情形也得叫救護車。

若呼吸安定、沒有噁心的感覺，那麼可以稍為抬高其頭部，讓他們靜養，並盡早聯絡醫師。另外，受傷後1至3個月後若出現步行障礙或噁心等症狀時，有可能是**慢性硬膜下血腫**作祟，但老年人的情況又極可能被誤診為失智症，所以，當老年人跌倒或掉落時，最重要的是立刻記錄下來，以免危險情形再度發生。

圖表 4-66 骨折部位的固定法

【大腿】

使其採曲膝姿勢仰躺。膝下墊枕頭或抱枕等固定骨折部位，等待救護車。

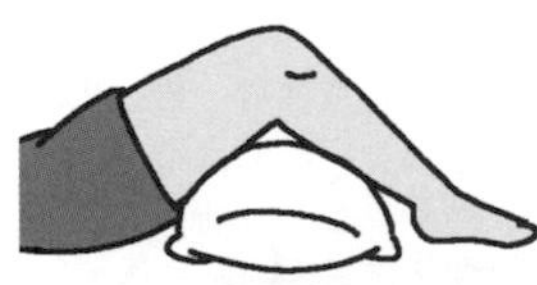

【前臂】

用夾板（可用雜誌替代）固定，再用三角巾從脖子吊著加以固定。

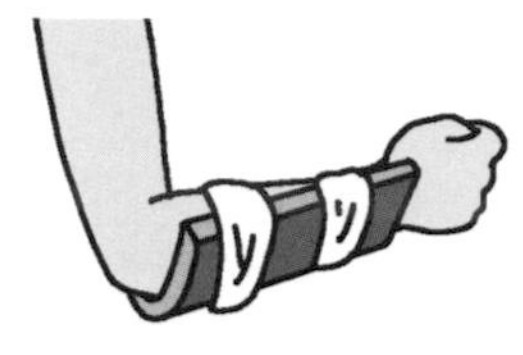

【手腕】

手部輕握網球大的圓形東西，再把骨折部位放在夾板上。布繞過姆指下方後，往手腕方向捲起來加以固定。

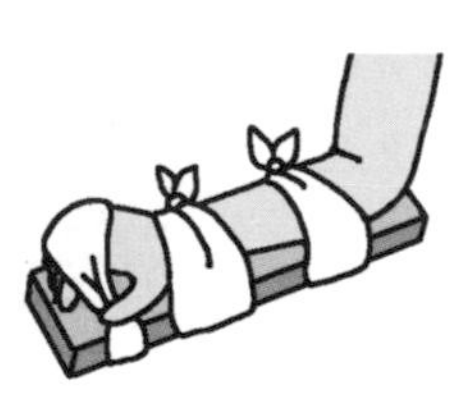

【骨盤】

請老年人把腳放在疊好的棉被等上面，請其躺好並盡量讓上半身和地板間保持貼合，沒有任何間隙。

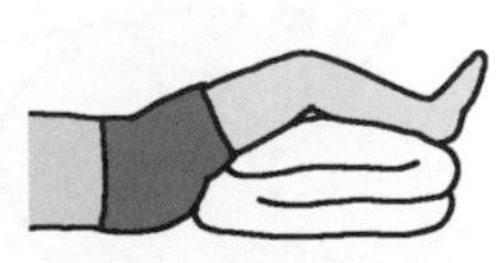

【手指】

用厚紙等捲起來固定後，和隔壁手指一齊用膠帶或繃帶捲好。

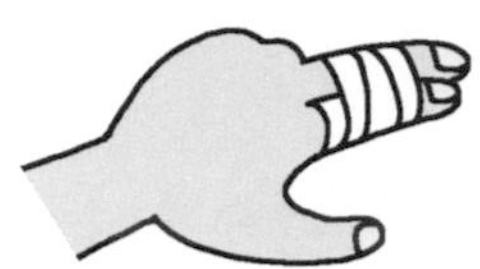

【膝蓋、腳部】

伸直腳部後，用夾板（沒有時可用坐墊等等）抵住，用繃帶捲好。

＊背骨或關節發疼時，切勿坐輪椅移動。

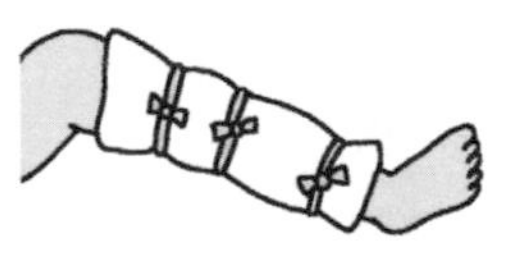

骨頭變得脆弱，動不動就骨折

人一旦上年紀，骨量就減少，稍為跌倒就導致骨折。而骨折是纏綿病榻排行榜的第三名。所以最重要的是，小心注意，別讓骨折情況發生。

因跌倒、掉落而導致受傷部位不自然變形、訴諸劇烈疼痛、疼痛部位紅腫、痛得動不了時，就應該是骨折了。此時，盡量固定患部，別去動它。

大致能某個程度推測骨折部位也是老年人的特徵，且一般認為手腕（橈骨）、上臂（上腕骨）、股關節（大腿骨頸部）、背骨、腰骨（脊椎）都是較容易骨折的代表性部位。

受傷出血時立即實施緊急措施止血

受傷流血時，若傷口沾著泥巴等穢漬而有髒汙的話，先沖水加以洗淨。之

圖表 4-67 出血時

【直接壓迫止血法】

用紗布或布等按住傷口，同時從上方用手壓迫。手上有戴塑膠手套等便可預防感染。

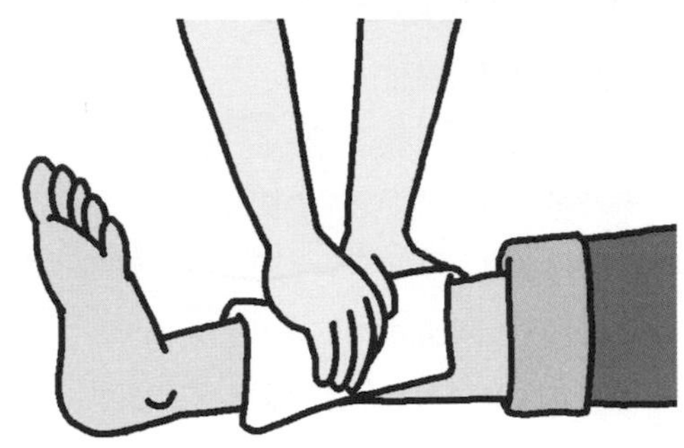

【出血部位的位置】

盡量讓出血部位高過心臟，其止血效果會更好。

＊若傷口上還插著刀刃或樹枝，硬拔掉會引發大量出血，很危險，所以就這樣前往就醫即可

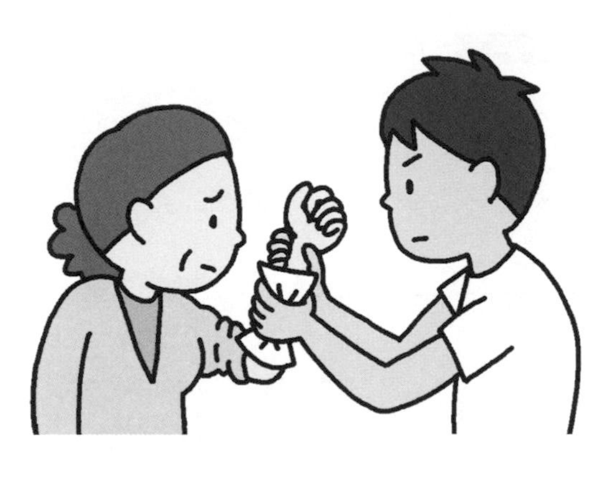

後，再用紗布或布等按住，進行緊急處理止血後立即聯絡醫師或護理師。

由於頭皮上佈滿血管，一旦頭部出血，量就很可觀，但切勿慌張，按壓傷口加以止血即可。若出現腫疱，建議用冰水或冷貼布等加以冰鎮。

傷口過大，老年人失去意識或呼吸時，則優先實施**心肺復甦術**（P223）。

通報重點 POINT

- 在何種狀況下跌倒、掉落的？
- 跌倒、掉落時的姿勢？
- 有沒有撞到頭？
- 有沒有受傷、出血、疼痛？
- 有骨折之虞嗎？

燒燙傷（燙傷）

- ✓ 馬上沖冷水
- ✓ 燒燙傷深度深或達體表面積1％以上時立即就醫
- ✓ 大範圍燒燙傷時立即叫救護車致

熱水袋等引起的低溫燒燙傷意外地多

燒燙傷（燙傷），是指碰觸到高溫的東西，而引發的皮膚或黏膜損害（傷）。另外，長時間接觸低溫的東西，也會引起燒燙傷（低溫燒燙傷）。

發生在老年人身上的燒燙傷，大多是睡眠中使用熱水袋所引起的低溫燒燙傷。另外，佛壇的蠟燭或瓦斯爐火苗引發衣物著火的意外更是屢見不鮮。

皮膚薄且抵抗力弱的老年人，就算只是小小的燒燙傷都極有可能重症化，得十分小心。

圖表 4-68　潛藏於日常生活中的危險燒燙傷

- 長時間碰觸熱水袋或電腳爐
- 長時間使用暖暖包
- 瓦斯爐的火苗引發衣物著火
- 佛壇的蠟燭火苗引發衣物著火
- 洗澡水太燙
- 不小心碰到電熨斗
- 盛裝滾燙味噌湯等飲品的器皿倒了潑到四肢
- 電暖器吹過頭

圖表 4-69　燒燙傷的深度

深度	外觀及症狀	治癒時間
Ⅰ度（表皮）	皮膚變紅、刺痛	數天
Ⅱ度（真皮）	出現水泡、有灼熱感並強烈疼痛	10～20天
Ⅲ度（皮下組織）	皮膚變蒼白、乾燥、失去感覺也感受不到疼痛	1個月以上

圖表 4-70 燒燙傷的緊急處理

- 馬上沖水或用冷袋等加以冰鎮。
- 調整水流強度以免弄破水疱（水疱破了的話容易引發感染）。
- 燒燙傷的部位仍有衣物時，直接從衣物上淋水（強行脱去衣物有時會連皮膚一起剝下來）。
- 為避免繼續沖水引起體溫降低，其他部位記得蓋上毛巾等加以保暖。

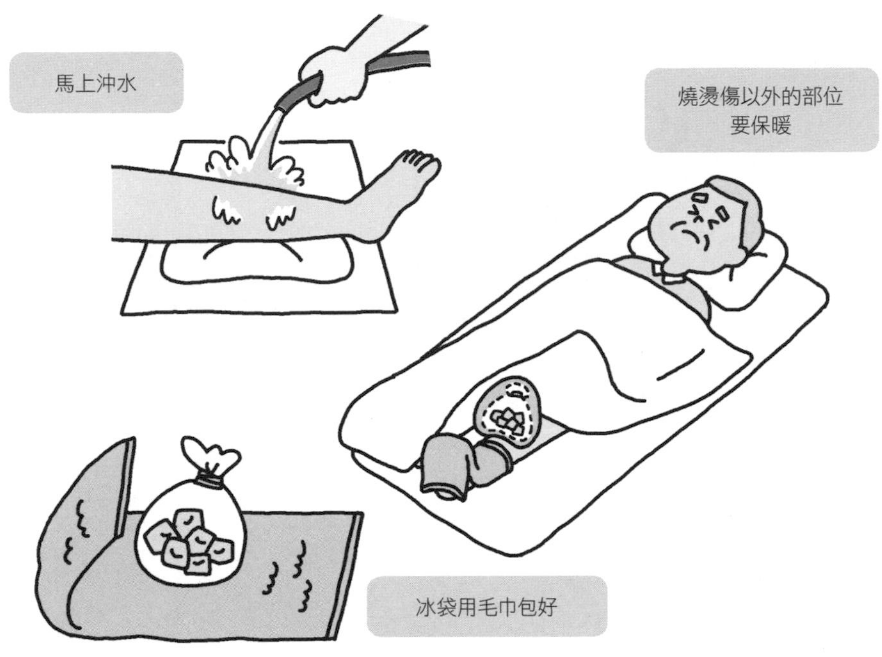

馬上沖冷水。大範圍時立刻叫救護車

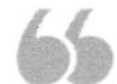

燒燙傷時立即沖冷水。燒燙傷的部位仍有衣物時，直接從衣物上淋水加以冰鎮。另外，立即聯絡醫師請求指示。

燒燙傷的嚴重程度，通常以患部的廣度及深度判斷。大範圍燒燙傷的情況一定要叫救護車。

通報重點 POINT

- 燒燙傷的時間？
- 燒燙傷時的狀況及原因？
- 現在的情況？
- 身高及體重？

誤吞

- ✓ 吃麻糬等食品時要小心
- ✓ 實施腹部上推法、背部敲打法
- ✓ 沒有意識時立即確保呼吸道暢通、實施心肺復甦術並呼叫救護車

麻糬等堵塞時，立即去除異物

老年人經常被食物卡住喉嚨。用餐時，當他們突然用手抵住喉嚨、狀似痛苦，請立即進行呼吸道去除異物（腹部上推法、背部敲打法等）。仍然無反應時，則實施心肺復甦術（P223）。

另外，有時也會發生用餐時連假牙一起吞下肚的情形。當發現假牙不見了或老年人食慾衰退時，請上醫院就診。

通報重點 POINT

- 誤吞時的狀況及處理方式？
- 有沒有宿疾？

圖表 4-71　容易卡在喉嚨的東西

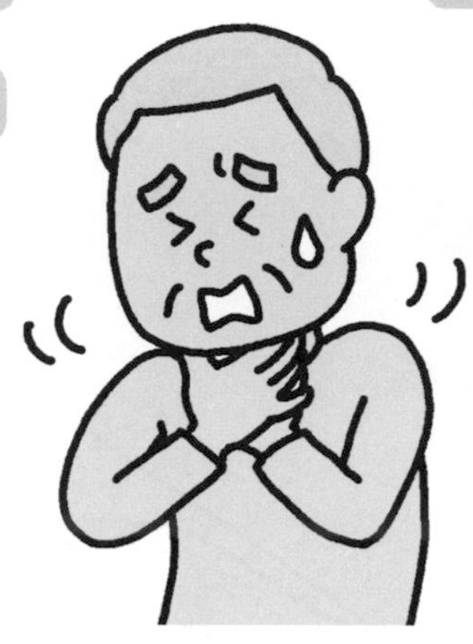

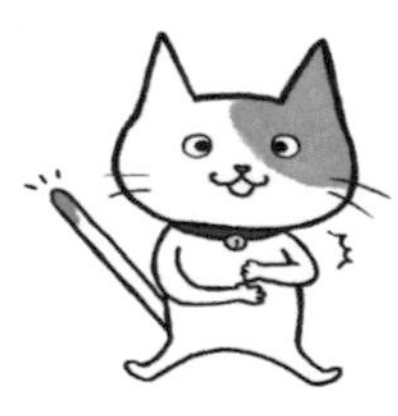

圖表 4-72 腹部上推法

異物卡住喉嚨、狀似痛苦時須立即緊急處理，進行呼吸道異物去除。腹部上推法不適用孕婦及嬰兒。

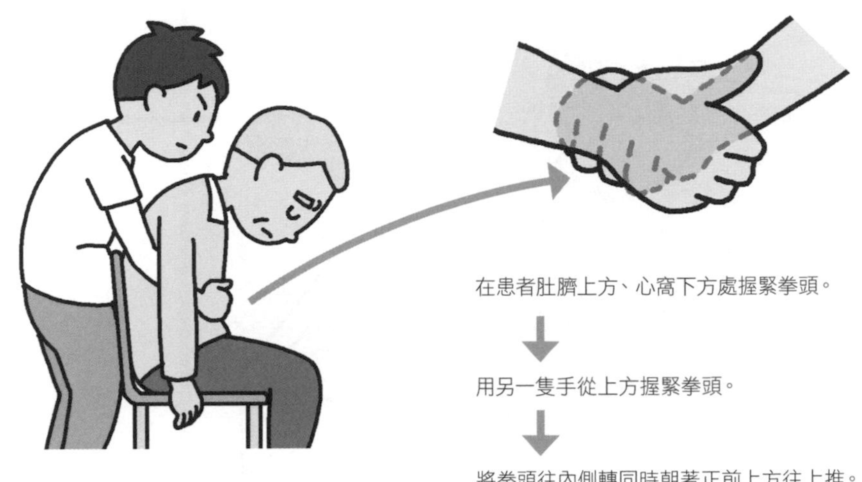

圖表 4-73 背部敲打法

實施人員採坐姿或站姿，從患者後面用手掌根部（手掌基部），連續用力敲打肩甲骨周圍。

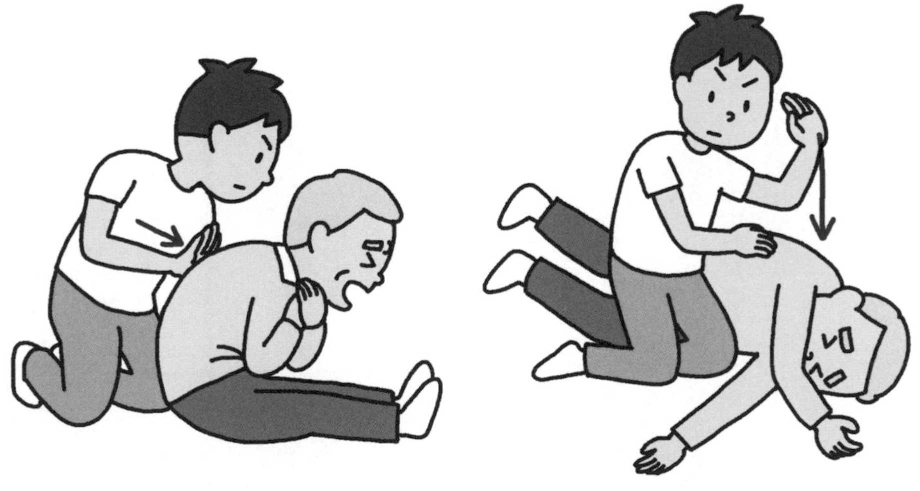

溺水

圖表 4-74　容易引起溺水的狀況及原因

洗澡時的死亡意外一直有增加的趨勢。因大多時候都是一個人進浴室洗澡，且氣溫較低或深夜到清晨之間意外尤其多。

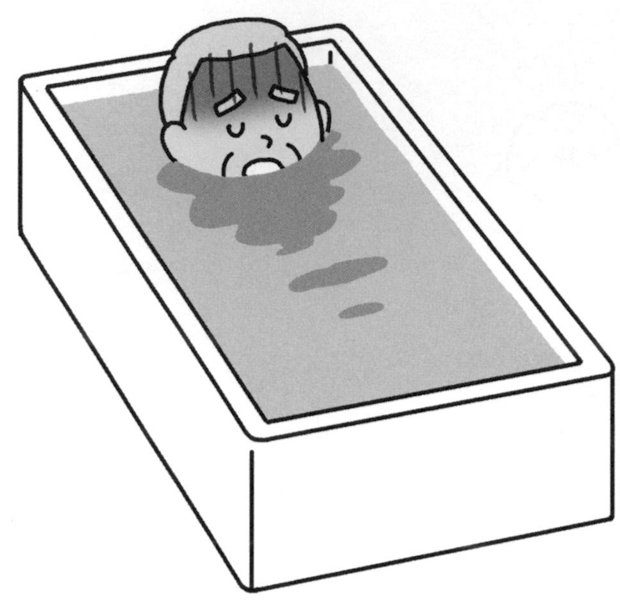

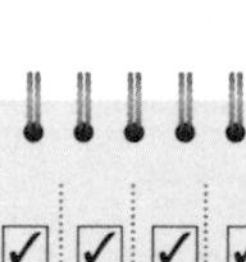

✓ 立即確保頭部高於水面
✓ 就算還有意識也得立刻就醫
✓ 無意識時立刻叫救護車
✓ 沒呼吸時立刻實施心肺復甦術

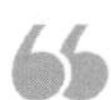

入浴時溺死的悲劇一再上演

溺死的老年人當中，高達80%是65歲以上的長者，且大多數都是一個人進浴室洗澡時發生的。對於老年人而言，浴室可謂是個充滿風險的地方。

濕濕的地板容易打滑，當然就伴隨跌倒等危險性，另外，突然的溫差造成老年人在浴缸內暫時性意識障礙、腦血管障礙、心肺停止等等，於是臉部浸到水，溺水與否就在一瞬間。溺水意外大多發生在冬天或寒冷地區。

圖表 4-75 溺水時的對策及注意事項

【確保頭部高於水面】

水切記別放掉太多，不然就無法利用浮力扶老年人坐直。

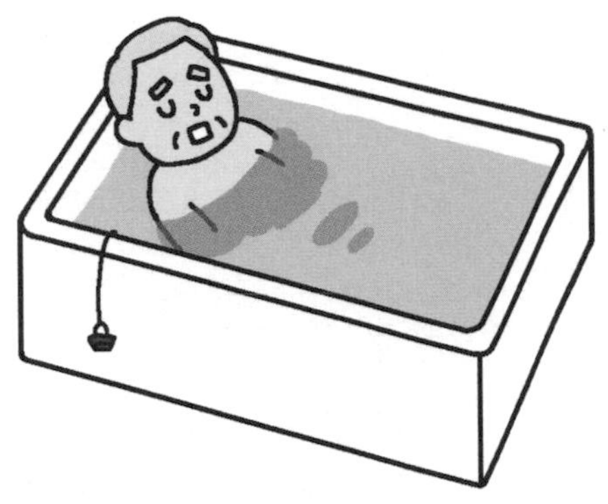

【別勉強老年人把水吐出來】

勉強老年人把喝進肚子裡的水吐出來，反而會有誤咽的危險。

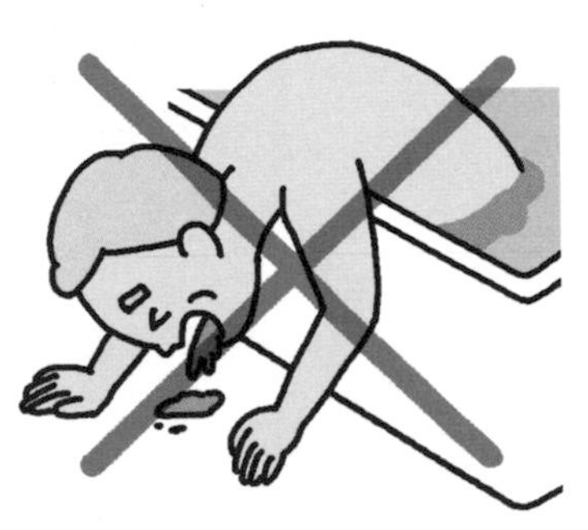

【切勿拉老年人的頭】

為確保呼吸道暢通，切勿拉老年人的頭（也有傷及頸髓的可能性）。

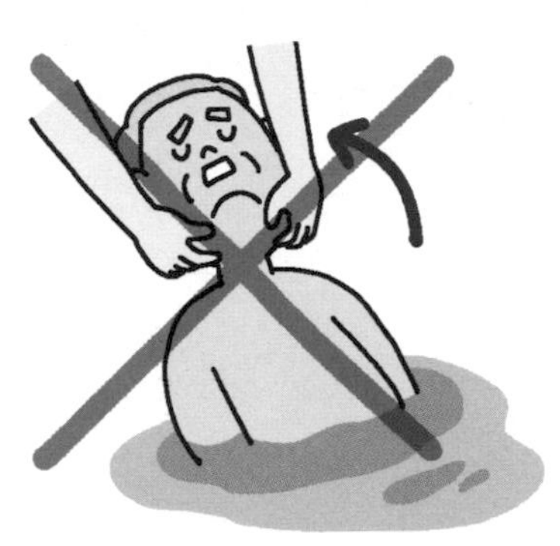

立即確保頭部高於水面

發現老年人溺水時，立即將其頭部從水裡扶上來確保其頭部高於水面。若當時他們是彎曲身體、臉浸在水裡時，立即把臉扶上來，拔掉栓子，放掉一些水。若仍有意識，就將其扶出浴缸，讓臉向旁邊側躺，使嘴裡的水流出來。

若已失去意識，請立即叫救護車。同時也沒有呼吸時，則即刻實施**心肺復甦術**（P223）。就算老年人仍有意識，跑進他們肺裡的水會可能引發肺炎等病症，務必聯絡醫師。

通報重點 POINT

- 何時、何處、如何溺水？
- 呼吸狀態？
- 意識層級？
- 是否已實施心肺復甦術？
- 洗澡多久？

吃錯藥（藥品誤用）

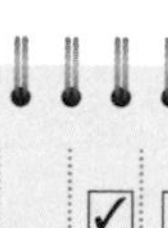

- ✓ 因腎臟等機能衰退，導致容易引發副作用
- ✓ 發現忘了吃藥或重覆吃藥的情形時，得立即聯絡醫師或護理師

圖表 4-76　用藥意外病例

意外種類	意外內容
搞錯用法、用量、藥物種類	・本來只要吃1顆，卻吃了2顆 ・本來早上吃1次即可，卻早晚或早午晚都吃了 ・吃錯藥 ・把藥水誤認為眼藥水
搞錯照護人員	・搞錯名字相同或類似的人 ・別的人員已讓老年人吃過，卻又讓他們吃1次 ・已經吃過藥的老年人，因為說自己「還沒吃」，所以又被餵了1次
服藥方法不正確	・把不可以搗碎的藥卻搗碎了吃 ・連藥的包裝紙一起吃 ・藥黏在嘴巴或食道黏膜上 ・藥跑進氣管

老年人容易出現藥物副作用

老年人容易罹患多種慢性疾病，所以也經常得一次吃好幾種藥。藥物管理無方、不小心吃到其他照護中心的人的藥等等，藥品誤用這種戲碼在照護中心可謂天天上演，繼而，對於老年人而言，藥品誤用是極有可能發展成危及性命的問題的。

醫師、護理師、藥劑師及照護人員應一起合作，藥品一包化、簡單易懂的分藥、設法確認老年人有沒有好好吃藥，或在旁看管以防止藥品誤用。在老年人服藥之際，都應盡量面面俱到、鉅細靡遺。

圖表 4-77 防止用藥意外

- 藥物盡可能一包化。如果上面還能印上姓名、服用日期、服用時間，或用顏色標註的話就更好。
- 照護中心應該要一個一個地、依服藥箱或服藥日曆等來分藥。
- 製作服藥確認表，讓老年人服藥前確認該表。
- 不確定服藥方法等事項時，請向醫師或護理師確認。
- 服藥時一定要請老年人喝足夠的水，或搭配服藥果凍或糯米紙也可以。
- 關於藥物副作用，請事先訊問清楚，會引發重大副作用的藥物就特別要當心。

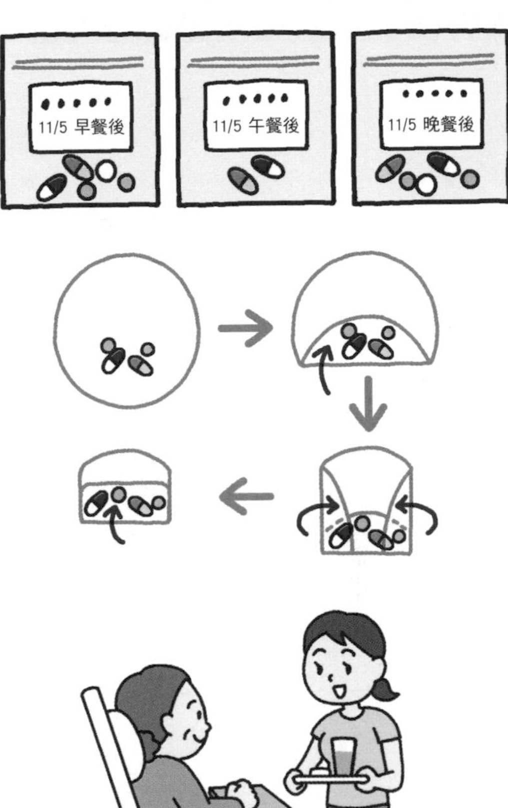

就藥物嚴重副作用來說，突然起疹子、高燒、嘔吐或意識障礙、心律不整、痙攣、過度呼吸等都是常見的情形。

發現吃錯藥時，立刻聯絡醫師或護理師

發現老年人忘了吃藥、或重複吃時，請聯絡醫師、護理師、藥劑師。經由忘了吃藥多久時間，便可以做出立刻補吃或跳過一次等因應對策。

另外，藥品誤用過後，照護人員切記觀察老年人有沒有出現異於平常的症狀，若有異狀，立刻聯絡醫師、護理師、藥劑師。

通報重點 POINT

- 所吃的藥的種類及量？
- 吃藥的時間？
- 有出現副作用的症狀嗎？
- 平常所吃的藥物？

十四劃

十五劃

十六劃

◇◇◇◇◇◇◇◇◇◇◇◇◇◇◇◇ 十二劃 ◇◇◇◇◇◇◇◇◇◇◇◇◇◇◇◇

◇◇◇◇◇◇◇◇◇◇◇◇◇◇◇◇ 十三劃 ◇◇◇◇◇◇◇◇◇◇◇◇◇◇◇◇

十劃

索引 ②

五劃

六劃

索引 ①

國家圖書館出版品預行編目 (CIP) 資料

照護的力量 / 山口潔 , 川野史子 , 松井秀夫原著 ; 洪玉樹翻譯 . -- 初版 . --
新北市 : 文經社 , 2017.09
面 ; 公分
ISBN 978-957-663-759-9(平裝)

1. 老年醫學 2. 老年護理

417.7 106010728

文經社

Health 009

照護的力量：

護理知識・照護導引・疾病對策，高齡照護生活指南 75+

原　　著　山口　潔、川野史子、松井秀夫 (監修)
翻　　譯　洪玉樹
責任編輯　連欣華
美術設計　李岱玲
主　　編　謝昭儀
副 主 編　連欣華
印　　刷　勁達印刷廠

出 版 社　文經出版社有限公司
地　　址　24158 新北市三重區光復路一段 61 巷 27 號 11 樓 A（鴻運大樓）
電　　話　(02) 2278-3158
傳　　真　(02) 2278-3168
E－mail　cosmax27@ms76.hinet.net
法律顧問　鄭玉燦律師　　電　　話　(02)291-55229

發 行 日　2017 年 09 月 初版一刷
定　　價　新台幣 380 元